学び始めに最適!!

免疫のしくみ・はたらきゆるっと事典

萩原清文
JR東京総合病院リウマチ・膠原病科　主任医長

キャラ&マンガ　徳永明子

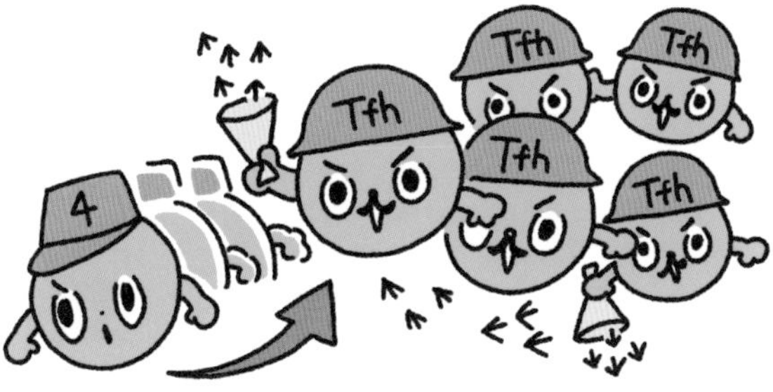

永岡書店

MENEKI JITEN

まえがき

「免疫学」は難解な学問の代名詞です。その免疫学を、分かりやすく、楽しく、しかも正確に解説したのがこの本です。ですがこの本は「先生」が一方的に免疫学を解説したものではありません。２人の「生徒」さんたちが実際に私に疑問を投げかけて、その疑問に私が真正面から答えてきた実況中継そのものなのです。もしこの本が読者の皆さんの心に響くとしたら、それは半年以上にわたり疑問をなげかけ下さった生徒さんたちのおかげです。前置きはこれくらいにしてさっそく本題に入りたいと思います。

2024 年3月
萩原清文

免疫について教えてくれる先生

萩原清文先生

JR 東京総合病院リウマチ・膠原病科で診療に従事する傍ら、免疫学の講義を方々で行う。主要著書『好きになる免疫学』と『好きになる分子生物学』は 20 年以上読み継がれてきたロングセラー。免疫だけでなく、「細胞や分子ってなに？」といった疑問にゼロから教えてくれるミラクルティーチャー。

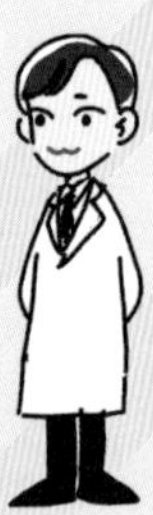

謝辞

本著を執筆させて頂くご縁を頂きました順天堂大学保健医療学部坂井建雄先生および永岡書店編集長大東靖典様、生徒さんとしてなおかつ編集者として微に入り細に入り適切な作業をして下さった永岡書店編集部石田克浩様と多聞堂編集部岩元綾乃様、そしてこの本の執筆を支えて下さったすべての方々に感謝します。

注意

本著は初学者を対象にした免疫学の入門書で、その基本的な知識を伝えることを目的としたものです。医学的記載内容については、発行時点における最新の情報に基づき正確を期すように著者と出版社は最善の努力をしていますが、医学と医療の急速な進歩により、記載された内容が正確かつ完全ではなくなる場合もあります。特に臨床の場面における診断や医薬品の使用にあたっては、最新の診療ガイドラインや医薬品添付文書等で確認され、細心の注意を払われますようお願いいたします。

本書の特徴と使い方

本書を“お値段以上に楽しく役立てて”もらうためのコツを紹介します。

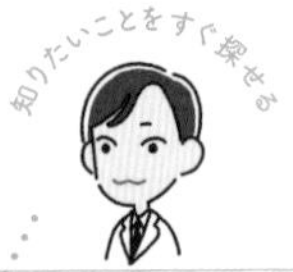

知りたいことをすぐ探せる

まずはココをチェック！ 免疫学の「何を解説しているのか」が一目で分かります

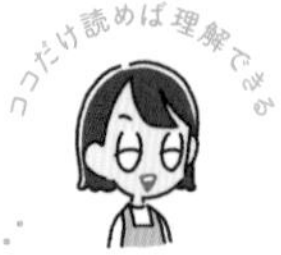

ココだけ読めば理解できる

大事なポイントをダイジェストでお届け。ココを読むだけでも免疫学マスターになれちゃうの

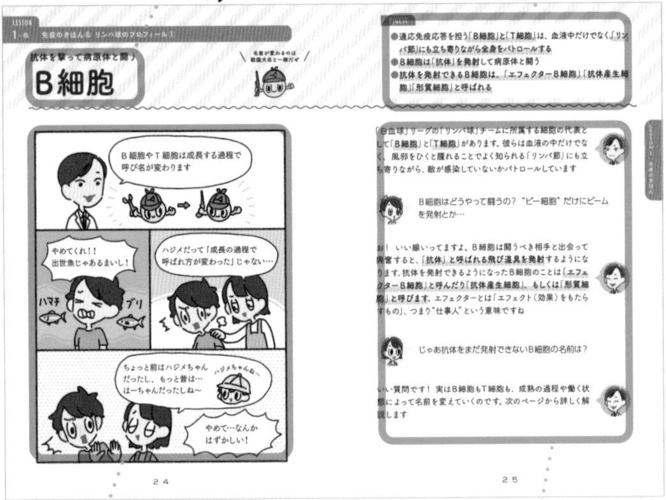

LESSON 1-6 免疫のきほん⑥ リンパ球のプロフィール①

抗体を撃って病原体と闘う

B細胞

名前が変わるのは戦国大名と一緒だぜ
B細胞やT細胞は成長する過程で呼び名が変わります
やめてくれ!! 出世魚じゃあるまいし!
ハマチ
ブリ
ハジメだって「成長の過程で呼ばれ方が変わった」じゃない…
ちょっと前はハジメちゃんだったし、もっと昔は…はーちゃんだったしね〜
ハジメちゃんね〜
やめて…なんかはずかしい!

24

- 適応免疫応答を担う「B細胞」と「T細胞」は、血液中だけでなく「リンパ節」にも立ち寄りながら全身をパトロールする
- B細胞は「抗体」を発射して病原体と闘う
- 抗体を発射できるB細胞は、「エフェクターB細胞」「抗体産生細胞」「形質細胞」と呼ばれる

「白血球」リーグの「リンパ球」チームに所属する細胞の代表として「B細胞」と「T細胞」があります。彼らは血液の中だけでなく、風邪をひくと腫れることでよく知られる「リンパ節」にも立ち寄りながら、敵が感染していないかパトロールしています

B細胞はどうやって闘うの？ “ビー細胞” だけにビームを発射とか…

お！ いい線いってますよ。B細胞は闘うべき相手と出会って興奮すると、「抗体」と呼ばれる飛び道具を発射するようになります。抗体を発射できるようになったB細胞のことは「エフェクターB細胞」と呼んだり「抗体産生細胞」、もしくは「形質細胞」と呼びます。エフェクターとは「エフェクト（効果）をもたらすもの」、つまり“仕事人”という意味ですね

じゃあ抗体をまだ発射できないB細胞の名前は？

いい質問です！ 実はB細胞もT細胞も、成熟の過程や働く状態によって名前を変えていくのです。次のページから詳しく解説します

25

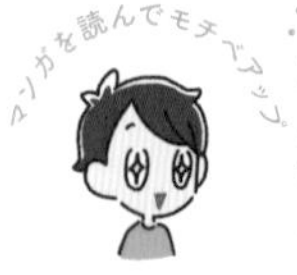

マンガを読んでモチベアップ

マンガがあるだけでちょっと勉強してみようって気にならない？ ボクはそう！ まずは読んでみてよ

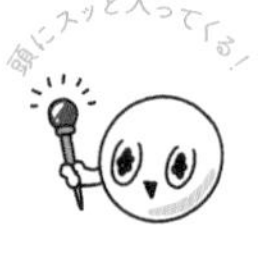

頭にスッと入ってくる!

長いテキストを読むの大変だよね。この本は実際に授業を受けているような会話形式で解説が進むんだ

一緒に勉強する“萩原ゼミの生徒”たち

ハジメ

ちょっぴりおっちょこちょいだけど、誰より素直で心優しい。勉強は大の苦手だったけど、今回のゼミで免疫学が大好きになったんだって

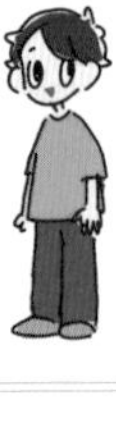

ヒナ

習った話は鵜呑みにせず、十分納得のいくまでとことん考える粘り屋さん。たびたび投げかける鋭い質問に対して、先生も冷や汗タラタラ…

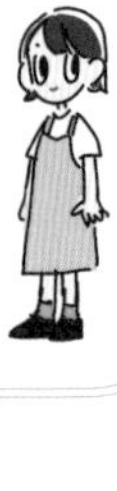

免疫を学ぶ上で避けて通れないのが細胞の名前のややこしさ…。本書ではしっかり整理されているから頭を悩ませません

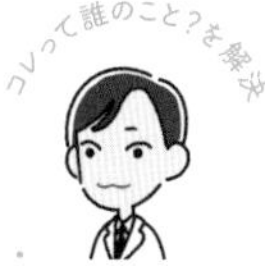
コレって誰のこと?を解決

カラダの中で働く免疫細胞たちをゆるキャラ化したよ! これなら分かりやすいし仲良くなれそうでしょ

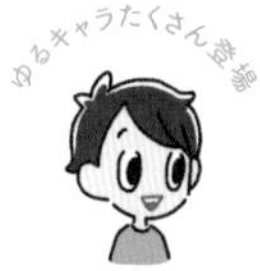
ゆるキャラたくさん登場

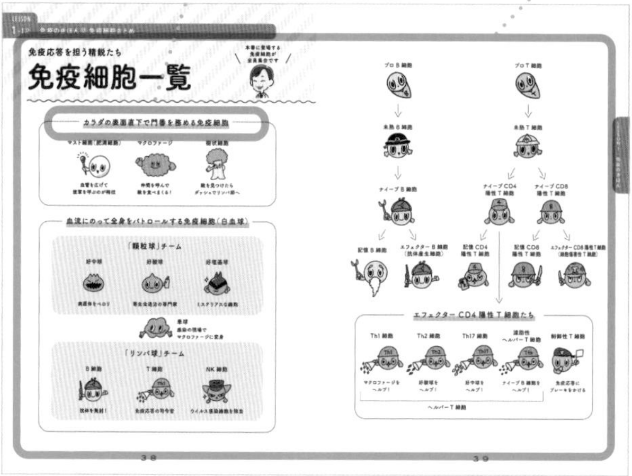
LESSON 1-17

免疫応答を担う精鋭たち

免疫細胞一覧

本書に登場する免疫細胞が全員集合です

カラダの表面直下で門番を務める免疫細胞

マスト細胞（肥満細胞） 血管を広げて援軍を呼ぶのが特技

マクロファージ 仲間を呼んで敵を食べまくる!

樹状細胞 敵を見つけたらダッシュでリンパ節へ

血流にのって全身をパトロールする免疫細胞（白血球）

「顆粒球」チーム

好中球 病原体をペロリ

好酸球 寄生虫退治の専門家

好塩基球 ミステリアスな細胞

単球 感染の現場でマクロファージに変身

「リンパ球」チーム

B細胞 抗体を発射!

T細胞 免疫応答の司令官

NK細胞 ウイルス感染細胞を除去

プロB細胞 → 未熟B細胞 → ナイーブB細胞 → 記憶B細胞／エフェクターB細胞（抗体産生細胞）

プロT細胞 → 未熟T細胞 → ナイーブCD4陽性T細胞／ナイーブCD8陽性T細胞

記憶CD4陽性T細胞

記憶CD8陽性T細胞

エフェクターCD8陽性T細胞（細胞傷害性T細胞）

エフェクターCD4陽性T細胞たち

Th1細胞 マクロファージをヘルプ!

Th2細胞 好酸球をヘルプ!

Th17細胞 好中球をヘルプ!

濾胞性ヘルパーT細胞 ナイーブB細胞をヘルプ!

制御性T細胞 免疫応答にブレーキをかける

ヘルパーT細胞

38　39

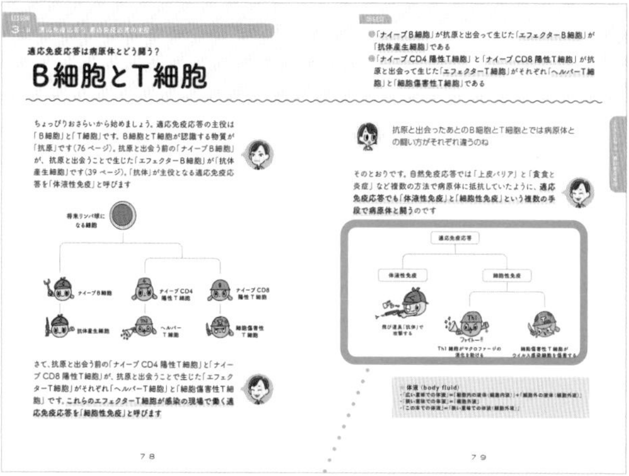
LESSON 3

適応免疫応答は病原体とどう闘う?

B細胞とT細胞

●「ナイーブB細胞」が抗原と出会って生じた「エフェクターB細胞」が「抗体産生細胞」である

●「ナイーブCD4陽性T細胞」と「ナイーブCD8陽性T細胞」が抗原と出会って生じた「エフェクターT細胞」がそれぞれ「ヘルパーT細胞」と「細胞傷害性T細胞」である

ちょっぴりおさらいから始めましょう。適応免疫応答の主役は「B細胞」と「T細胞」です。B細胞とT細胞が認識する物質が「抗原」です（76ページ）。抗原と出会う前の「ナイーブB細胞」が、抗原と出会うことで生じた「エフェクターB細胞」が「抗体産生細胞」です（39ページ）。「抗体」が主役となる適応免疫応答を「体液性免疫」と呼びます

将来リンパ球になる細胞

ナイーブB細胞 → 抗体産生細胞

ナイーブCD4陽性T細胞 → ヘルパーT細胞

ナイーブCD8陽性T細胞 → 細胞傷害性T細胞

さて、抗原と出会う前の「ナイーブCD4陽性T細胞」と「ナイーブCD8陽性T細胞」が、抗原と出会うことで生じた「エフェクターT細胞」がそれぞれ「ヘルパーT細胞」と「細胞傷害性T細胞」です。これらのエフェクターT細胞が感染の現場で働く適応免疫応答を「細胞性免疫」と呼びます

抗原と出会ったあとのB細胞とT細胞とでは病原体との闘い方がそれぞれ違うのね

そのとおりです。自然免疫応答では「上皮バリア」と「貪食と炎症」など複数の方法で病原体に抵抗していたように、適応免疫応答でも「体液性免疫」と「細胞性免疫」という複数の手段で病原体と闘うのです

適応免疫応答

体液性免疫 飛び道具「抗体」で攻撃する

細胞性免疫

ファイトー!!

Th1細胞がマクロファージの消化を助ける

細胞傷害性T細胞がウイルス感染細胞を傷害する

※体液（body fluid）

78　79

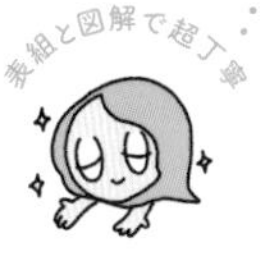
表組と図解で超丁寧

免疫学でつまずきやすい内容を表組と図解をふんだんに使って解説したわ。だから初心者でも使いやすいの

免疫のしくみ・はたらきゆるっと事典

CONTENTS

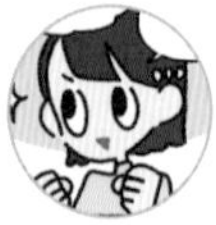

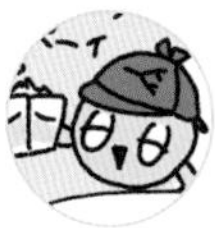

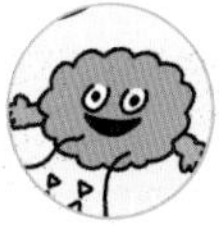

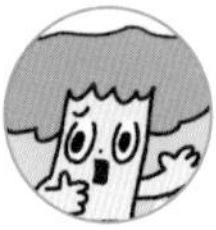

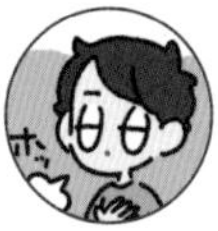
ホッ

LESSON 1

免疫のきほん

［Basics of Immunity］

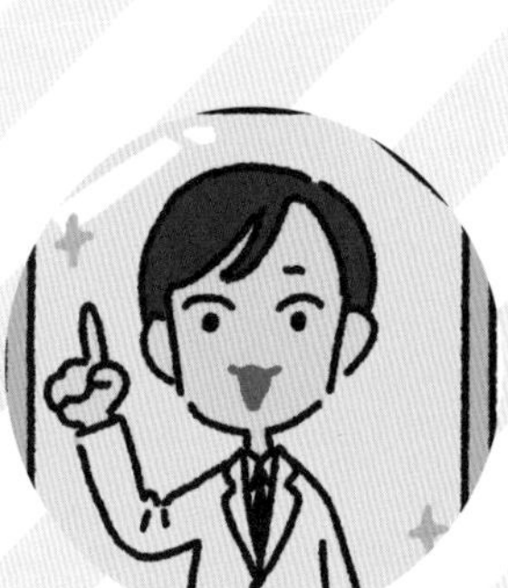

LESSON
1-1　免疫のきほん①　はじめに

細菌やウイルスからカラダを守るしくみ

免疫応答

ボクらが
みんなのこと
守ってあげる
NK

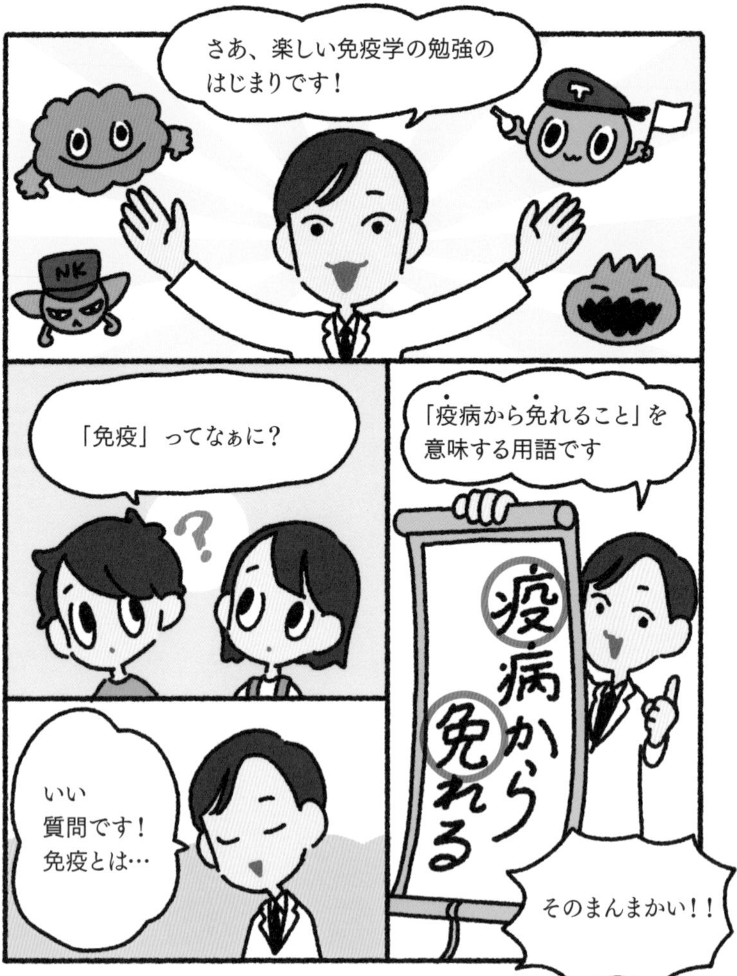
さあ、楽しい免疫学の勉強のはじまりです！
「免疫」ってなぁに？
いい質問です！免疫とは…
「疫病から免れること」を意味する用語です
疫病から免れる
そのまんまかい！！

DIGEST

- 免疫応答は、**「細菌」**や**「ウイルス」**などの**「病原体」**による感染から**カラダを守る反応**である
- 細菌とウイルスにはいくつかの違いがある
- 免疫応答は、様々な**「免疫細胞」**と、**「抗体」**をはじめとする様々な**「タンパク質」**によって営まれる

「疫病」の原因は「細菌」や「ウイルス」などの「病原体」です。「免疫」について学ぶ前に、まずは“敵”について知りましょう。はじめて「細菌」や「ウイルス」という言葉を聞くと同じようなものに思うかもしれません。実は20世紀の初めまで細菌とウイルスという言葉は同じ意味で使われていました。でも実際には細菌とウイルスは、下の表からも分かるように、違いがたくさんあります

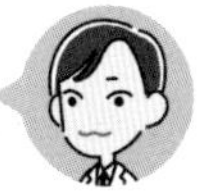

細菌とウイルスの違い

	ウイルス	細菌
大きさ	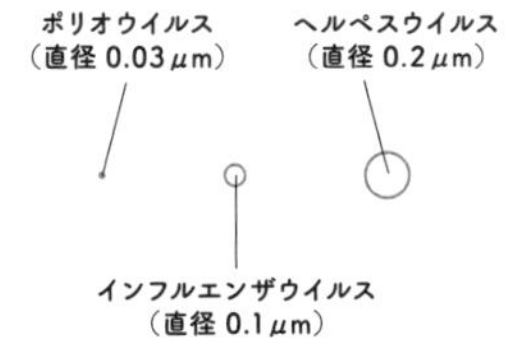	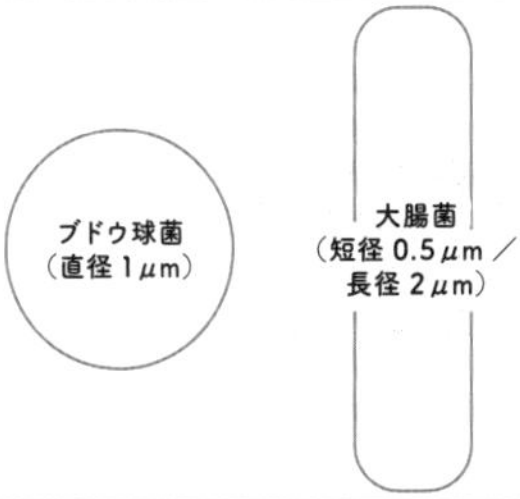
増え方	生きた細胞の力を借りて増える	エサ（栄養）さえあれば自力で分裂してどんどん増える
例	インフルエンザウイルス コロナウイルス B型肝炎ウイルス	ブドウ球菌 大腸菌 結核菌
抗生物質	効かない	効く

※1μm（マイクロメートル）＝1000分の1mm（ミリメートル）

これらの病原体からカラダを守るために「免疫応答」は存在します。**この免疫応答は、様々な「免疫細胞」と抗体をはじめとする「タンパク質」によって営まれていますよ。**次のページから詳しく解説していきましょう

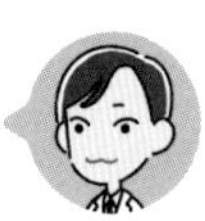

LESSON 1-2 免疫のきほん② 免疫応答の種類

免疫応答は鉄壁の２段構え！

自然免疫応答と適応免疫応答

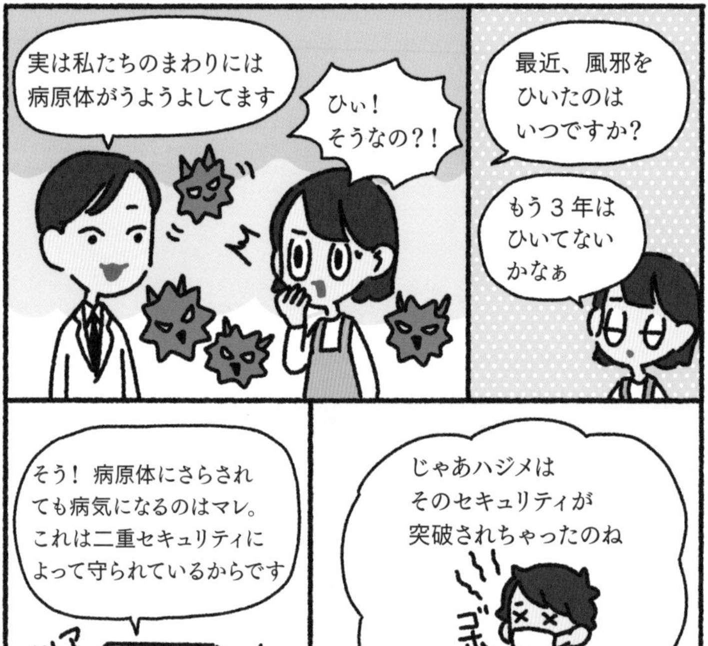
実は私たちのまわりには病原体がうようよしてます
ひぃ！そうなの？！
最近、風邪をひいたのはいつですか？
もう３年はひいてないかなぁ
そう！ 病原体にさらされても病気になるのはマレ。これは二重セキュリティによって守られているからです
バリア
じゃあハジメはそのセキュリティが突破されちゃったのね
ゴホッ
そういうことですね

DIGEST

- 免疫応答は**「自然免疫応答」と「適応免疫応答」の2段構え**である
- 自然免疫応答は生まれながらに「自然」に備わった免疫応答で、病原体を大まかに認識して素早く排除する
- 自然免疫応答が排除しきれなかった病原体に集中攻撃を加えるのが適応免疫応答である

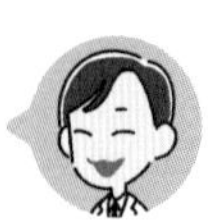

免疫応答は2段構えになっています。1つが「**自然免疫応答**」で、もう1つが「**適応免疫応答**」です。カラダの中で病原体が感染すると、まず自然免疫応答が発動します

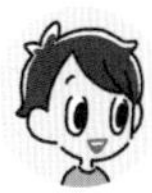

「自然免疫応答」？

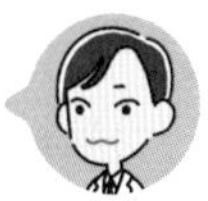

「自然免疫応答」は生まれながら「自然」に備わった免疫応答です。自然免疫応答では、カラダに入ってきたモノが有害か否かを、様々な細胞たちが大まかに判断します。そして「有害」と判断すると、素早く排除します

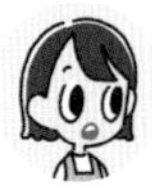

じゃあ「適応免疫応答」とはどんなもの？

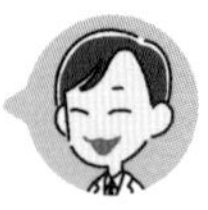

自然免疫応答では撃退できなかった病原体に対して、集中攻撃をするのが適応免疫応答です。ある特定の病原体に対して「特化（適応）」した反応をするので「適応免疫応答」と呼ばれています

★**適応免疫応答**（adaptive immune response）
【意味】生後出会った病原体に特化（適応）した免疫応答
【同義語】獲得免疫応答（acquired immune response）
【意味】生後出会った病原体に対して後天的に獲得する免疫応答

免疫細胞は“門番組”と“パトロール組”に分かれる

免疫細胞の所在と大別

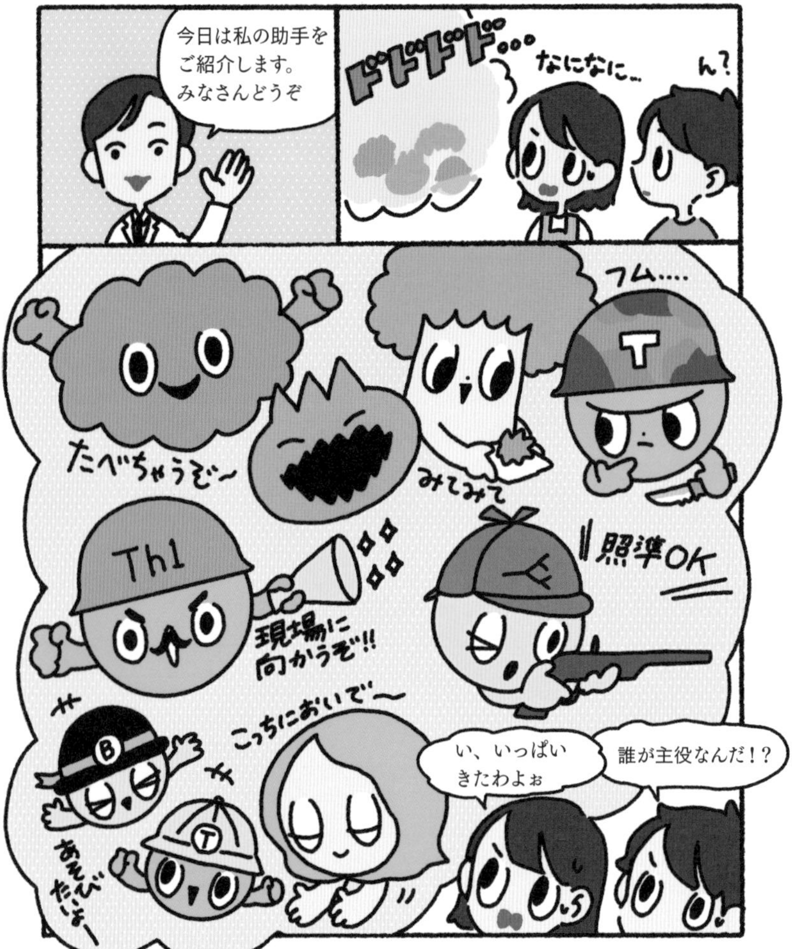
今日は私の助手を
ご紹介します。
みなさんどうぞ
ドドドド…
なになに…
ん？
フム….
T
たべちゃうぞ〜
みてみて
Th1
現場に向かうぞ!!
照準OK
こっちにおいで〜
B
T
あそびたいよ〜
い、いっぱい
きたわよぉ
誰が主役なんだ！？

DIGEST

- 免疫応答を担う「免疫細胞」は、**カラダの表面直下で門番を務める細胞と、血流にのって全身をパトロールする細胞**に大別される。
- カラダの表面直下で門番を務める細胞として「**マスト細胞（肥満細胞）**」「**マクロファージ**」「**樹状細胞**」がある
- 血流にのる免疫細胞は「**白血球**」と総称され様々な種類がある

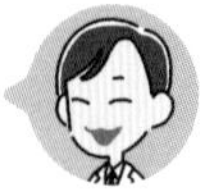

免疫応答を担う細胞は「免疫細胞」と呼ばれます。免疫細胞を所在によって大きく2つに分けると、「**カラダの表面直下で門番を務める細胞たち**」と「**血液の流れ（血流）にのって全身をめぐる細胞たち**」に分類できます

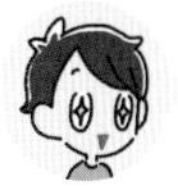

へぇー！ 免疫細胞っていろいろいるんだね！

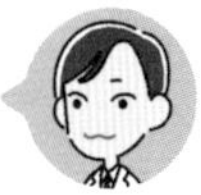

そうなんですよ。病原体が皮膚や粘膜から感染すると、まず、その直下で門番を務める免疫細胞たちが警報を鳴らします。すると血流にのってパトロールしている免疫細胞たちが呼び出され、みんなで協力して病原体と闘うのです

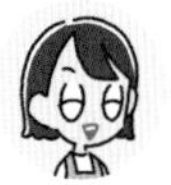

具体的にどんな免疫細胞がいるのか気になる！

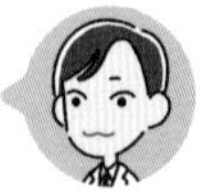

まずカラダの表面直下で門番を務める細胞から解説しましょう

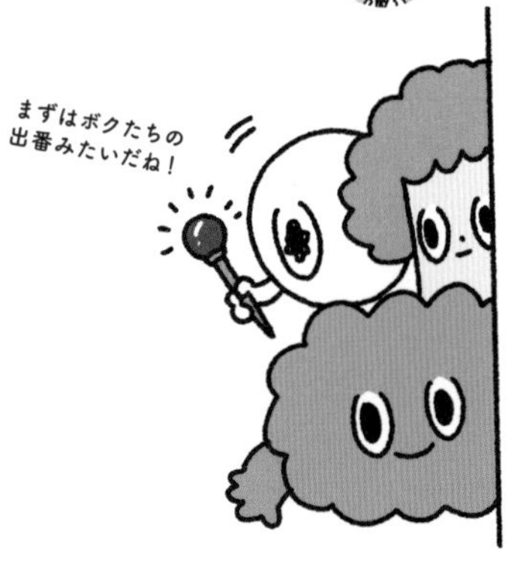
まずはボクたちの
出番みたいだね！

病原体の感染にいち早く反応する3人組

マスト細胞・マクロファージ・樹状細胞

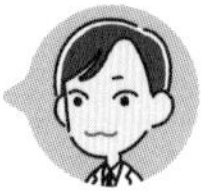

カラダの表面直下で門番を務める免疫細胞は**「マスト細胞」「マクロファージ」「樹状細胞」**の3人組です

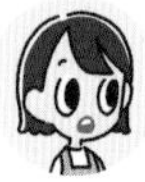

その3人組はどうやって病原体と闘うの？

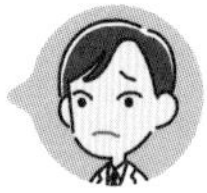

彼らは病原体の感染を察知すると素早く反応します。**マスト細胞はそばの血管を広げて血液の流れを遅くします。マクロファージは警報を鳴らして血液中を流れる「好中球（23ページ）」を呼び寄せます**。そして**マクロファージと好中球は一緒に病原体を食べてしまいます**。これを**「貪食《どんしょく》」**と呼びます

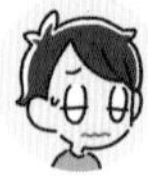

病原体を食べるなんて…おいしくないよね…

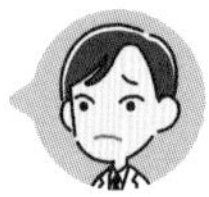

たとえどんなにまずくとも食べまくる！　それがマクロファージと好中球の使命なんです。一方、もうひとりの門番「樹状細胞」も病原体を食べますが、食べまくるほどではなく味見する程度。そこで**「これはヤバいやつだ！」と察知すると、より強力な助っ人「T細胞（30ページ）」を呼び出すために、彼らのいる「リンパ節」へと走るのです**

DIGEST

- 病原体がカラダの表面を突破すると、表面直下の門番たちが働く
- 「マスト細胞」はそばの血管を広げて血液の流れを遅くする
- 「マクロファージ」は警報を鳴らし、血液中を流れる好中球を感染の現場に呼び寄せて一緒に病原体を食べる（貪食）
- 樹状細胞はリンパ節へ走り「T細胞」に助けを求める

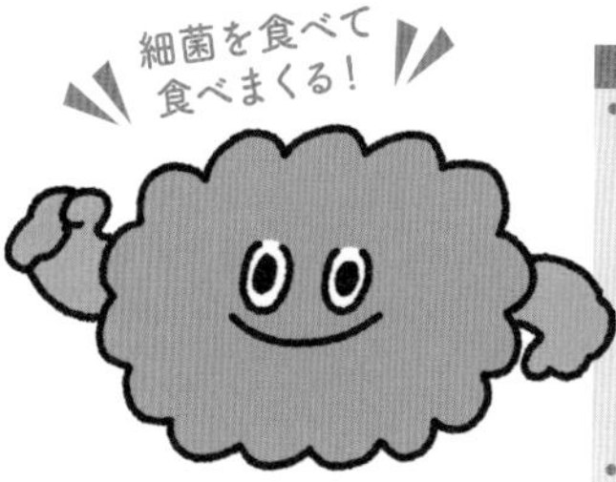
細菌を食べて
食べまくる!

PROFILE

マクロファージ

所在　カラダの表面直下

特技　貪食

ひと言　「細菌を食べて食べて食べまくるフードファイターとはオレのことさ」

PROFILE

マスト細胞（肥満細胞）

所在　カラダの表面直下

特技　秘密道具でそばの血管を広げる

ひと言　「ケッカンよヒロガレ〜」

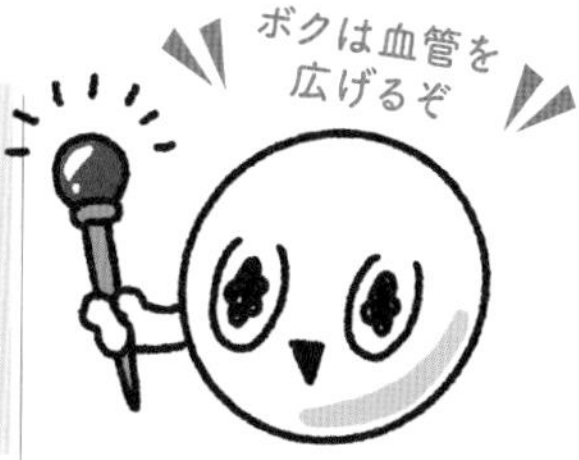
ボクは血管を
広げるぞ

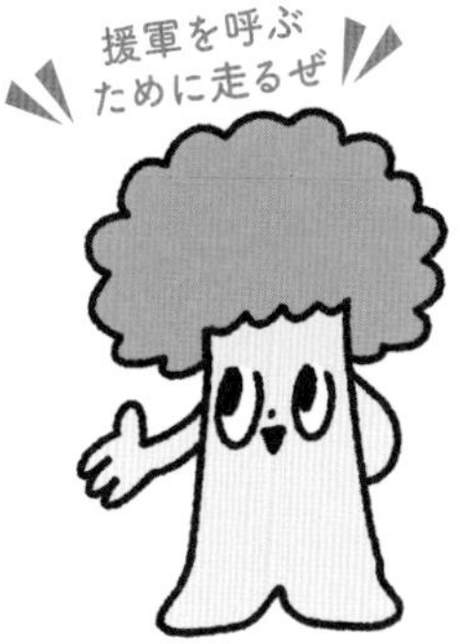
援軍を呼ぶ
ために走るぜ

PROFILE

樹状細胞

所在　カラダの表面直下

特技　サクッと食べてササッと走る

ひと言　「敵を食べたらリンパ節にひとっとび！
T細胞をたたき起こしちゃうぞ〜」

全身をめぐるパトロール隊
白血球

赤血球は酸素運搬！
白血球は免疫応答！

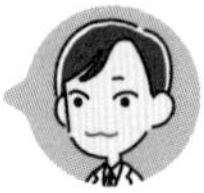

15 ページで、免疫細胞は「カラダの表面直下で門番を務める細胞たち」と「血流にのって全身をめぐる細胞たち」に大別できる、という話をしましたね。後者の**血流にのって全身をめぐる免疫細胞を、まとめて「白血球」と呼びます**

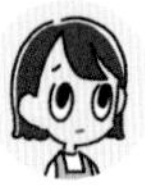

「白血球」って「細胞」なの？

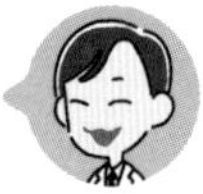

そうです。血液は、液体成分の「血漿《けっしょう》」と細胞成分の「血球」に分かれます。血漿の川の中を血球が流れているイメージです。さらに「血球」は 3 種類あります。1つめは、カラダ中に酸素を運ぶ「赤血球」。2つめは、出血を止める「血小板」。そして3つめが「白血球」です。これがカラダ中をめぐる免疫細胞のこと。白血球について次のページから詳しく紹介します

血液の成分

- 液体成分→血漿（約 55%）
- 細胞成分→血球（約 45%）

血球の種類

- 赤血球→酸素を運ぶ
- 血小板→出血を止める
- 白血球→免疫応答を担う

DIGEST

- 血流にのって全身をめぐる免疫細胞は「白血球」と呼ばれる
- そもそも血液の成分は、液体成分である「血漿《けっしょう》」と細胞成分である「血球」に分かれ、血球は「赤血球」「血小板」「白血球」の3種類がある
- 白血球は必要に応じて病原体が感染した現場へ移動して病原体と闘う

本書の主役

白血球の種類

・顆粒球→好中球、好酸球、好塩基球

・単球→感染現場に到着するとマクロファージに変身する

・リンパ球→B細胞、T細胞、NK 細胞

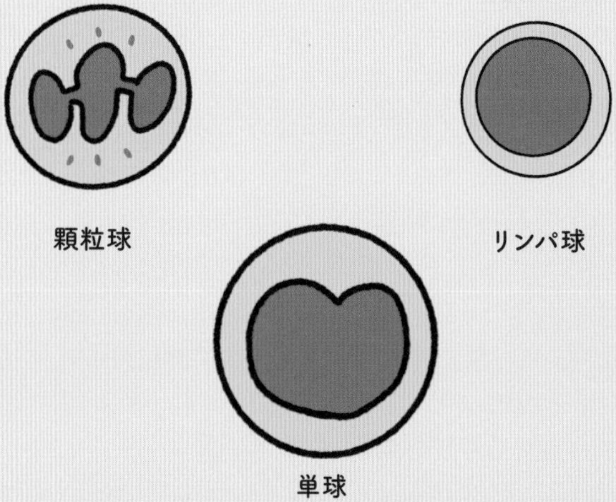

免疫応答を担う精鋭たち

3拍子でおさえる免疫細胞

いよいよ免疫細胞の全体について解説しましょう。まずは、おさらい！ カラダの表面直下で門番を務める免疫細胞は「マスト細胞」「マクロファージ」「樹状細胞」でしたね。そしてこれから勉強をしていく**白血球は大きく「顆粒球」「単球」「リンパ球」の3つに分類されます**

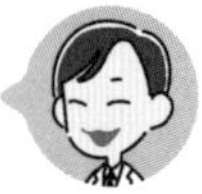

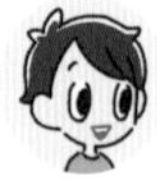

白血球は1種類じゃないんだね！

はい！ そして「顆粒球」と「リンパ球」はさらに細かく分かれます。「顆粒球」や「リンパ球」を「チーム」にたとえるなら、「白血球」は「複数のチームの集まり（リーグ）」だといえますね

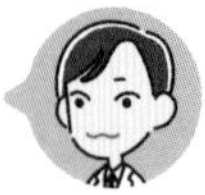

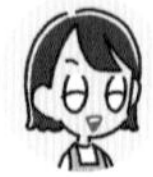

「リンパ球」チームに属する細胞はBとかTとかNKとかシンプルな名前で覚えやすそう！

……実はそうでもないところが免疫細胞の面白さでもあり…難しさでもあり…ごにょごにょ。B細胞やT細胞の名称はとてもつまずきやすいので26ページで詳しく解説します。まずは「顆粒球」チームに属する細胞と「単球」についての紹介です

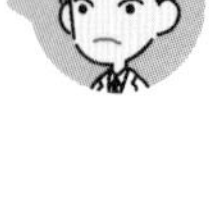

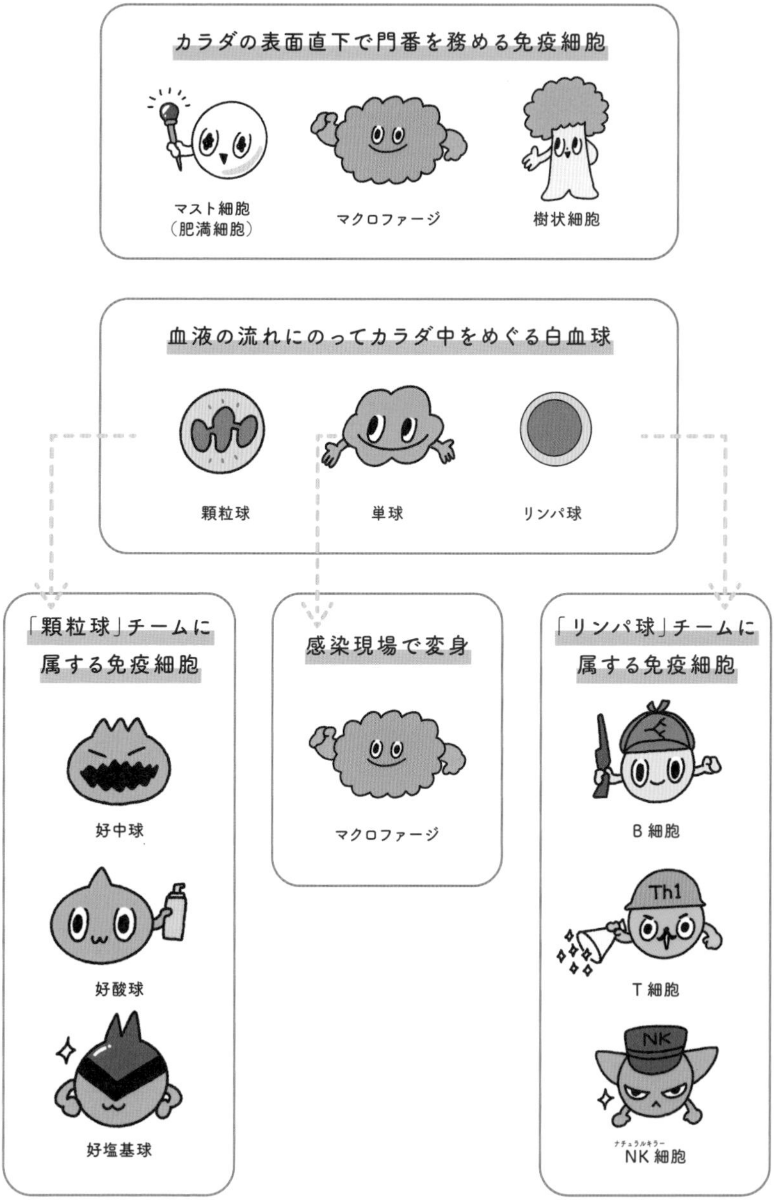
カラダの表面直下で門番を務める免疫細胞
マスト細胞
（肥満細胞）
マクロファージ
樹状細胞
血液の流れにのってカラダ中をめぐる白血球
顆粒球
単球
リンパ球
「顆粒球」チームに
属する免疫細胞
好中球
好酸球
好塩基球
感染現場で変身
マクロファージ
「リンパ球」チームに
属する免疫細胞
Th1
NK
B 細胞
T 細胞
NK《ナチュラルキラー》細胞

単球と“ツブツブ”3人組

単球・顆粒球

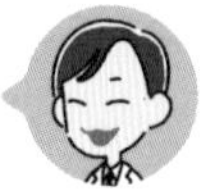

これから「白血球」のうち、「単球」と「顆粒球」チームを紹介します。**単球は病原体の感染現場に駆けつけるとマクロファージに変身します**。「顆粒球」は細胞内に顆粒（ツブツブ）を持つチームで、「好中球」「好酸球」「好塩基球」がチームのメンバーです

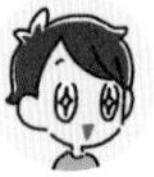

へ〜。ちなみに好中球はどうやって病原体をやっつけるの？

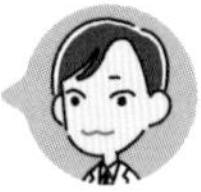

16 ページで解説したように、カラダに病原体が感染するとマクロファージが警報を鳴らして援軍を呼びます。この警報によって**感染現場に真っ先に集まってくるのが「好中球」**です。血液の中で一番多く存在する白血球ですよ。好中球は**マクロファージと一緒に病原体をむしゃむしゃと食べます（貪食）**

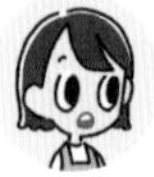

じゃあ「好酸球」と「好塩基球」も病原体をむしゃむしゃ食べるの？

「好酸球」にも病原体を貪食する能力はありますが、好中球とマクロファージほど食欲旺盛ではありません。**好酸球は「アニサキス」などの寄生虫を撃退する専門家**で、寄生虫感染を起こした際に登場します。そして「好塩基球」は……実は……なんと……

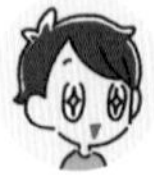

……なんと！？

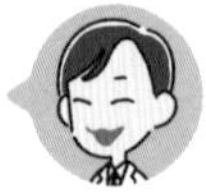

正確には分かっていません！　ウラでいろいろやっているらしいのですが現在もその謎が研究され続けていますよ

DIGEST

- 「好中球」はマクロファージとともに病原体を食べるように細胞内に取り込み（貪食）、病原体と闘う
- 好中球は白血球の中で最も多い
- 「好酸球」は寄生虫退治の専門家
- 「好塩基球」は現在も研究中の謎多き細胞（いろいろやっている模様）

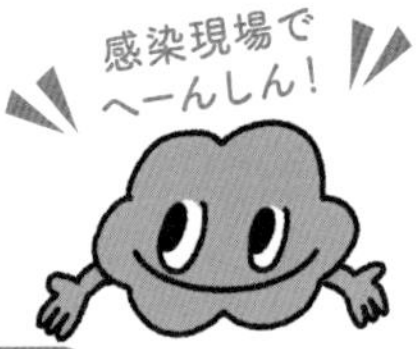

感染現場で
へーんしん！

PROFILE

単球

所属　「白血球」リーグ「単球」チーム

所在　普段は血液の中。病原体感染の現場に呼び出されるとそこでマクロファージに変身する

特技　変身と貪食

ひと言　「感染現場に駆けつけたらマクロファージに変身するぜ！」

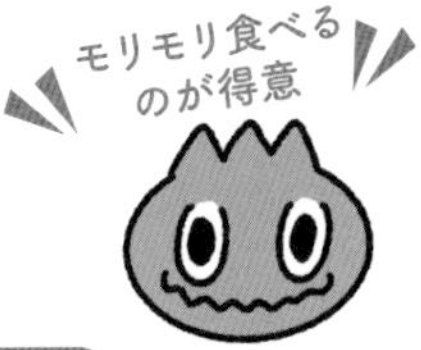

モリモリ食べる
のが得意

PROFILE

好中球

所属　「白血球」リーグ「顆粒球」チーム

所在　普段は血液の中だが、マクロファージに呼び出されて病原体感染の現場へ向かう

特技　マクロファージと一緒に貪食

ひと言　「食いっぷりはマクロファージに負けないぞぉ」

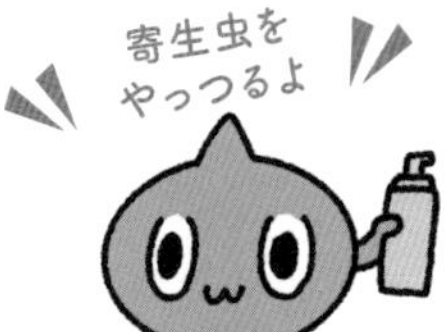

寄生虫を
やっつるよ

PROFILE

好酸球

所属　「白血球」リーグ「顆粒球」チーム

所在　血液中

特技　寄生虫の撃退

ひと言　「ムシ退治ならボクに任せて！」

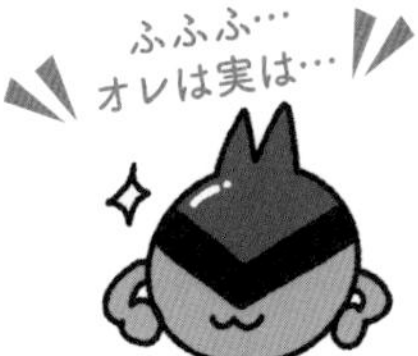

ふふふ…
オレは実は…

PROFILE

好塩基球

所属　「白血球」リーグ「顆粒球」チーム

所在　血液中

特技　ナイショ

ひと言　「オレの謎を解き明かせるかな？」

抗体を撃って病原体と闘う

B細胞

名前が変わるのは
戦国大名と一緒だぜ

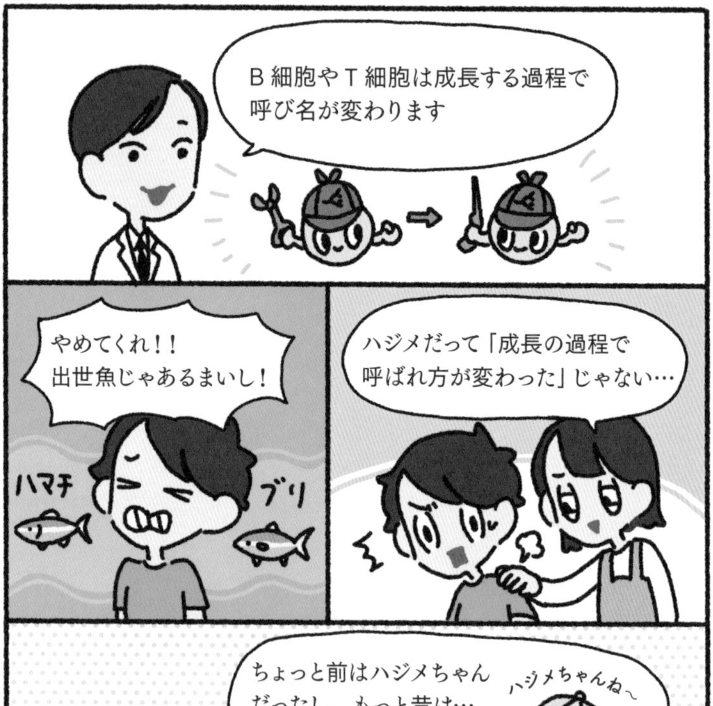
B 細胞や T 細胞は成長する過程で
呼び名が変わります
やめてくれ!!
出世魚じゃあるまいし!
ハマチ
ブリ
ハジメだって「成長の過程で
呼ばれ方が変わった」じゃない…
ちょっと前はハジメちゃん
だったし、もっと昔は…
はーちゃんだったしね〜
ハジメちゃんね〜
やめて…なんか
はずかしい!

DIGEST

- 適応免疫応答を担う「B細胞」と「T細胞」は、血液中だけでなく、「リンパ節」にも立ち寄りながら全身をパトロールする
- B細胞は「抗体」を発射して病原体と闘う
- 抗体を発射できるB細胞は、「エフェクターB細胞」「抗体産生細胞」「形質細胞」と呼ばれる

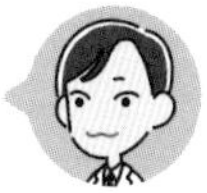

「白血球」リーグの「リンパ球」チームに所属する細胞の代表として「**B細胞**」と「**T細胞**」があります。彼らは血液の中だけでなく、風邪をひくと腫れることでよく知られる「リンパ節」にも立ち寄りながら、敵が感染していないかパトロールしています

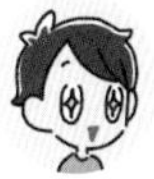

B細胞はどうやって闘うの？ “ビー細胞” だけにビームを発射とか…

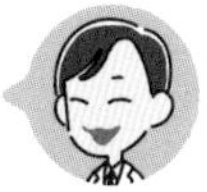

お！ いい線いってますよ。B細胞は闘うべき相手と出会って興奮すると、**「抗体」と呼ばれる飛び道具を発射**するようになります。抗体を発射できるようになったB細胞のことは**「エフェクターB細胞」と呼んだり「抗体産生細胞」、もしくは「形質細胞」と呼びます**。エフェクターとは「エフェクト（効果）をもたらすもの」、つまり“仕事人”という意味ですね

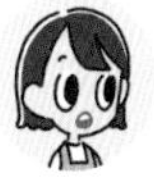

じゃあ抗体をまだ発射できないB細胞の名前は？

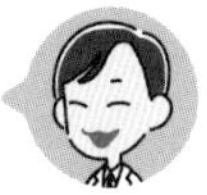

いい質問です！ 実はB細胞もT細胞も、成熟の過程や働く状態によって名前を変えていくのです。次のページから詳しく解説します

B細胞の呼び方の変化を追っていきましょう。**最も幼い段階のB細胞は「プロB細胞」**と呼ばれます。やがて成長し**「未熟B細胞」**の時期を経てから、**「成熟B細胞」**になります。ここまでは分かりやすいのですが、問題は「成熟B細胞」の呼び名です

「成熟B細胞」って呼んだらダメなのか?

病原体と出会ったことがない成熟B細胞は、**「ナイーブB細胞」**と呼ばれます。「ナイーブ」は「まだ敵を知らないウブな」という意味で使われています。やがて病原体と出会い活性化して働けるようになった成熟B細胞は、それぞれ**「エフェクターB細胞」**と呼ばれます

だから抗体を発射できるようになったB細胞を「エフェクターB細胞」って呼ぶのね(25ページ)

そのとおり! だから抗体を発射しない段階のB細胞は、「プロB細胞」「未熟B細胞」および成熟B細胞のうちの「ナイーブB細胞」となるわけです

なるほど~。ところで27ページの片隅にいる"おじいちゃん"みたいな細胞が気になるわ…

「成熟」というより「熟しすぎ」ですね(笑)。病原体と出会い活性化したB細胞の一部は、記憶B細胞となり長く生き残りますが、この話はまたあとで!(130ページ)

★ナイーブB細胞(naive B cell)
「抗原とまだ出会っていない成熟B細胞」のこと。名前から受ける印象からは「未熟な細胞」と誤解されがちだが、「成熟B細胞」であることに注意!

ズバリ
赤ちゃん!

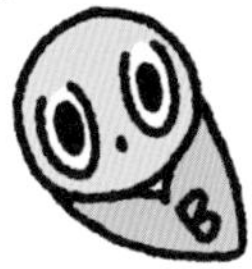

PROFILE

プロ B 細胞

特　技　まだ赤ちゃんなの

ひと言「ばぶばうぶう～」

ズバリ
勉強に励む
学生さん!

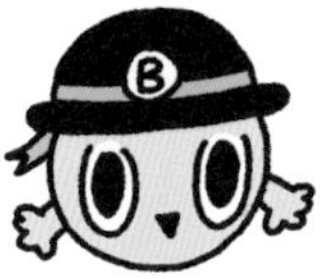

PROFILE

未熟 B 細胞

特　技　お勉強

ひと言「学校卒業のために毎日勉強中!」

ズバリ
仕事デビューを
控えた新人

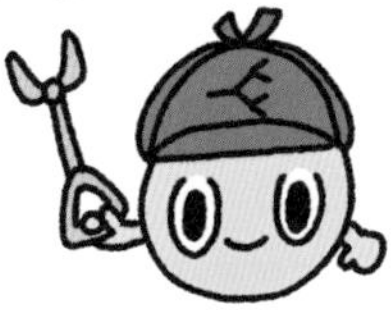

PROFILE

ナイーブ B 細胞

所　属「白血球」リーグ「リンパ球」チーム

所　在　血液中もしくはリンパ節の中

特　技　病原体を見つけるパトロール、怪しい敵の捕獲

ひと言「うまく闘えるかな…ドキドキ!!」

ズバリ
第一線で活躍
する仕事人

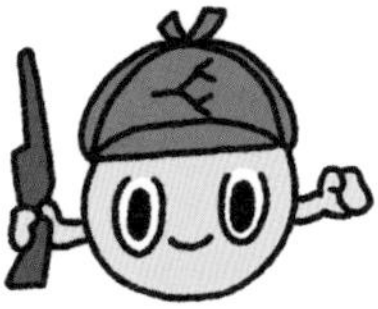

PROFILE

エフェクター B 細胞／抗体産生細胞／形質細胞

所　属「白血球」リーグ「リンパ球」チーム

特　技　抗体を発射して病原体を撃退する

ひと言「射撃の技術は免疫細胞界ナンバー1さ」

ワシとは
後半で
会おうぞよ

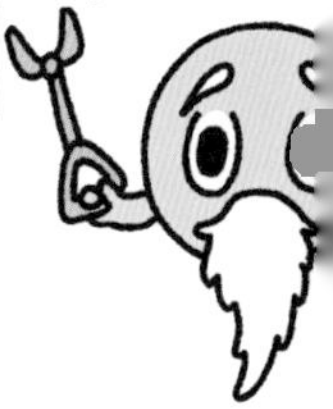

成熟の過程によって名前が変わる！

B細胞とT細胞の呼び名の変化

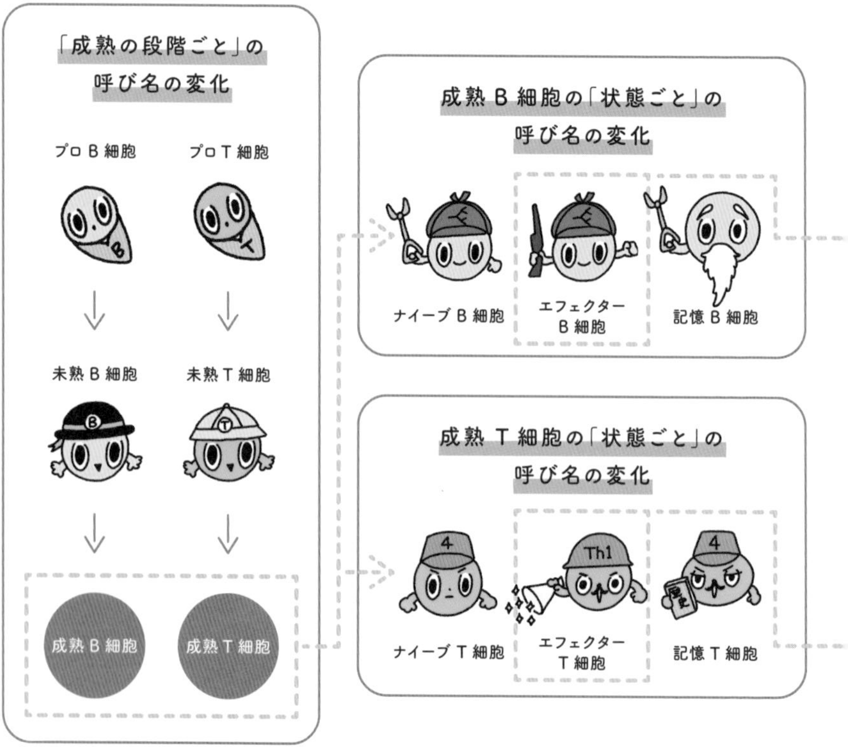

成熟の段階ごとに呼び方が変わるのは、B細胞もT細胞も同じです。ここが免疫学を学ぶときにつまずきやすいところです！まずは呼び名の違いを整理しましょう

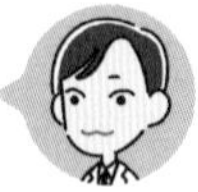

エフェクターB細胞の別名

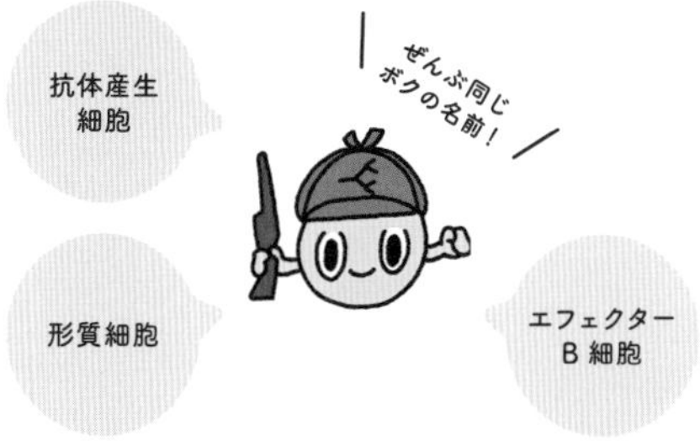

エフェクターT細胞の種類

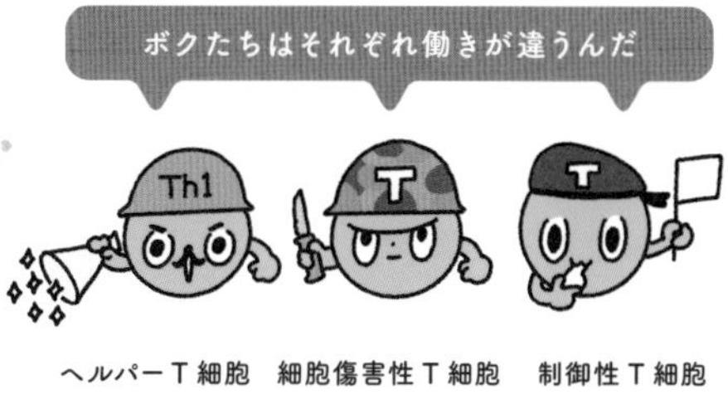

特技を活かして働く“職人”たち

T細胞

兄弟の多さが
自慢なのだ
Th1

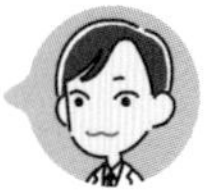

抗体を発射できるB細胞は「エフェクターB細胞」「抗体産生細胞」「形質細胞」と、いろいろな名前で呼ばれていましたよね（25 ページ）。一方のT細胞は、実に様々な種類のエフェクターT細胞が存在します。その中でも、まずは「ヘルパーT細胞」「細胞傷害性T細胞」「制御性T細胞」の 3 種類をおさえましょう

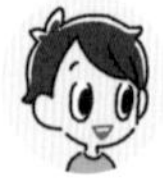

それぞれどんな働きをするの？

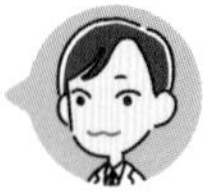

まず**「ヘルパーT細胞」は「免疫応答の司令官」**です。樹状細胞（17 ページ）から敵の情報を教えてもらうと活気づき、ほかの免疫細胞の働きをヘルプします

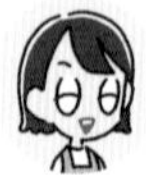

ヘルプするからヘルパーT 細胞なのね！ わかりやすい名前だわ

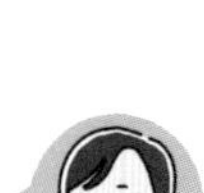

続いて**「細胞傷害性T細胞」は「傷害排除の専門家」**。ウイルス感染細胞や腫瘍細胞などを排除します。**「制御性T細胞」は“免疫応答のブレーキ役”**です。免疫応答を終わらせたり、過剰な免疫応答を抑える役目を持ちます

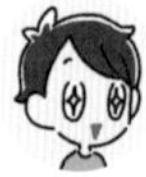

みんなそれぞれ特技があるんだね。まさに“職人”って感じ！！

DIGEST

- “仕事人”として働くエフェクターT細胞には様々な種類がある
- 「ヘルパーT細胞」は他の免疫細胞の働きを助ける免疫応答の司令官
- 「細胞傷害性T細胞」は、ウイルス感染細胞や腫瘍細胞を除去する
- 「制御性T細胞」は免疫応答のブレーキ役。免疫応答を終わらせたり過剰な免疫応答を抑える

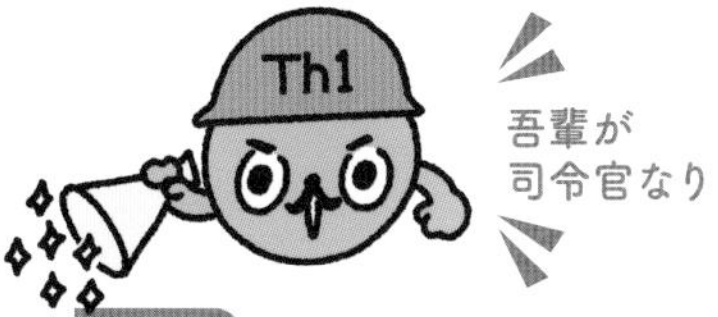
Th1
吾輩が
司令官なり

PROFILE

ヘルパーT細胞

所属　「白血球」リーグ「リンパ球」チーム

所在　直属の部下が働く現場に駆けつける

特技　免疫応答の指揮

ひと言　「吾輩は免疫応答の司令官である」

T
ウイルスは
許さぬ

PROFILE

細胞傷害性T細胞

所属　「白血球」リーグ「リンパ球」チーム

所在　ウイルス感染の現場、腫瘍細胞発生の現場に駆けつける

特技　ウイルス感染細胞、腫瘍細胞の除去

ひと言　「かつての仲間を傷害せねばならない哀しいサガよ…」

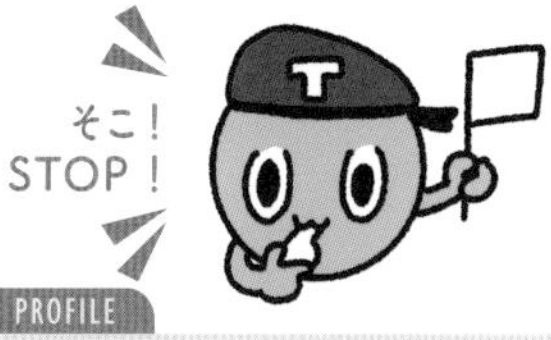
T
そこ！
STOP！

PROFILE

制御性T細胞

所属　「白血球」リーグ「リンパ球」チーム

所在　行きすぎた免疫応答が起こっている場所ならどこでも駆けつける

特技　免疫応答を終わらせたり、過剰な免疫応答を抑える

ひと言　「ピピー！　それやりすぎ！ストーーップ！」

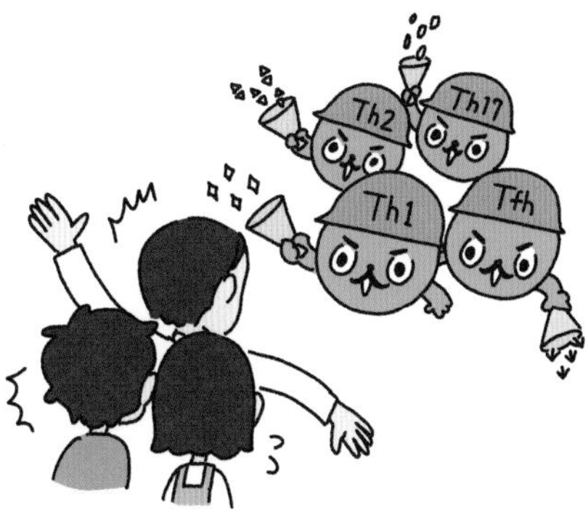
Th2
Th17
Th1
Tfh

免疫応答の司令官「ヘルパーT細胞」は、さらに細かく次の4つの種類に分かれます

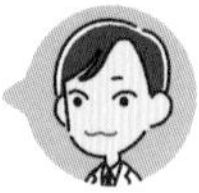

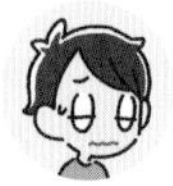

そんなにいるのぉ？

それは、そもそも病原体には様々なものがあるから。カラダは病原体ごとに適した作戦をそれだけ用意しているということです。それぞれのヘルパー細胞が「誰を」「どんなふうに」ヘルプするのかを表にまとめました

ヘルパーT細胞は様々な種類がある

ヘルパーT細胞	Th1細胞 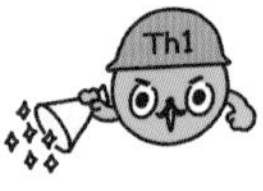	Th2細胞 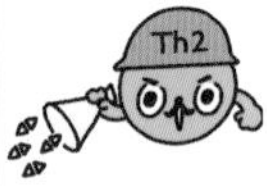	Th17細胞 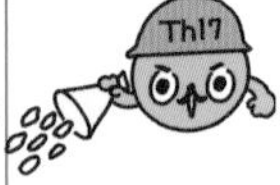	濾胞性《ろほうせい》ヘルパーT細胞 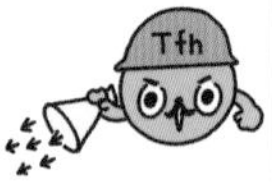
主に助ける細胞	マクロファージ 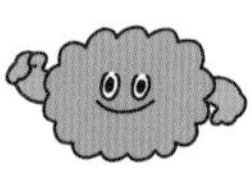	好酸球 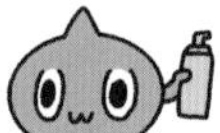	好中球 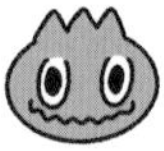	ナイーブB細胞 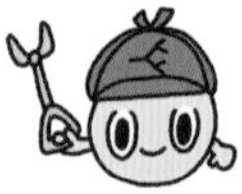
得意技	マクロファージの貪食を助ける	寄生虫の攻撃	細菌やカビ（真菌）の攻撃	抗体産生を指揮する

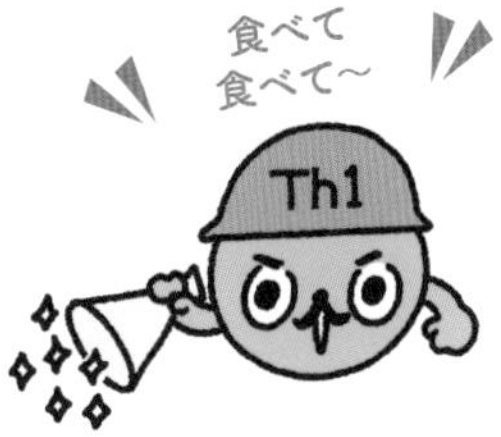
食べて
食べて〜
Th1

PROFILE

Th1 細胞

所 属　「白血球」リーグ「リンパ球」チーム

所 在　感染の現場に駆けつける

特 技　マクロファージの貪食を応援

ひと言　「いっぱい食べるキミが好き！」

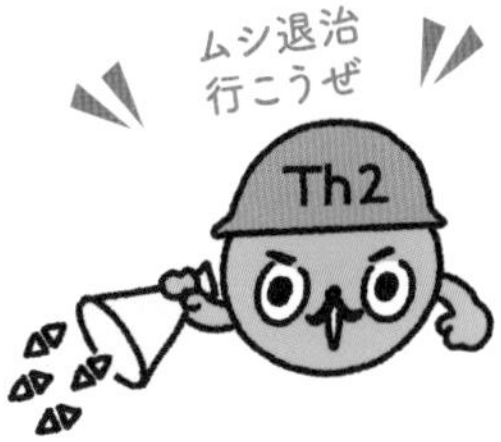
ムシ退治
行こうぜ
Th2

PROFILE

Th2 細胞

所 属　「白血球」リーグ「リンパ球」チーム

所 在　感染の現場に駆けつける

特 技　好酸球の寄生虫撃退をヘルプ

ひと言　「ムシが出たら私を呼びなさい」

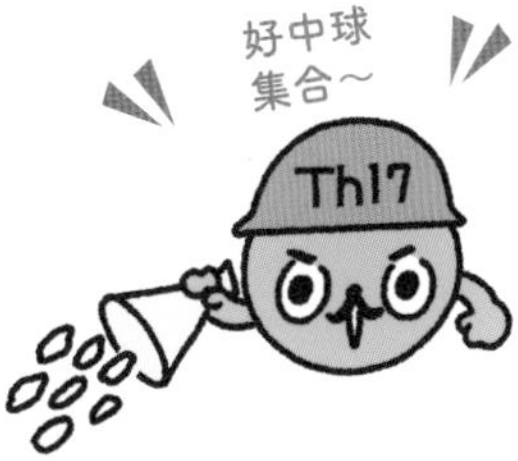
好中球
集合〜
Th17

PROFILE

Th17 細胞

所 属　「白血球」リーグ「リンパ球」チーム

所 在　感染の現場に駆けつける

特 技　好中球を集めて活性化

ひと言　「さぁ、あつまれ！好中球！」

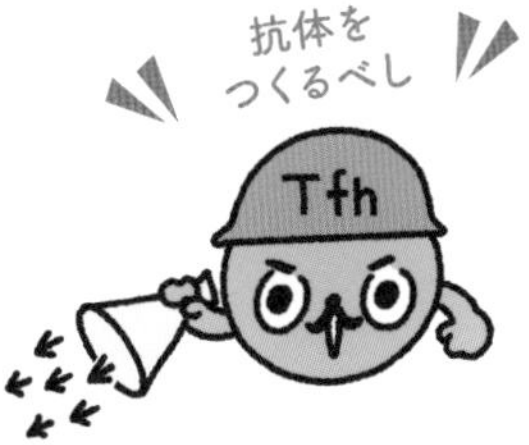
抗体を
つくるべし
Tfh

PROFILE

濾《ろ》胞《ほう》性《せい》ヘルパーT細胞

所 属　「白血球」リーグ「リンパ球」チーム

所 在　リンパ節の中で働く

特 技　B 細胞の抗体産生を指示する

ひと言　「抗体を発射させるのだ！」

T細胞もB細胞と同様に、**成熟と働く状態にともなって「プロT細胞」「未熟T細胞」「ナイーブT細胞」「エフェクターT細胞」と呼び名を変えます**。立派に仕事を行う「エフェクターT細胞」に分類されるのが、ここまでに紹介した「ヘルパーT細胞」「細胞傷害性T細胞」「制御性T細胞」のことですよ

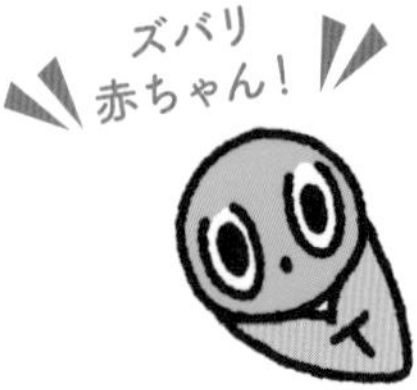
ズバリ
赤ちゃん!

PROFILE

プロT細胞

特技　まだ赤ちゃんなの

ひと言「てぇてぇて〜?」

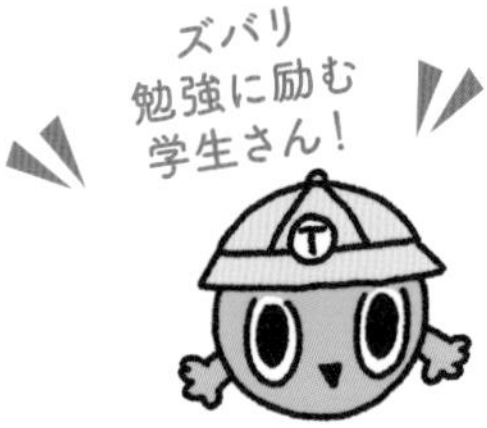
ズバリ
勉強に励む
学生さん!

PROFILE

未熟T細胞

特技　お勉強

ひと言「目指せ!試験一発合格」

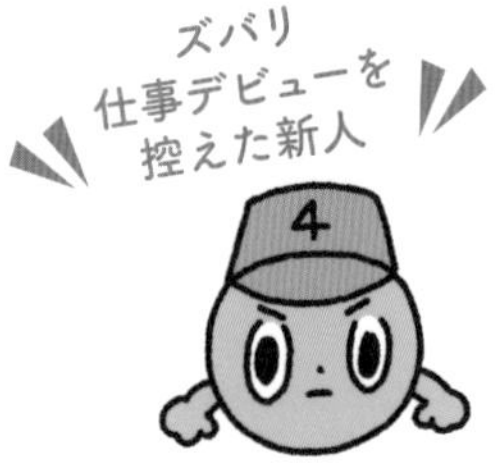
ズバリ
仕事デビューを
控えた新人

PROFILE

ナイーブT細胞

特技　病原体を見つけるパトロール、怪しい敵の捕獲

ひと言「立派な司令官になれるか…緊張!」

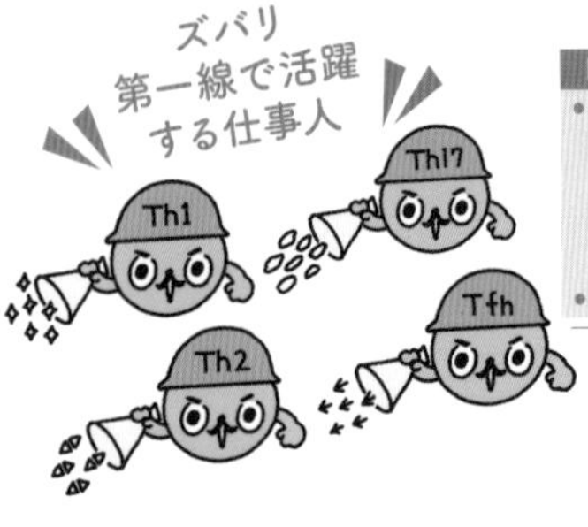
ズバリ
第一線で活躍
する仕事人
Th1
Th17
Th2
Tfh

PROFILE

エフェクターT細胞

ひと言「我らみな得意分野が異なるぞ」

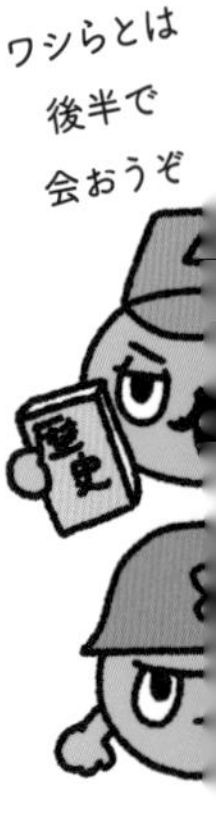
ワシらとは
後半で
会おうぞ

それから、もうひとりのリンパ球を紹介しなくてはいけません。それが「**NK（ナチュラルキラー）細胞**」です。NK 細胞は自然免疫応答を担うリンパ球で、**全身をパトロールしながらウイルス感染細胞や腫瘍細胞を攻撃**します。細胞傷害性T細胞もウイルス感染細胞や腫瘍細胞を攻撃するとお話ししましたよね（30 ページ）。でも 2 人は働き方がだいぶ違います。**NK細胞はすぐさま働く**のに対して、細胞傷害性T細胞は（86 ページ）発動するのに1週間近くの時間がかかるんです

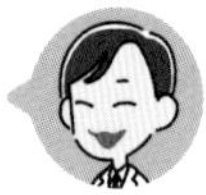

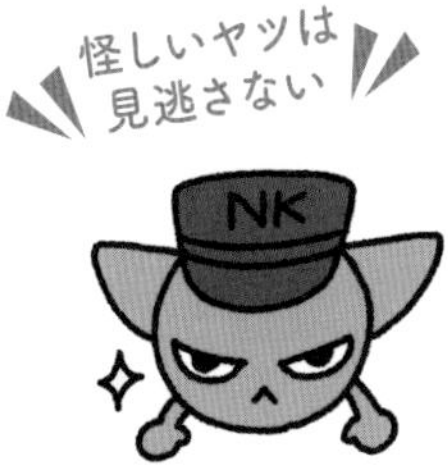
怪しいヤツは
見逃さない
NK

PROFILE

NK（ナチュラルキラー）細胞

所属　「白血球」リーグ「リンパ球」チーム

特技　パトロールするときは血液中やリンパ節の中。働くときは感染の現場や腫瘍が発生した現場

ひと言　「ウイルス感染細胞や腫瘍細胞を除去するぜ」

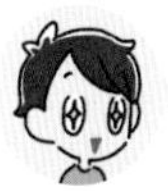

こんなにたくさんの細胞が、ボクたちのカラダで免疫応答を担っているんだね

そう、免疫応答は、これまで紹介してきた様々な「免疫細胞」たちによって営まれているんですよ。また、抗体をはじめとする様々な「タンパク質」によっても、免疫応答は営まれています。タンパク質については 248 ページで詳しく解説します

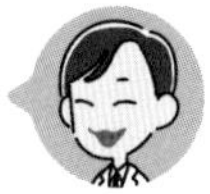

成熟T細胞を区別する“背番号”

CD4とCD8

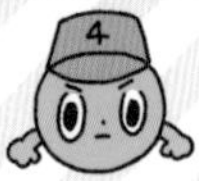
CDって
コンパクトディスク
のことじゃないぞ
4

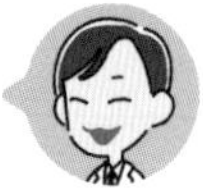

ここでみなさんに耳より情報！ 実は、細胞には背番号がついているんです

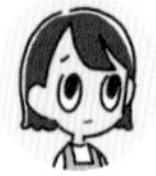

どういうこと??

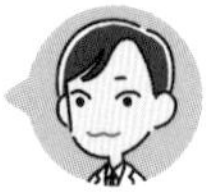

リンパ球に限らず、**細胞の細かな種類は細胞表面上の「分子」の違いによって区別されます**。これは「CD分子」と呼ばれます。これを“背番号”のようなものと考えましょう。28ページに登場した成熟T細胞も、背番号に合わせて「CD4陽性T細胞」と「CD8陽性T細胞」の2つのグループに分けられるのです

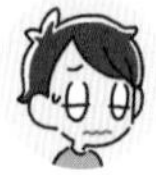

また名前が増えるのぉ……

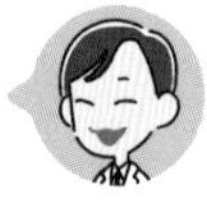

まあまあ。この呼び方はレッスン2と3にたーくさん登場しますから、ここでちょっとだけ触れておきましょうね

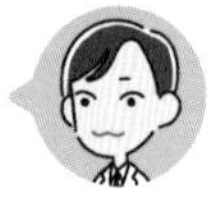

右の図を見ると分かるように、**ヘルパーT細胞と制御性T細胞は、ナイーブCD4陽性T細胞が“仕事人”となった細胞**です。そして**細胞傷害性T細胞はナイーブCD8陽性T細胞が“仕事人”となった細胞**なんです。ここが大事ですよ〜

DIGEST

- **細胞表面にある「CD 分子」は細胞の区別に使用**される
- 成熟T細胞はCD4陽性T細胞とCD8陽性T細胞に大別される
- **ヘルパーT細胞と制御性T細胞はCD4**が、**細胞傷害性T細胞はCD8が陽性である**。「ヒト免疫不全ウイルス」はCD4を介してヘルパーT細胞に感染し、免疫応答を根底から破壊する

	「CD4」が陽性のT細胞	「CD8」が陽性のT細胞
ナイーブT細胞	ナイーブ CD4 陽性 T 細胞 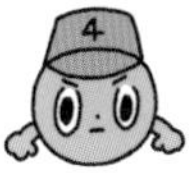	ナイーブ CD8 陽性 T 細胞 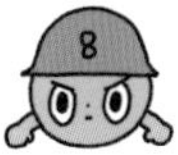
エフェクターT細胞	エフェクター CD4 陽性 T 細胞 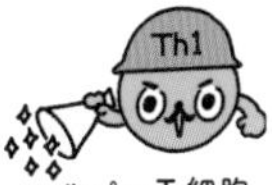 ヘルパーT細胞 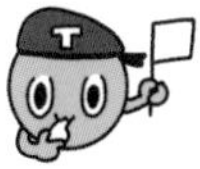 制御性 T 細胞	エフェクター CD8 陽性 T 細胞 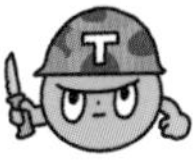 細胞傷害性 T 細胞
記憶T細胞	記憶 CD4 陽性 T 細胞 	記憶 CD8 陽性 T 細胞 

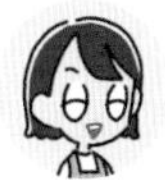

背番号によってどの仕事につくかが決まっているのね！

そうです。ちなみに**「ヒト免疫不全ウイルス」は、ヘルパーT細胞の背番号である「CD4 分子」にくっつくことで感染します**。そのため、免疫応答の司令官であるヘルパーT細胞が破壊されてしまい、免疫応答は根底から崩れるんです。これが「エイズ（後天性免疫不全症候群）」の恐ろしさです

免疫応答を担う精鋭たち

免疫細胞一覧

本書に登場する
免疫細胞が
全員集合です

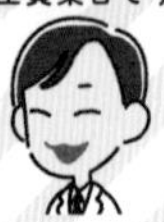

カラダの表面直下で門番を務める免疫細胞

マスト細胞(肥満細胞)

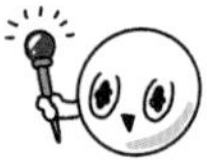

血管を広げて
援軍を呼ぶのが特技

マクロファージ

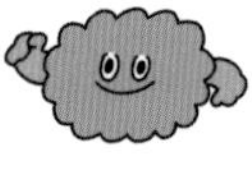

仲間を呼んで
敵を食べまくる!

樹状細胞

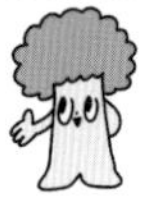

敵を見つけたら
ダッシュでリンパ節へ

血流にのって全身をパトロールする免疫細胞(白血球)

「顆粒球」チーム

好中球

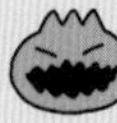

病原体をペロリ

好酸球

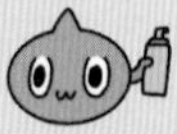

寄生虫退治の専門家

好塩基球

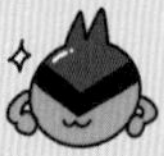

ミステリアスな細胞

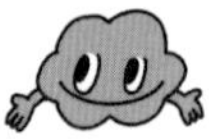

単球
感染の現場で
マクロファージに変身

「リンパ球」チーム

B細胞

抗体を発射!

T細胞

免疫応答の司令官

NK細胞

ウイルス感染細胞を除去

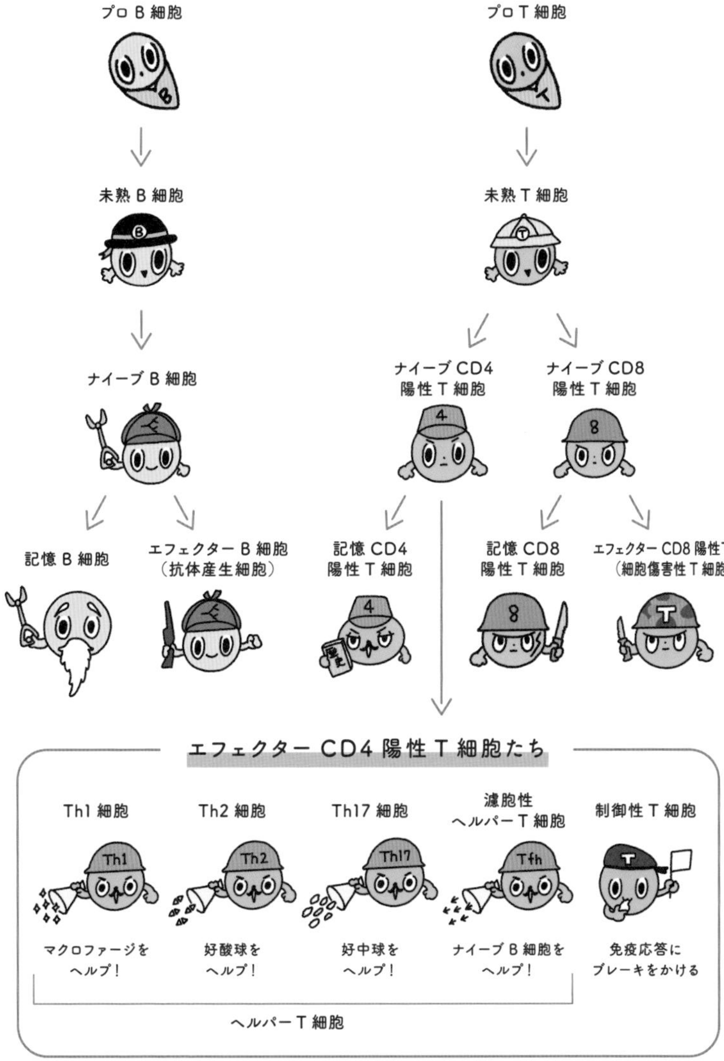
プロ B 細胞
プロ T 細胞
未熟 B 細胞
未熟 T 細胞
ナイーブ B 細胞
ナイーブ CD4 陽性 T 細胞
ナイーブ CD8 陽性 T 細胞
記憶 B 細胞
エフェクター B 細胞 (抗体産生細胞)
記憶 CD4 陽性 T 細胞
記憶 CD8 陽性 T 細胞
エフェクター CD8 陽性T細胞 (細胞傷害性T細胞)
エフェクター CD4 陽性 T 細胞たち
Th1 細胞
Th2 細胞
Th17 細胞
濾胞性 ヘルパー T 細胞
制御性 T 細胞
Th1
Th2
Th17
Tfh
マクロファージを ヘルプ!
好酸球を ヘルプ!
好中球を ヘルプ!
ナイーブ B 細胞を ヘルプ!
免疫応答に ブレーキをかける
ヘルパー T 細胞

LESSON
1-13 免疫のきほん⑬ 免疫細胞の生まれ故郷

すべての免疫細胞は「骨の中身」から生まれる

造血幹細胞

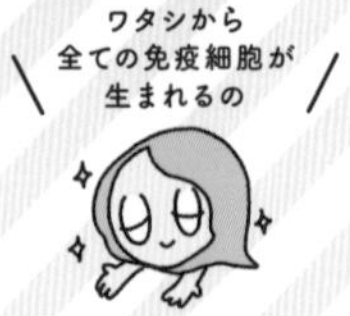
ワタシから
全ての免疫細胞が
生まれるの

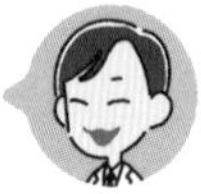
免疫細胞はどこで生まれると思いますか?

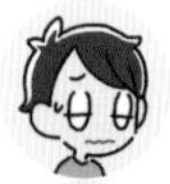
えぇ!? どこだろう……なんとなく心臓とかかな…

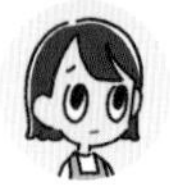
心臓って……。聞いたことないわよ、そんな話……

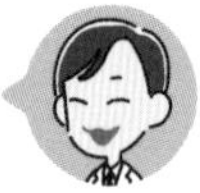
正解は「骨」です。では、誰から生まれてくると思いますか?

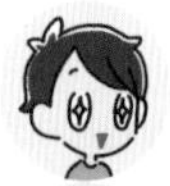
それはやっぱりお母さんからでしょ!

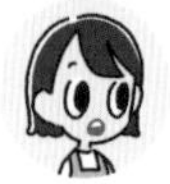
細胞のお母さんって誰なのかしら?

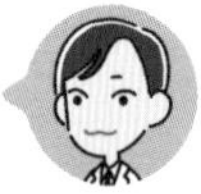
正解は、免疫細胞たちは骨の中身である「骨髄」にいる「造血幹細胞」から生まれます

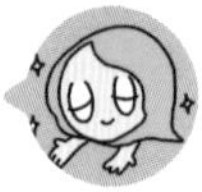
はじめまして! ワタシの名前は「造血幹細胞」というのよ。免疫細胞はみんなワタシの子どもなの

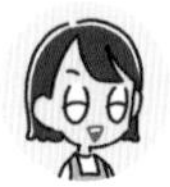
あらぁ…お上品なお方…。みんなのお母さんがあなたなのね

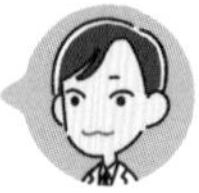
免疫細胞だけでなく、「赤血球」「血小板」といった血液中を流れる細胞も、すべて造血幹細胞から生まれるんです

DIGEST

- 免疫細胞は骨の中身（骨髄）にいる「造血幹細胞」から生まれる
- 造血幹細胞から生まれた細胞は分裂して増えながら、次第に個性的になっていく。これを「分化」と呼ぶ
- 免疫細胞だけでなく赤血球と血小板も造血幹細胞から生まれる

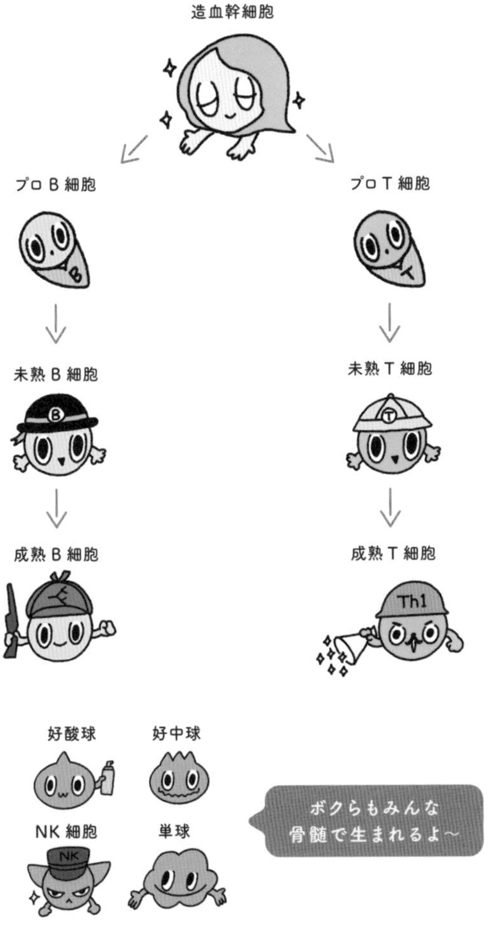

病原体の感染から撃退までの簡単な流れ

免疫応答の全体像

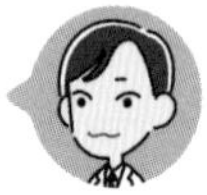

免疫応答の詳しい解説に入る前に、その全体像をおさらいしましょう。カラダが病原体に感染されるとまずはマクロファージの出番です

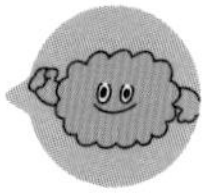

ボクはカラダの表面直下にいる門番！ **細菌に感染したことを察知したら仲間を呼ぶよ**。それが好中球と単球さ

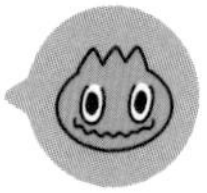

呼ばれたボクたちがなにをするかというと…**マクロファージと一緒に細菌をむしゃむしゃ食べる**んだ！

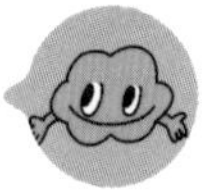

そうそう！ カラダに悪さするやつはボクらが食べちゃうんだから

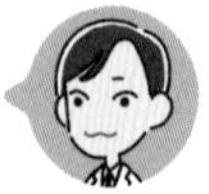

頼もしいですねぇ。そして細菌感染を察知して働くのは彼らだけではありません。ですよね？ 樹状細胞くん

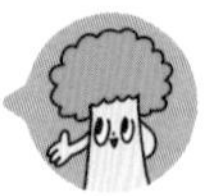

そのとおり！ ボクの役目は、**リンパ節へ走ってナイーブＴ細胞をエフェクターＴ細胞に目覚めさせること**なんだ

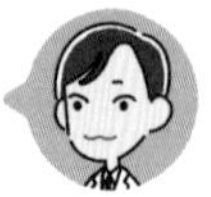

樹状細胞は、いわば援軍を呼びに行く役目を担っているのです。リンパ節で目覚めた**Th1 細胞は感染現場でマクロファージを応援、濾胞性ヘルパーT細胞はＢ細胞の抗体発射を指揮**します

DIGEST

- 細菌感染を感知したマクロファージは、仲間（好中球と単球）を呼び、仲間と一緒に細菌を貪食する！
- 細菌感染を感知した樹状細胞は、リンパ節へ走りナイーブT細胞をエフェクターT細胞にする。Th1 細胞は感染現場でマクロファージを応援！ 濾胞性ヘルパーT細胞はB細胞の抗体発射を指揮！

門番たちをすり抜けてきた病原体は、我々が責任を持って成敗するから安心してもらいたい！

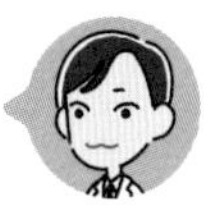

いかがですか？ これが免疫応答の全体像です。このように頼もしい免疫細胞たちの働きぶりをこれから一緒に学んでいきましょうね

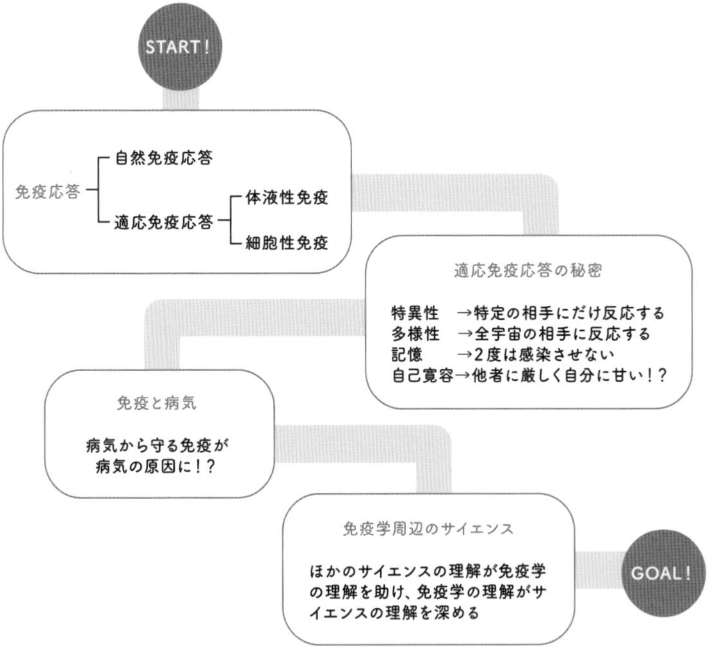

LESSON

1-15　免疫のきほん⑮ 細胞どうしが交わす"言葉"

細胞たちは「サイトカイン」で話している

サイトカイン

ボクら意外と
おしゃべり
なんだぁ

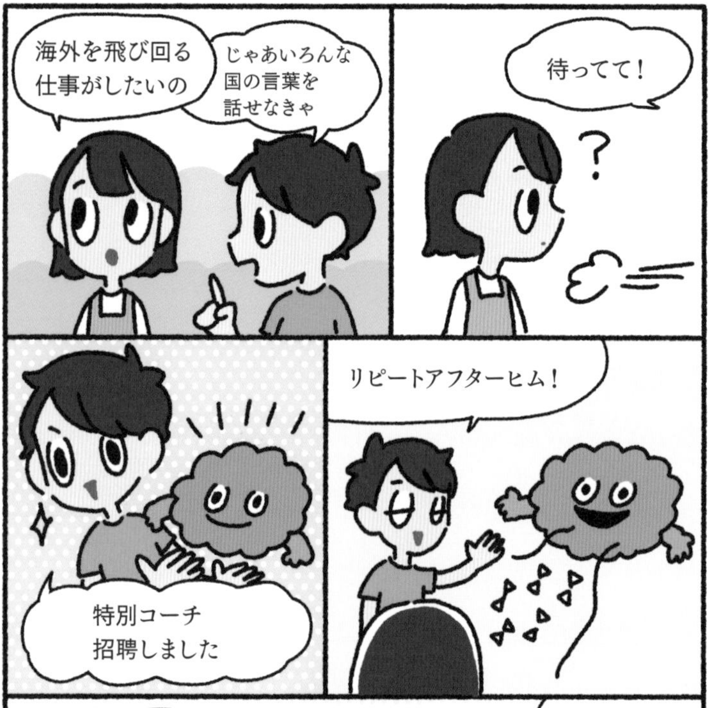
海外を飛び回る
仕事がしたいの
じゃあいろんな
国の言葉を
話せなきゃ
待ってて!
?
特別コーチ
招聘しました
リピートアフターヒム!
ほぅ「白血球を
引き留めて」と言って
いるようですね
…ワタシ使う
機会ある…?

DIGEST

- **「サイトカイン」**は、細胞から細胞へ働きかけるタンパク質であり、**細胞どうしの間で交わされる“言葉”のようなもの**
- サイトカインには様々な種類がある
- 1つのサイトカインが複数の働きを持ったり、異なるサイトカインが似た働きを持つこともある

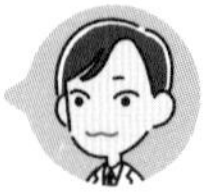

「サイトカイン」とは細胞と細胞との間で交わされる“言葉”のようなものです。「サイト（cyto-）」は「細胞」、「カイン（kine）」は「作動」を意味します。つまり**サイトカインは「細胞が出し、細胞を刺激して作動させるタンパク質」**です

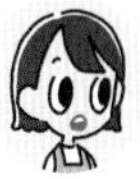

たとえばどんなものがあるの？

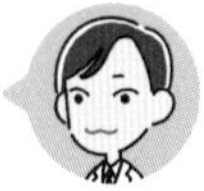

16ページで「マクロファージが助けを呼ぶ」とお話ししましたよね。その助けを呼ぶ声の一種に「ケモカイン」というサイトカインがあります。これは、好中球や単球などを呼び寄せる“言葉”の役割を担うタンパク質です（65ページ）

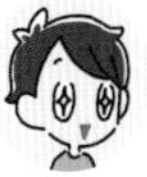

「こっちに来て！」って“言葉”にあたるサイトカインか〜
ほかには？？

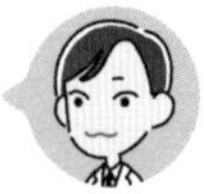

「インターロイキン」や「インターフェロン」といったサイトカインもありますね。これらのワードが出てきたら、細胞が発する“言葉”だと思ってください

★**インターロイキン（interleukin）**
【どんなもの？】サイトカインの一種。「インターロイキン-1」「インターロイキン-2」…と30種類以上ある。「インターロイキン」を“チーム名”とすれば「サイトカイン」は“チームの集まり（リーグ）”
【語源】「間（inter）」＋「白血球（leukocyte）」＋「タンパク質（-in）」つまり「白血球間で交わされる言葉として働くタンパク質」

適応免疫応答の際立った特徴

特異性と記憶

自然免疫応答と適応免疫応答にはいくつかの違いがあります。違いの1つは「**病原体の認識の仕方**」です。病原体は、**自然免疫応答では大まかに認識され、適応免疫応答ではきめ細かく認識されます**。自然免疫応答は相手をあまり選ばず（特異性が低い）、適応免疫応答は相手を選ぶ（特異性が高い）のです

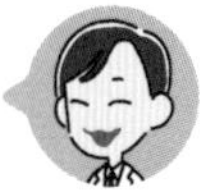

適応免疫応答の際立った特徴①

相手の違いをきめ細かく認識！（特異性が高い）

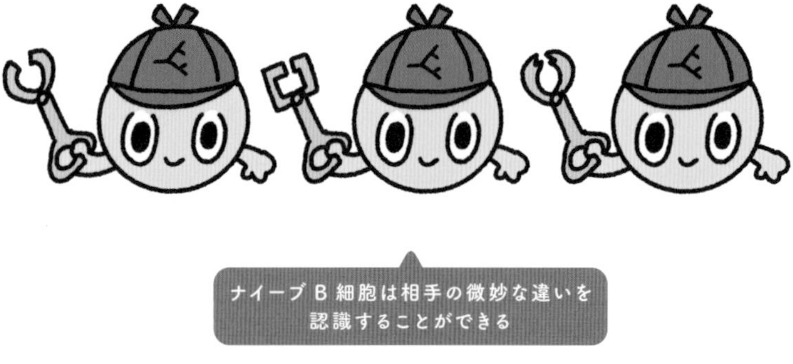
ナイーブB細胞は相手の微妙な違いを
認識することができる

★特異性（specificity）
「特異性」とは「ある物質だけに特別に反応する性質」のこと。「特異性が高い」とは「反応する相手の種類が限られている」こと。「特異性が低い」とは「反応する相手の種類が複数ある」こと

DIGEST

- 病原体は、**自然免疫応答では大まかに認識され**(特異性が低い)、**適応免疫応答ではきめ細かく認識される**(特異性が高い)
- 同じ病原体が2度めに感染した時に、自然免疫応答は1度めと同様に発動し(免疫学的記憶なし)、**適応免疫応答は1度めより素早く、なおかつ強く発動する**(免疫学的記憶あり)

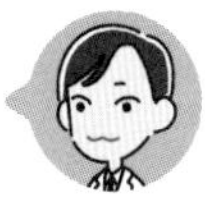

2つの免疫応答の違いのもう1つは「**発動の仕方**」です。**自然免疫応答が素早く発動するのに対し(分単位〜時間単位)、適応免疫応答は発動までに時間がかかります(1週間以上)**。ですが同じ病原体の2度めの感染時には、適応免疫応答は素早く、そして強く発動します。これを「免疫学的記憶」と呼びます

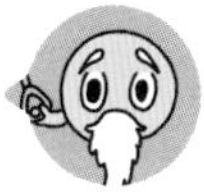

病原体を記憶し、同じ病原体が2度めに来たらすぐさまたたきのめすのがこのワシ「記憶B細胞」。そして「記憶T細胞」たちなんじゃ。だいぶ先じゃが131ページでまた会おうぞ!

適応免疫応答の際立った特徴②

2度めは素早く、なおかつ強い!(記憶する)

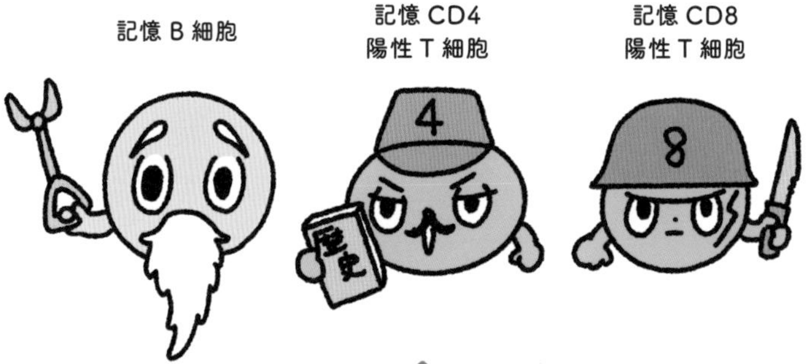

同じ病原体が2度めに体内に入ってきたとき、
「免疫学的記憶」を持つ「適応免疫応答」が素早く強く反応する

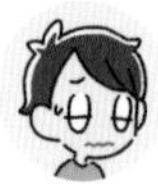

自然免疫応答と適応免疫応答は、同じ免疫応答でもずいぶんと違うんだね

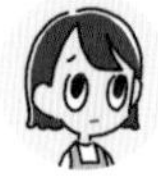

「自然免疫が頼りないから適応免疫がしかたなく働く」みたいなギスギスした関係だったりして…

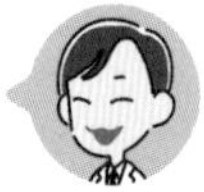

そんなことはありませんよ（笑）。これら**2つの免疫応答はお互いに助け合っています**。まず、自然免疫応答が発動してはじめて適応免疫応答が発動します。そして適応免疫応答に助けられて、自然免疫応答はパワーアップするんです

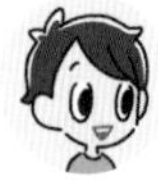

そうなんだ！仲良しでホッとしたよ〜

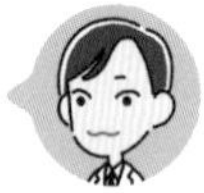

「自然免疫応答が発動してから適応免疫応答が発動」という順序は大切です。適応免疫応答は強い反応ですので、無害なものに対して発動してはかえって有害！ そこで、**まず自然免疫応答が相手を敵かどうか見定めてから発動することが大切**なんです

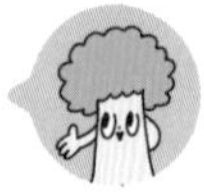

自然免疫応答から適応免疫応答へ橋渡しするのがこのボク「樹状細胞」なんだ。80 ページで会おうね

自然免疫応答と適応免疫応答の違いをまとめてみました。これからの学習で「おや?」と迷ったときは、このページに戻ってきましょう

	自然免疫応答	適応免疫応答
どんなもの?	生まれつき 自然に備わっている 応答 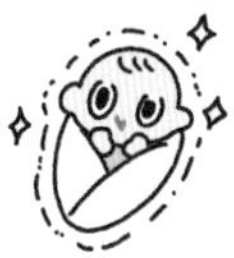	生まれたあとに 遭遇した病原体ごとに 特化(適応)する応答 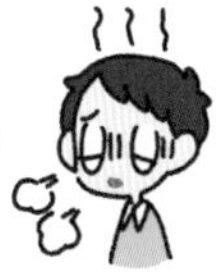
担当する 細胞は?	マスト細胞、 マクロファージ、 好中球など 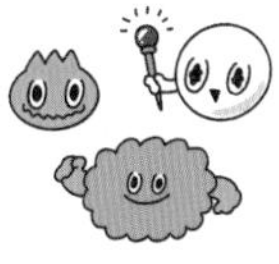	B 細胞、 T 細胞 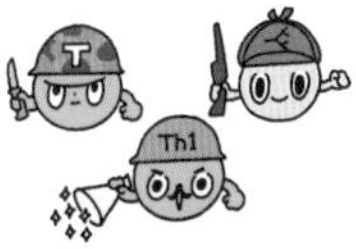
敵はどう 見分ける?	敵か味方かを おおまかに 見分ける (特異性が低い) 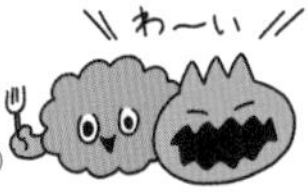	敵の 細かい形を 細かく見極める (特異性が高い) 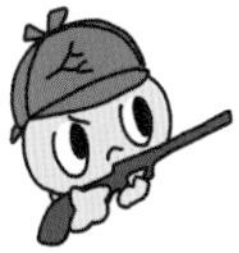
敵に対して どう反応 する?	1度めの感染から素早く発動し、 2度めの感染時には同様の反応をする (免疫学的記憶なし) 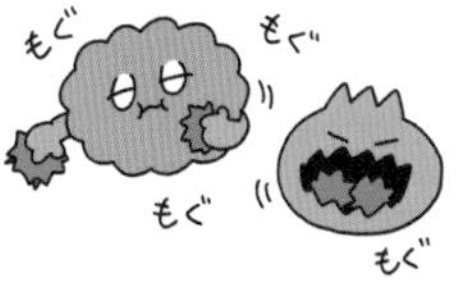	1度めの感染時には発動まで時間がかかるが、2度めの感染時には素早く強く反応する(免疫学的記憶あり) 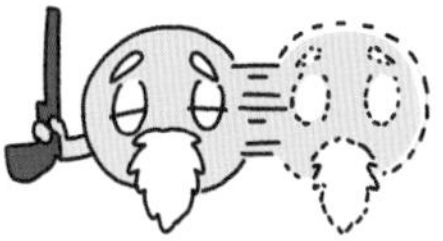

理解を深めるサイエンス小話

萩原先生の「興味ぶか〜いお言葉」

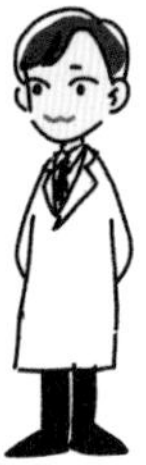

生物をつくる「原子」はショパンもビックリ

突然ですが皆さん、全ての生物は細胞が集まってできていることをご存知ですか？「当然だ！」という方はこのまま読み進めましょう。「そんな…初耳だ！」という方は244ページで詳しく解説していますから、そちらも参照してくださいね。さて、全ての生物は細胞が集まってできていますが、その細胞は分子が集まってできています。さらに、その分子は原子が集まってできています。

では、生物をつくる原子は何なのか知っていますか。「炭素原子（C）」「水素原子（H）」「酸素原子（O）」「リン（P）」「ヨウ素（I）」「窒素（N）」などがあります。これを並べると…なんと「CHOPIN」となるのです。これにはショパンもびっくりしたことでしょう。

C	carbon	炭素
H	hydrogen	水素
O	oxygen	酸素
P	phosphorus	リン
I	iodine	ヨウ素
N	nitrogen	窒素

ゼミの生徒たちによる「ひとこと感想文」

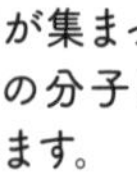

私たちは「ショパン」でできているってロマンチックよね。
（え、ショパンの顔が分からない？
アノ人よ、まわりの音楽家に比べてわりと髪型が普通の人！）

LESSON 2

自然免疫応答

〔Innate Immune Response〕

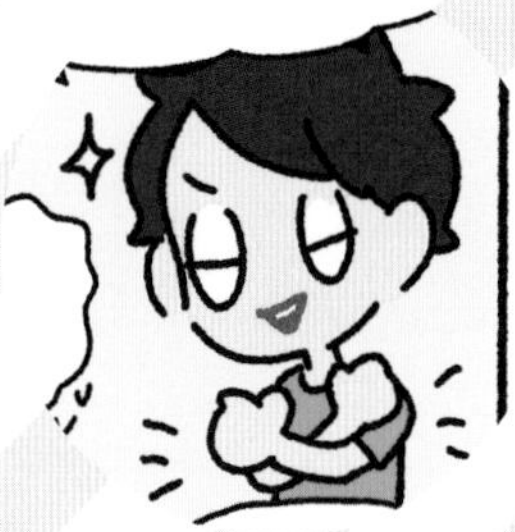

病原体からカラダを守る生まれつき備わったしくみ

自然免疫応答の3つの作戦

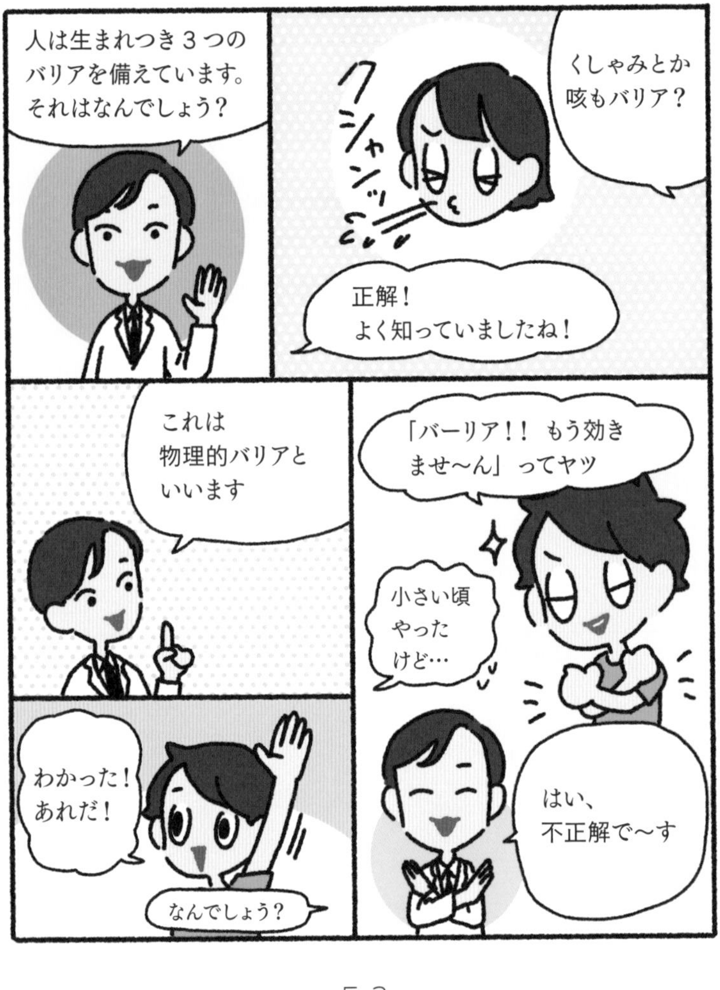
人は生まれつき３つのバリアを備えています。それはなんでしょう？
クシャンッ
くしゃみとか咳もバリア？
正解！よく知っていましたね！
これは物理的バリアといいます
わかった！あれだ！
なんでしょう？
「バーリア！！ もう効きませ〜ん」ってヤツ
小さい頃やったけど…
はい、不正解で〜す

DIGEST

- 自然免疫応答の作戦は３つある。1つめは上皮細胞が病原体を追い払う「物理的バリア」と「化学的バリア」
- 2つめはマクロファージが病原体を食べる「貪食」
- 3つめは「NK細胞」によるウイルス感染細胞の傷害

作戦①上皮細胞による追い出し

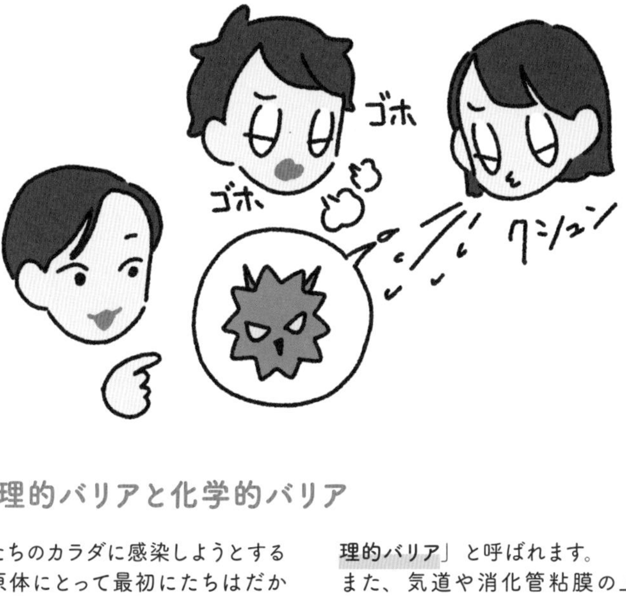

物理的バリアと化学的バリア

私たちのカラダに感染しようとする病原体にとって最初にたちはだかるのは、カラダの表面の皮膚や消化管（食物の通り道）の粘膜などを構成する「上皮細胞」です。病原体は上皮細胞によるガードや、くしゃみ、咳といった物理的な運動で追い払われます。これらは「物理的バリア」と呼ばれます。

また、気道や消化管粘膜の上皮細胞は物理的に防御するだけでなく、あらかじめヒトが持っている化学物質を飛び道具として放出して、病原体を傷害することもできます。これを「化学的バリア」と呼びます。

作戦②マクロファージと好中球による貪食

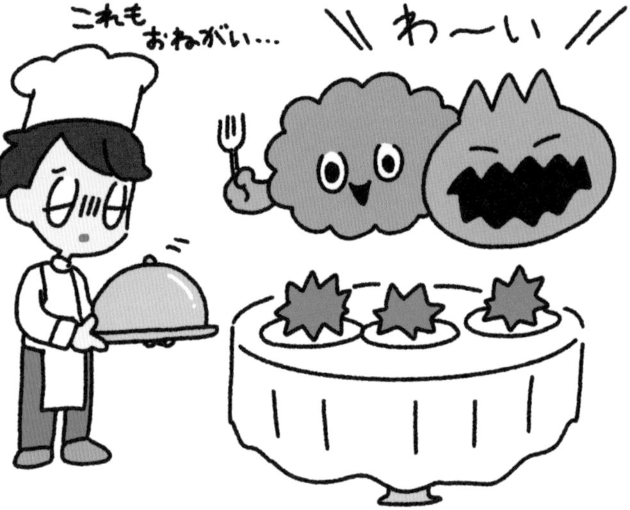

大勢の免疫細胞が病原体を食べまくる

53ページで解説した「物理的バリア」と「化学的バリア」を突破した病原体を迎え撃つのが、カラダの表面の直下で門番を務める「マクロファージ（17ページ）」です。マクロファージは病原体を食べます（貪食）。さらに「好中球（23ページ）」や「単球（23ページ）」を呼び集め、大勢で病原体を食べまくります。これを「炎症反応」と呼びます。

作戦③ウイルス感染細胞を細胞ごと傷害する

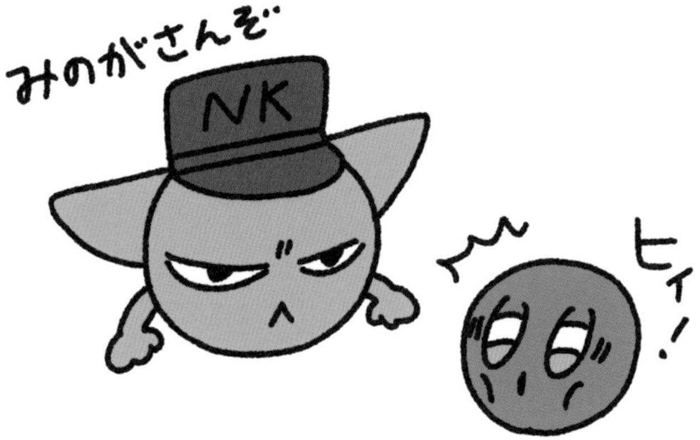

NK《ナチュラルキラー》細胞による傷害

ウイルスが感染した細胞は「これ以上ウイルスが増えないように邪魔をする物質（Ⅰ型インターフェロン）」を出してウイルスに抵抗します。また、ウイルスが感染した初期の細胞は、NK 細胞（35 ページ）によって傷害され、除去されます。

★ Ⅰ型インターフェロン
【どんなもの？】細胞が発する“言葉”（サイトカイン、45 ページ）の一種。ウイルスが増えるのを邪魔する
【語源】「邪魔（interference）」+「モノを意味する接尾語（-on）」
【注意】インターフェロンはⅠ型からⅢ型まである

物理的バリアで追い払い化学的バリアで撃退

上皮バリア

私たちのカラダに感染しようとする病原体を、**最初に追い払ってくれるのは、上皮細胞**です。上皮細胞は、病原体を物理的に追い払う「**物理的バリア**」と病原体を化学的に傷害する「**化学的バリア**」とで病原体の感染を防ぎます

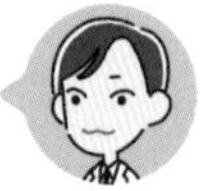

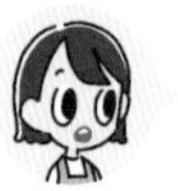

物理的に追い払う？

物理的バリアで最もイメージしやすいのは、**頑丈な皮膚によるガードと、咳やくしゃみなどのダイナミックな動き**ですね。要はカラダから物理的に追い出してしまうということです

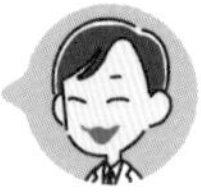

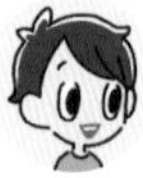

じゃあ病原体を化学的に傷害するっていうのは？

細菌は1つの細胞からなる「単細胞生物」ですが、「細胞膜」の上に「細胞壁」と呼ばれる鎧《よろい》をまとっています。**化学的バリアとは、それら細菌の細胞膜や細胞壁を化学物質で傷害しようとするもの**です。涙や鼻汁、唾液中に分泌される「リゾチーム」は細菌の細胞壁を傷害し、「ディフェンシン」は細菌の細胞膜を傷害します。また、皮膚でつくられる脂肪酸（弱酸性）や、胃でつくられる胃酸（強酸性）も病原体を傷害できます

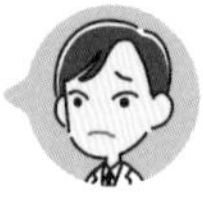

DIGEST

- 上皮細胞による物理的バリアと化学的バリアが病原体の感染を防ぐ
- 物理的バリアは「皮膚によるガード」や「咳などの運動」で病原体を追い払う
- 化学的バリアは、涙や鼻水に含まれる化学物質や胃酸などで病原体を傷害する

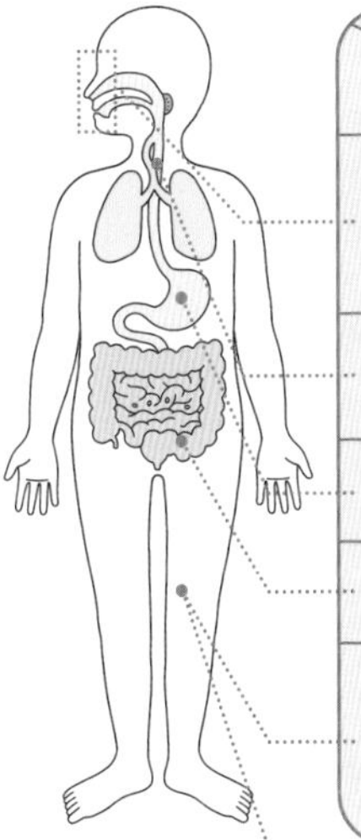

	物理的バリア	化学的バリア
目・鼻・口	・涙で洗い流す ・くしゃみや咳で追い払う	・涙・唾液・鼻汁中のリゾチームが細菌の細胞壁を傷害する
気道	・病原体を粘液でからめとり繊毛で掃き出す	
胃		・胃酸で殺菌する
大腸	・下痢で追い出す	
皮膚	・上皮細胞が何重にも重なり、皮膚の表面を頑丈にする	・汗の塩分や皮膚の皮脂腺が出す脂肪酸で殺菌する

生物学的バリア

・皮膚の表面や腸の中に存在する常在細菌が栄養を独占することで病原体を排除する「生物学的バリア」もある

★リゾチームとディフェンシン

「リゾチーム(lysozyme)」は「分解」を意味するギリシャ語(lysis)と「酵素(enzyme)」を合わせた用語。細胞壁の傷害が得意技。「ディフェンシン(defensin)」は「防御(defence)」に由来し、リゾチームが攻撃する細胞壁よりもさらに奥深くの細胞膜を傷害する

LESSON

2-3 自然免疫応答③ カラダの表面直下の門番たち

上皮バリアをすり抜けた病原体を迎え撃つ免疫細胞

マスト細胞・マクロファージ・樹状細胞

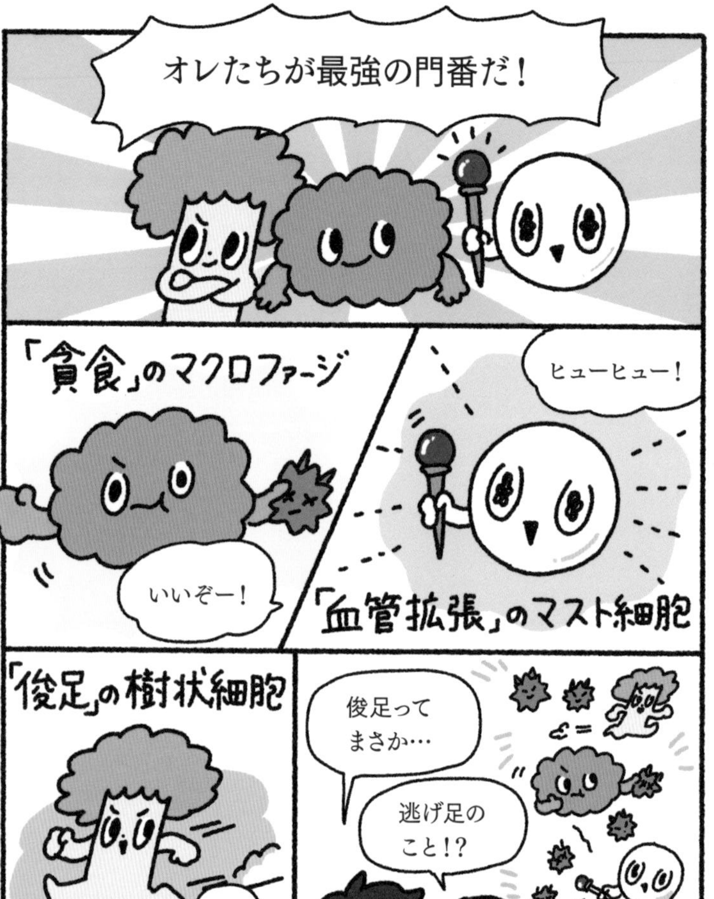

オレたちが最強の門番だ！
「貪食」のマクロファージ
いいぞー！
ヒューヒュー！
「血管拡張」のマスト細胞
「俊足」の樹状細胞
ん！？
俊足ってまさか…
逃げ足のこと！？

DIGEST

- 上皮バリアをすり抜けた病原体を「マスト細胞」「マクロファージ」「樹状細胞」が迎え撃つ
- マスト細胞は血管を広げ、マクロファージは警報を鳴らして「好中球」や「単球」を呼び出し、みんなで病原体を貪食する
- 樹状細胞はリンパ節まで走り、「適応免疫応答」を発動させる

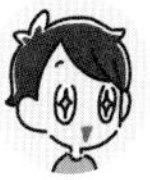

樹状細胞は逃げたんじゃなくて助けを呼びにいったんだ

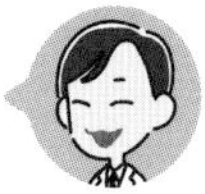

そう！　この**樹状細胞が適応免疫応答の扉を開くカギ**となります。これら“門番”を務める細胞たちは、病原体の特有の形を見破る受容体（パターン認識受容体）で存在を感知するんですよ

病原体を食べまくる「マクロファージ」

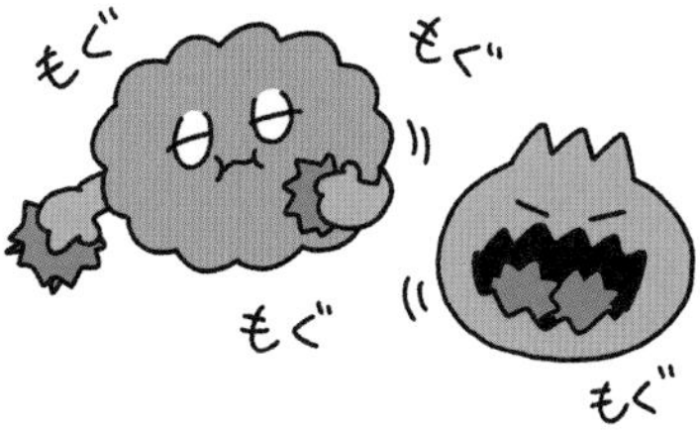

マクロファージは病原体を認識すると警報を鳴らして好中球や単球を呼び出し、ともに貪食してやっつける

血管を広げる「マスト細胞」

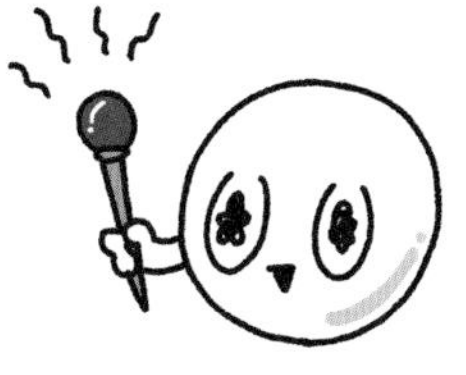

マスト細胞は、細菌などの病原体を見つけるとヒスタミンと呼ばれる化学物質を放出して近くの血管を広げる。これは仲間の免疫細胞が血管の壁をすり抜けて駆けつけやすくするためだ

助けを呼びに走る「樹状細胞」

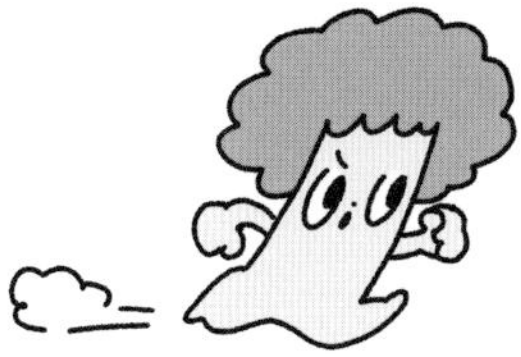

樹状細胞は病原体を食べて認識するとリンパ節まで走り、適応免疫応答の司令官である「ヘルパーT細胞」の目を覚ます

LESSON

2-4 自然免疫応答④ 病原体を食べて消化する

マクロファージと好中球の得意技

貪《どん》食《しょく》と消化

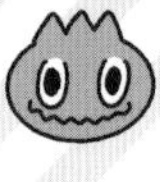
ボクの名前は虫
じゃなくて中だぞ、
間違えるなよ〜

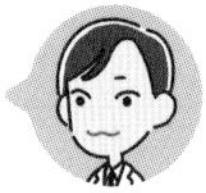

マクロファージや好中球は、細菌などの病原体を食べるように細胞内に取り込みます。これを「**貪食**」と呼びます

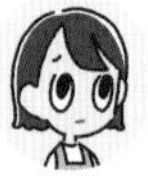

病原体をむしゃむしゃ食べたあとはどうなるの？

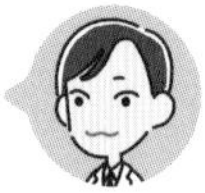

ヒトと一緒で食べたものは消化します！ どんな細胞も「リソソーム」と呼ばれる小さな袋（小胞）を持っていて、その中には、様々な物質を分解できる消化酵素が入っています。マクロファージや好中球は、食べた細菌を包んだ小胞（ファゴソーム）とリソソームとを合体させて、消化酵素で細菌を消化するんです

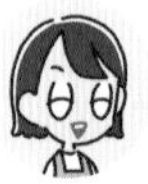

免疫細胞たちも食べたらちゃんと消化するんだね

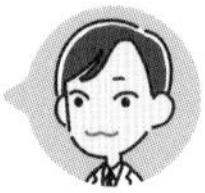

ちなみに「貪食（phagocytosis）」は「貪食作用」や「食作用」とも呼ばれます。定義は、0.5 μm以上の粒子を細胞内に取り込む過程を指します。語源は「貪り食べる（phago-）」＋「細胞（cyte）」＋「過程（-osis）」。つまり「貪り食べる細胞の過程」という意味ですね。ちなみに「貪食」は「粒子を取り込む過程のみ」を指す場合と、「粒子を取り込んで消化するまでの過程」を指す場合とがあるので注意しましょうね

★リソソーム（lysosome）
【どんなもの？】様々な消化酵素を含む、細胞内の小胞
【語源】「分解（lyso-）」＋「小体（-some）」
【関連用語】「リゾチーム（lysozyme）」（57ページ）も「分解（lyso）」と関連

DIGEST

- **マクロファージと好中球は病原体を貪食して消化する**
- 貪食の際には、マクロファージと好中球の細胞膜の一部が動いて病原体を包み込み、もとの細胞膜からちぎれて「ファゴソーム」となる
- 様々な消化酵素を包んだ「リソソーム」と、ファゴソームとが合体すると、病原体は消化される

貪食と消化の 4 ステップ

① 病原体をつかまえる！

貪食用の受容体で病原体をキャッチ

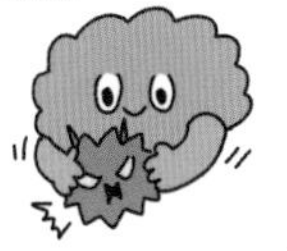

② 病原体を食べる！（貪食）

細胞膜を伸ばして病原体を包み込む

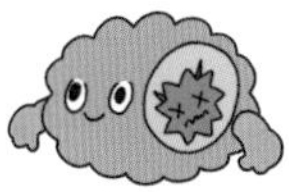

③ 病原体を食べきった！（ファゴソームの完成）

病原体を包み込んだ小胞（ファゴソーム）ができる

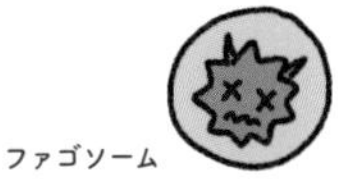

④ 病原体を分解する！（消化）

消化酵素を含む小胞（リソソーム）とファゴソームとを合体させて病原体を消化

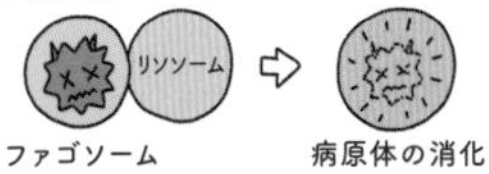

「痛くてツライ……」でも大事！

炎症反応

病原体の感染に気づいたマスト細胞は、ヒスタミンと呼ばれる化学物質を出して血管を広げます。さらにマクロファージは血管の内側を覆う内皮細胞に働きかけるサイトカインを出します。すると内皮細胞は血管内をパトロール中の好中球や単球を「ここに敵がいるぞ！」と引き留めるんです。その結果、好中球や単球たちは血管の外へスルリと抜け出すことができるようになるのです

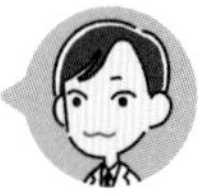

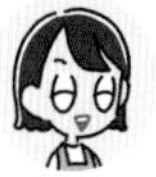

だから好中球や単球は助けを呼んでいるマクロファージのもとに駆けつけられるのね

そうですね。この**仲間を呼び寄せる一連の流れが「炎症反応」**です

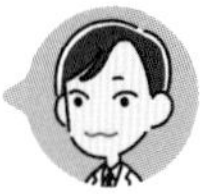

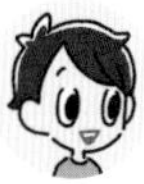

炎症反応ってそういう意味なんだ

そうなんです。「炎症反応」が起こると血管が広がり、血管の中を流れる白血球が血管の外に出ます。そのときに患部が赤く腫れたり熱をおびたり、また神経も刺激されるため痛みも伴うわけです。この「発赤」「熱感」「腫脹」「疼痛」は炎症の4徴候と呼ばれます。炎症反応は、たとえどんなに痛くてツラくとも病原体を排除するためには必要なのです

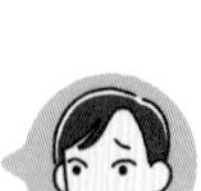

★炎症（inflammation）
【意味】「発赤」「腫脹」「発熱」「疼痛」を伴う状態
【語源】「火をつける（inflammare）」
【関連用語】「炎（flame）」

DIGEST

- 上皮直下の門番たち(58 ページ)が病原体の感染を感知すると様々な化学物質を放出して「炎症反応」を起こす
- その目的は**血管の中を流れる「好中球」や「単球」などの免疫細胞を呼び集めること**である
- 炎症反応はツライ反応だが、病原体を排除するために必要な反応

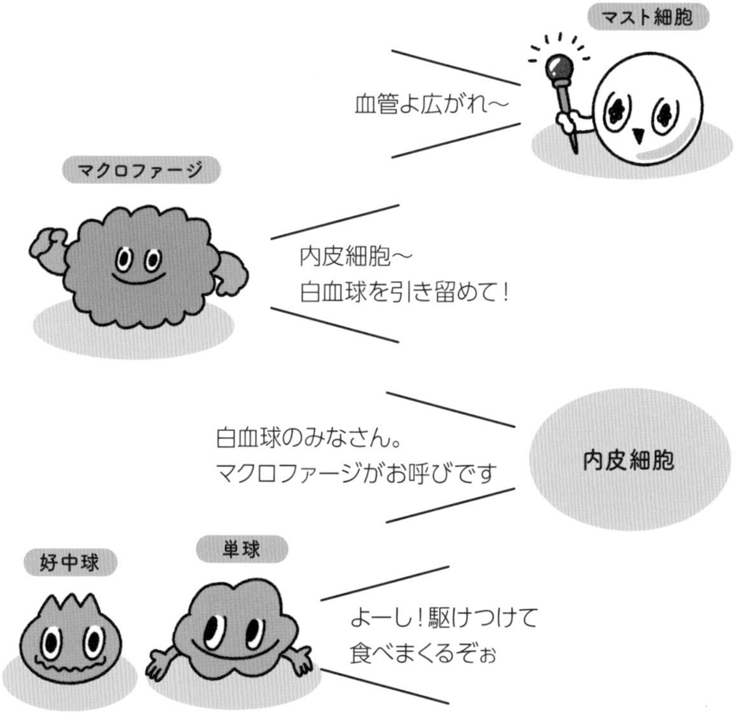
マスト細胞
血管よ広がれ〜
マクロファージ
内皮細胞〜
白血球を引き留めて！
白血球のみなさん。
マクロファージがお呼びです
内皮細胞
好中球
単球
よーし！駆けつけて
食べまくるぞぉ

「サイトカイン」とは"細胞が発する言葉"、つまり「細胞が出し、細胞を作動させるタンパク質」のことでしたね（45 ページ）。なかでも**マクロファージが出して、炎症反応を起こすサイトカインは「炎症性サイトカイン」と呼ばれます**

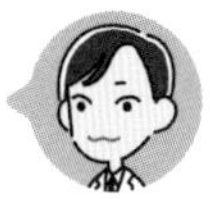

LESSON

2-6 自然免疫応答⑥ ちょっと詳しく！「炎症反応」

免疫細胞を感染の現場へ呼び寄せる

接着分子・ケモカイン

62ページで「マクロファージが放出する炎症性サイトカインは内皮細胞に働きかける」とお話ししましたよね。**炎症性サイトカインが放出されると、内皮細胞の表面には「接着分子」が登場します。**これにより、**血液中を流れる好中球や単球は、内皮細胞に接着して血管の外へすり抜けます**

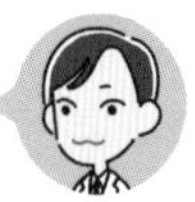

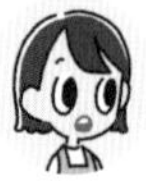

その接着分子を登場させるサイトカインは具体的にはなに？

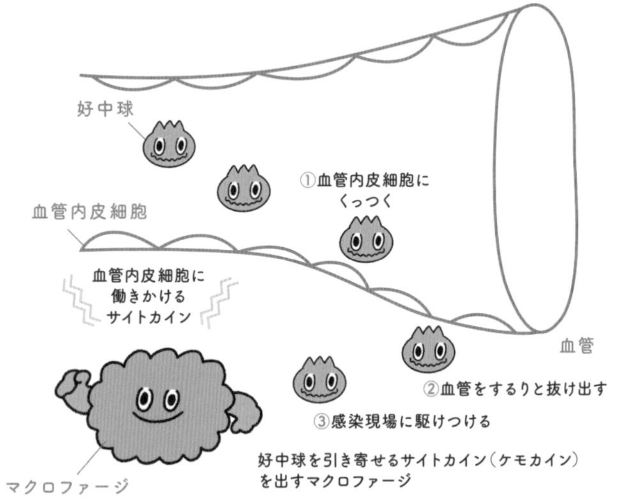

- マクロファージが出す**炎症性サイトカインが「血管内皮細胞」に働きかけると、内皮細胞の表面に「接着分子」が現れる**
- 血液中の免疫細胞は、接着分子に接着して血管外へすり抜ける
- 血管外へすり抜けた免疫細胞は、マクロファージの出す**「ケモカイン」によって感染現場へ引き寄せられる**

「腫瘍壊死因子 - α」や「インターロイキン -1」と呼ばれるものです。さらにマクロファージは「血管の外へ出た免疫細胞を、病原体感染の場所まで引き寄せるサイトカイン」も放出します。それが「ケモカイン」です

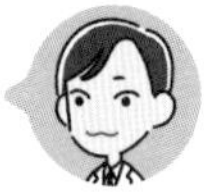

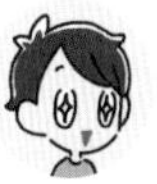

ちゃんと現場まで誘導するなんてマクロファージは仕事がデキる！

細胞が化学物質に刺激されて走ることを「化学走化性」と呼びます。だから、ケモカインは「化学走化性を持つサイトカイン（chemotactic cytokine）」なんです。欧文表記を見てなにか気づきませんか？

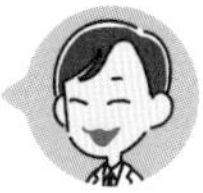

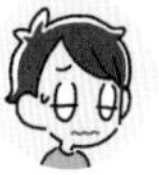

ちぇも…たくてぃく…さいときん…？

日本では「ケモタクティクサイトカイン」と読みます（笑）。これを略すと、そう！「ケモカイン」になりますね

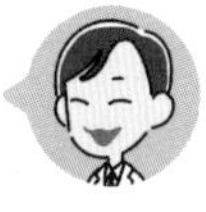

★ケモカイン（chemokine）
サイトカインの一種で、化学走化性をもつ。インターロイキンやインターフェロンのメンバーが複数あるように、ケモカインのメンバーも複数ある。つまりケモカインも“チーム名”だといえる

適応免疫応答発動の“カギ”を握る細胞

樹状細胞

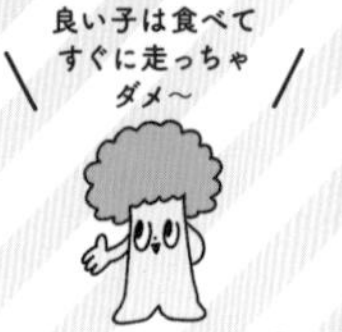
良い子は食べて
すぐに走っちゃ
ダメ〜

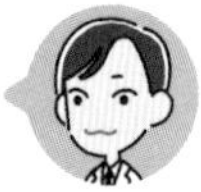

１３ページで免疫応答は２種類あると説明しました。ここからは1つめの「自然免疫応答」から2つめの「適応免疫応答」が発動するまでの流れを解説します。そのカギとなるのが「樹状細胞」です。樹状細胞はマクロファージと同じく上皮の直下で門番を務めていますから、病原体が上皮バリアをすり抜けると、マクロファージと一緒に病原体を貪食します。しかし、たくさん食べるマクロファージに対して、実は樹状細胞は小食。貪食は“味見程度”です

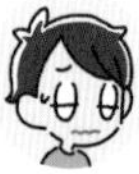

え〜いっぱい食べてもらわないと困るのに！

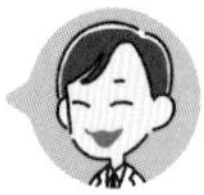

樹状細胞は“味見”を済ませると走って近くのリンパ節へと駆け込みます。そこで、**適応免疫応答の主役となるT細胞（ナイーブ CD4 陽性T細胞）に「病原体の一部分」を見せて「ヤバイやつがいる！」と情報を伝える**のです。ここで見せる「病原体の一部分」は「**抗原**」と呼ばれます

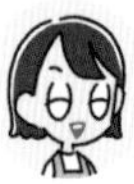

抗原を見せられるとT細胞はどうするの？

樹状細胞が見せる**抗原とぴったりかみ合う受容体を持ったナイーブ CD4 陽性T細胞が活性化して増えて、仕事人であるエフェクター CD4 陽性T細胞（ヘルパーT細胞）に変身（分化）します（39 ページ）**。ここから適応免疫応答がスタートするのです

DIGEST

- 感染の現場で**病原体を貪食した樹状細胞はリンパ節に駆け込む**
- 樹状細胞は消化した病原体の一部分を「**抗原**」として「**ナイーブ CD4 陽性T細胞**」に見せる。これを「**抗原提示**」と呼ぶ
- するとナイーブ CD4 陽性T細胞は活性化し、「**適応免疫応答**」が発動する

①樹状細胞が病原体を貪食する

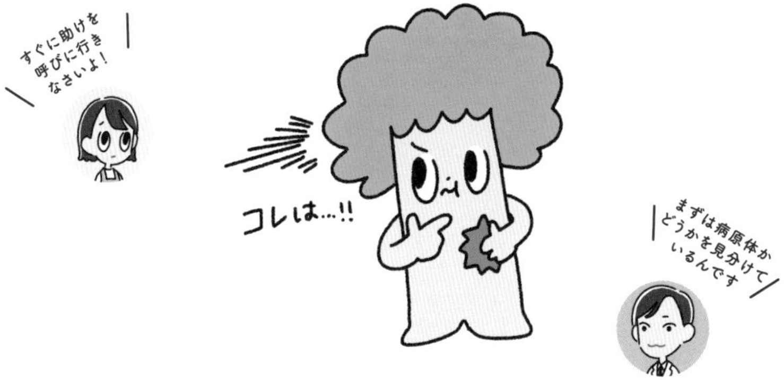
すぐに助けを
呼びに行き
なさいよ!
コレは…!!
まずは病原体か
どうかを見分けて
いるんです

②樹状細胞がリンパ節に駆け込む

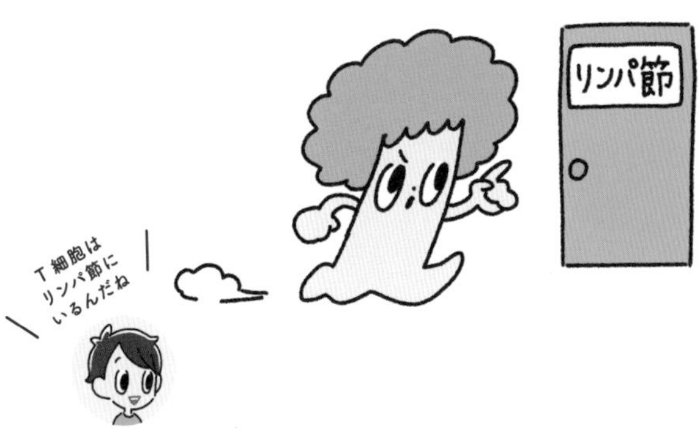
リンパ節
T細胞は
リンパ節に
いるんだね

③樹状細胞がナイーブCD4陽性T細胞に抗原を提示する

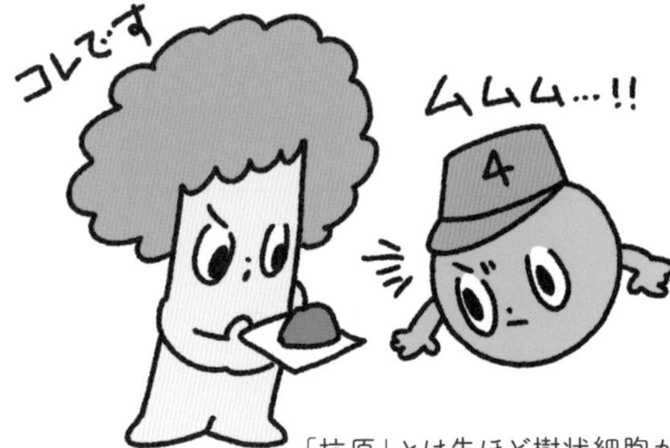

「抗原」とは先ほど樹状細胞が貪食した「病原体の一部分」のことです

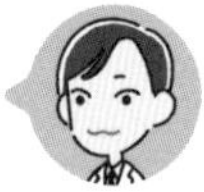

④ナイーブCD4陽性T細胞が目覚めて増えてエフェクターCD4陽性T細胞（ヘルパーT細胞）に変身

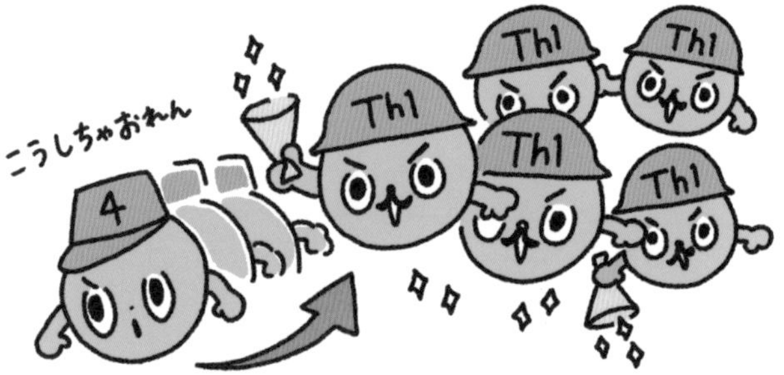

活性化した細胞は分裂して増えます。ナイーブCD4陽性T細胞は、エフェクターCD4陽性T細胞（ヘルパーT細胞）になることで司令官として働くことができます

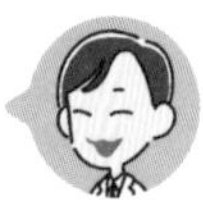

自然免疫応答のまとめ

少し話がこみ合ってきました。自然免疫応答の主役の中でも際立つマクロファージと樹状細胞にスポットライトをあてて、これまでの話を整理しましょう

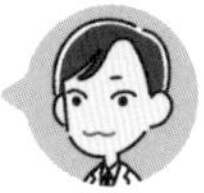

病原体が上皮バリアをすり抜ける

↓

マクロファージが病原体を貪食する

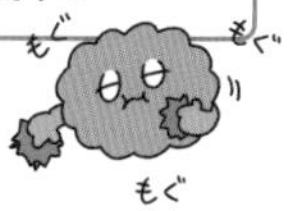

↓

マクロファージが炎症性サイトカインを出して仲間の白血球を呼ぶ
（炎症反応）

↓

樹状細胞が病原体を貪食する

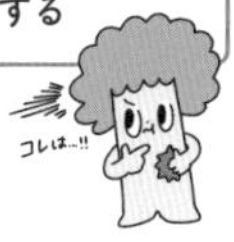

↓

樹状細胞がリンパ節に走りT細胞を目覚めさせる
（適応免疫応答の発動）

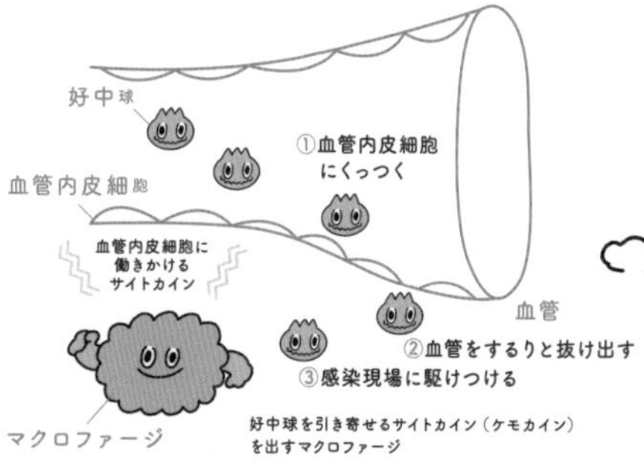

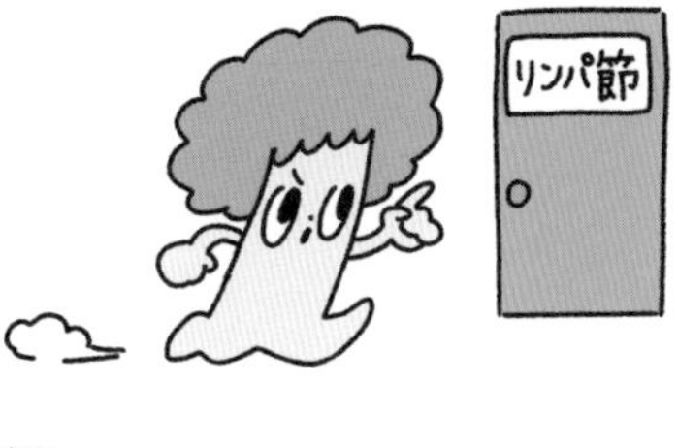

理解を深めるサイエンス小話

萩原先生の「興味ぶか〜いお言葉」

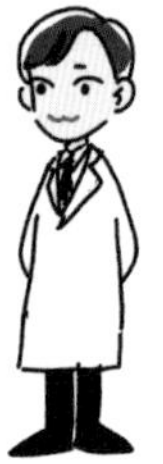

分解し、またつくる それが生物の化学

私たちは毎日食事を取りますよね。その食べ物の中には栄養素（大きな分子）が詰まっています。それらを小さな分子に分解してエネルギーを取り出しているのです。

私たちは、そのエネルギーを使って動いたり、体温を上げたり、さらに分解して得られた小さな分子からあらたに大きな分子を組み立てています。

このように、生物のカラダの中で起こる化学反応は、「分解」と「合成」の2つに大別されます。そして分解のことを「異化」と言い、合成のことを「同化」と言うのです。

どちらが「異化」で「同化」なのか、言葉が似ていて覚えづらいですよね。そこで「サキイカ」と覚えるのはいかがでしょうか？ サキ（分解）がイカ（異化）という意味。もしくは。「同化」の「同」と「合成」の「合」は漢字が似ている……。いっそのこと「合同！」と唱えてみるのも……。どの記憶術も苦しいですね。でも安心してください、そのうち慣れますよ。

ゼミの生徒たちによる「ひとこと感想文」

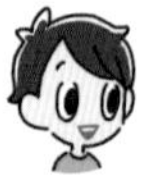

スルメイカとサキイカの違いって知ってる？スルメイカを炙って裂いたものがサキイカなんだって！（ちなみにスルメとアタリメは同一人物ならぬ同一イカ物だぜ）

LESSON 3

適応免疫応答

〔Adaptive Immune Response〕

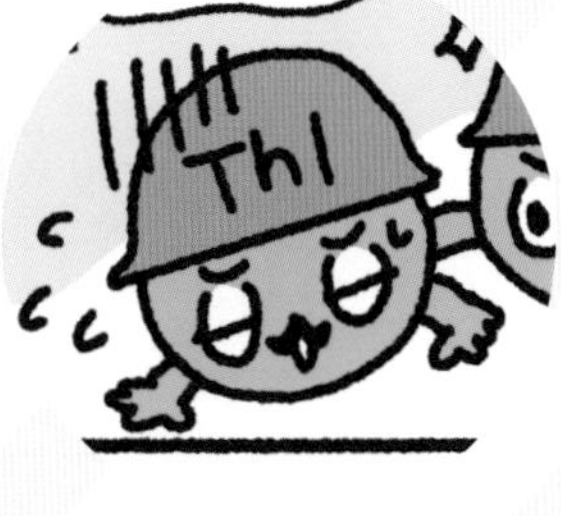

適応免疫応答は病原体とどう闘う？

適応免疫応答の3つの作戦

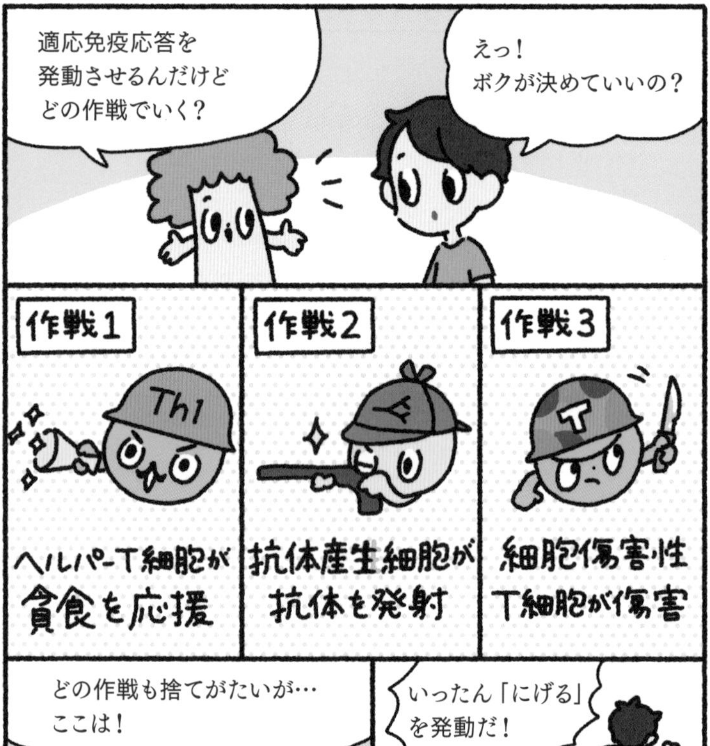
適応免疫応答を
発動させるんだけど
どの作戦でいく？
えっ！
ボクが決めていいの？
作戦1
Th1
ヘルパーT細胞が
貪食を応援
作戦2
抗体産生細胞が
抗体を発射
作戦3
T
細胞傷害性
T細胞が傷害
どの作戦も捨てがたいが…
ここは！
う〜ん
いったん「にげる」
を発動だ！
まてまて〜い！

作戦① Th1 細胞がマクロファージの消化を助ける！

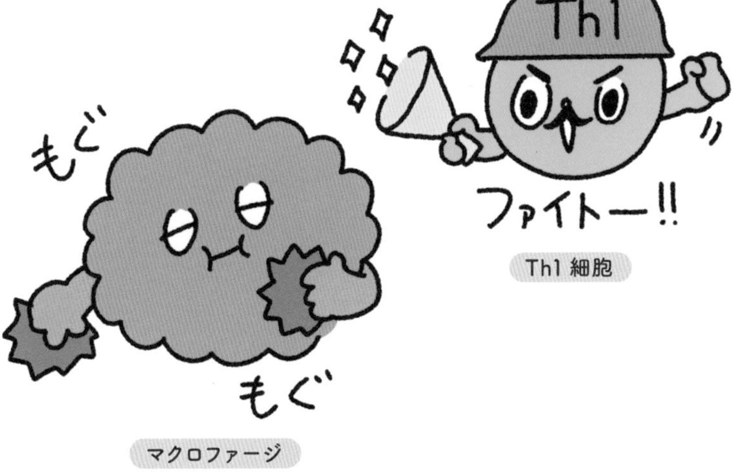

部下の貪食《どんしょく》にエールを送る

カラダに入ってきた病原体をマクロファージが食べきれない場合があります。そのようなときは、**マクロファージの直属の上司「Th1 細胞」がマクロファージに“カツ”をいれてマクロファージの消化を助けます。**

作戦②細胞傷害性Ｔ細胞がウイルス感染細胞を傷害！

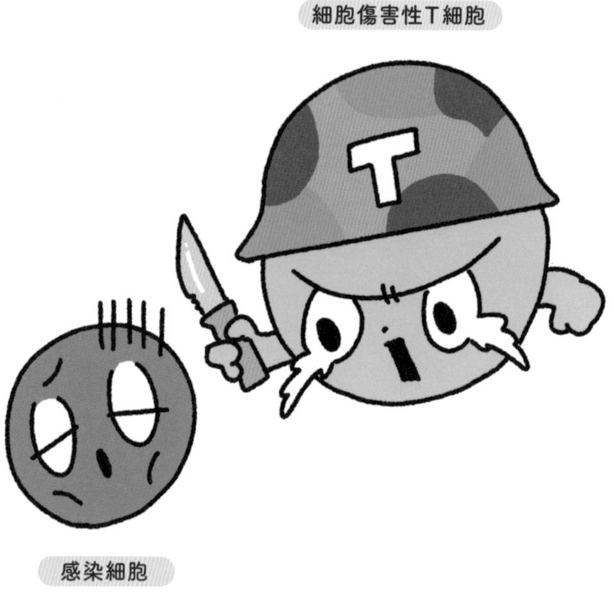

ウイルス感染細胞を細胞ごと傷害する

細胞がウイルスに感染されると、はじめの段階では「NK 細胞（35 ページ）」が感染細胞を傷害し、やがて「細胞傷害性T細胞」が傷害するようになります。このようにTh1 細胞や細胞傷害性T細胞などの「エフェクターT細胞（39 ページ）」が感染の現場で活躍する適応免疫応答を「細胞性免疫」と呼びます。

作戦③抗体産生細胞が抗体を発射して攻撃！

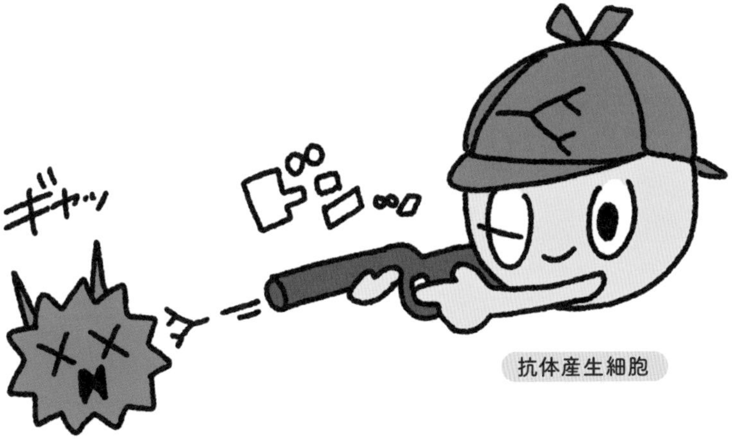

飛び道具「抗体」を発射！

免疫応答における“鉄砲隊”である**「抗体産生細胞」は「抗体」を発射して病原体と闘います**。抗体の働きは、病原体の毒となる部分にくっついて覆い隠したり、病原体に“味付け”をしてマクロファージの食欲をそそったりと様々。抗体は体液中に溶けて効果を発揮するので、**この作戦を「体液性免疫」と呼びます**。

そもそも「抗原」ってなに？

抗原と抗原受容体

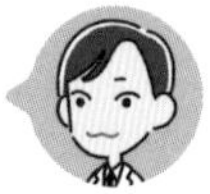

適応免疫応答の勉強で一番大切な言葉「抗原」について解説しましょう。**「抗原」とはズバリ「適応免疫応答を発動させる物質」のこと**。68 ページで樹状細胞が「病原体の一部分」をナイーブ CD4 陽性T細胞に見せるシーンがありました。T細胞だけでなくB細胞が認識する「病原体の一部分」が抗原です

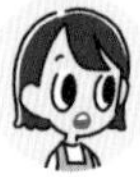

「病原体そのもの」が「抗原」なんじゃなくて、「病原体の一部分」が抗原なのね？

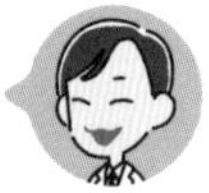

そうです。**大事なのは「病原体の一部分」であり、しかも「B細胞とT細胞が認識する部分」を抗原と呼ぶということ**。だから病原体に限らず「無害なものの一部分」や「自分のカラダの一部分」でも、B細胞やT細胞に認識されれば、それらは全て「抗原」なんです

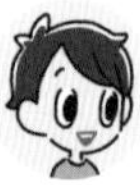

じゃあ「抗原」っていわれても全部が全部悪いわけじゃないんだ！

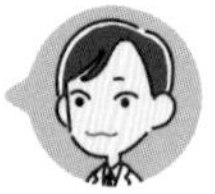

それともう1つ大事な話。**B細胞たちは抗原をそのまま認識しますが、T細胞たちは「小さく消化された抗原（抗原ペプチド）」を認識します**。「ペプチド」とは「タンパク質を小さく消化したもの」です（249 ページ）。つまり、樹状細胞が貪食し消化して、ナイーブT細胞に見せる抗原、それが「抗原ペプチド」です

- 「抗原」とは「適応免疫応答を発動させる物質」のこと
- 「病原体の一部分」だけでなく、「無害なものの一部分」や「自分のカラダの一部分」も、B細胞やT細胞に認識されれば「抗原」
- B細胞は、抗原をそのまま認識する
- T細胞は、小さく消化された抗原（抗原ペプチド）を認識する

B細胞受容体とT細胞受容体

	B細胞受容体	T細胞受容体
認識する抗原の違い	「タンパク質（248ページ）」以外に様々な「分子（246ページ）」を認識できる	タンパク質を細かく消化した「ペプチド（249ページ）」しか認識できない。このペプチドを「抗原ペプチド」と呼ぶ
抗原の認識の仕方の違い	抗原を直接認識する 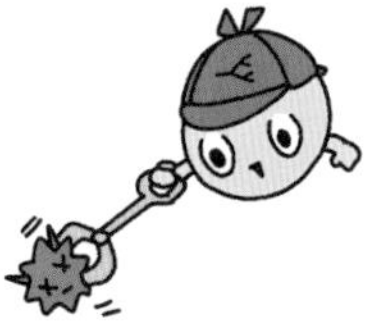	抗原提示細胞（114ページ）が表面にかかげる抗原ペプチドを認識する 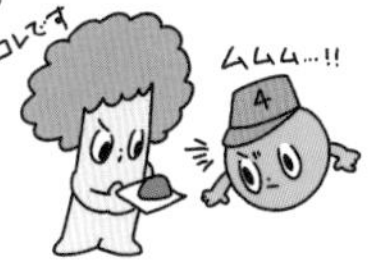
そのほかの重要な違い	B細胞受容体は後に「抗体（102ページ）」として発射される	T細胞受容体は常にT細胞の表面上にありT細胞の外に発射されることはない

抗原を認識するために使う道具を「抗原受容体」と呼びます。そして、B細胞の抗原受容体を「B細胞受容体」と呼び、T細胞の抗原受容体を「T細胞受容体」と呼びます。これらの違いを表でまとめました。レッスン3を勉強しているあいだに、混乱しそうになったらこのページに戻ってきてくださいね

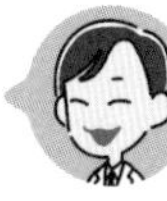

適応免疫応答は病原体とどう闘う？

B細胞とT細胞

ちょっぴりおさらいから始めましょう。適応免疫応答の主役は「B細胞」と「T細胞」です。B細胞とT細胞が認識する物質が「抗原」です（76 ページ）。抗原と出会う前の「ナイーブB細胞」が、抗原と出会うことで生じた「エフェクターB細胞」が「抗体産生細胞」です（39 ページ）。「抗体」が主役となる適応免疫応答を「体液性免疫」と呼びます

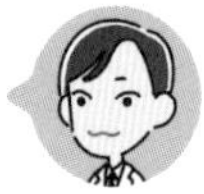

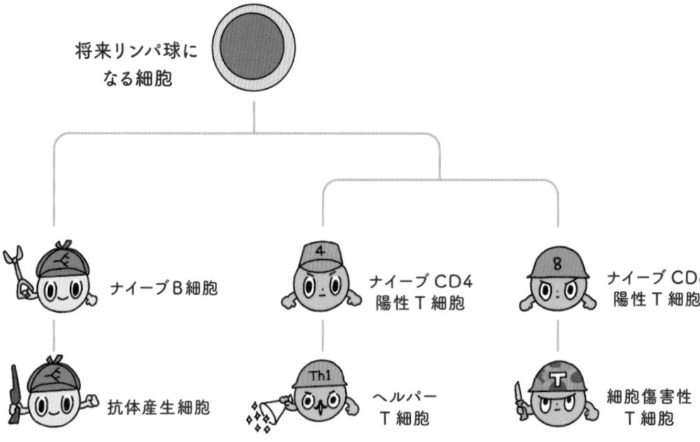

さて、抗原と出会う前の「ナイーブ CD4 陽性T細胞」と「ナイーブ CD8 陽性T細胞」が、抗原と出会うことで生じた「エフェクターT細胞」がそれぞれ「ヘルパーT細胞」と「細胞傷害性T細胞」です。**これらのエフェクターT細胞が感染の現場で働く適応免疫応答を「細胞性免疫」と呼びます**

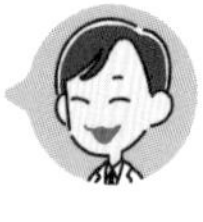

- 「**ナイーブB細胞**」が抗原と出会って生じた「**エフェクターB細胞**」が「**抗体産生細胞**」である
- 「**ナイーブ CD4 陽性T細胞**」と「**ナイーブ CD8 陽性T細胞**」が抗原と出会って生じた「**エフェクターT細胞**」がそれぞれ「**ヘルパーT細胞**」と「**細胞傷害性T細胞**」である

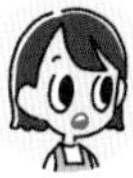

抗原と出会ったあとのB細胞とT細胞とでは病原体との闘い方がそれぞれ違うのね

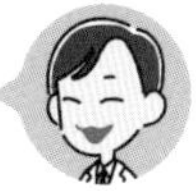

そのとおりです。自然免疫応答では「上皮バリア」と「貪食と炎症」など複数の方法で病原体に抵抗していたように、**適応免疫応答でも「体液性免疫」と「細胞性免疫」という複数の手段で病原体と闘う**のです

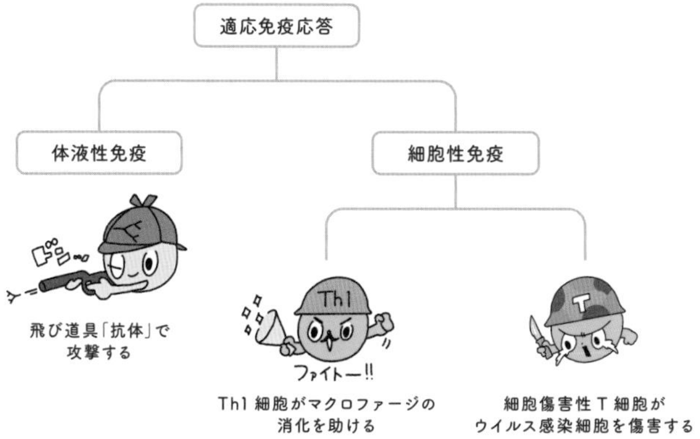
適応免疫応答
体液性免疫
細胞性免疫
飛び道具「抗体」で攻撃する
Th1
ファイトー!!
Th1 細胞がマクロファージの消化を助ける
T
細胞傷害性 T 細胞がウイルス感染細胞を傷害する

★ **体液（body fluid）**
- 「広い意味での体液」=「細胞内の液体（細胞内液）」+「細胞外の液体（細胞外液）」
- 「狭い意味での体液」=「細胞外液」
- 「この本での体液」=「狭い意味での体液（細胞外液）」

ナイーブT細胞を“仕事人”に仕立て上げるメインキャラ！

樹状細胞による抗原提示とメッセージ

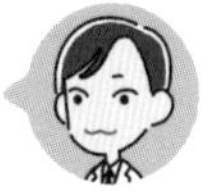

自然免疫応答から適応免疫応答への橋渡しをするのが「樹状細胞」の役割です。感染した現場で病原体を食べて消化した樹状細胞はリンパ節に駆け込みます。そこで樹状細胞は、消化して小さくした抗原（抗原ペプチド）をナイーブ CD4 陽性T細胞に見せます。これをなんと呼ぶか覚えていますか？

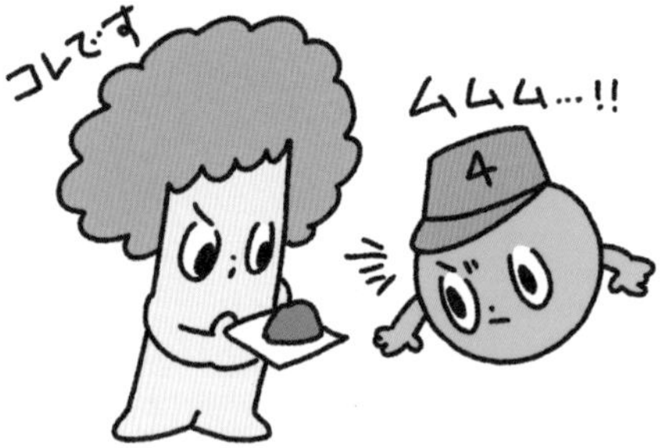

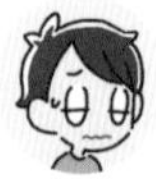

ええと……「ほうれんそう」だっけ…

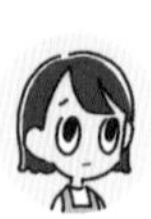

そうそう。円滑に業務を進めるために必要な…ってそんなわけないでしょ！

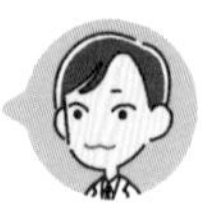

「抗原提示」です（苦笑）。B細胞とT細胞が認識する病原体の一部分を「抗原」といいましたね（76 ページ）。樹状細胞は病原体の一部分である「抗原ペプチド」を、まだ抗原と出会っていないナイーブ CD4 陽性T細胞に提示します。すると**ナイーブ CD4 陽性T細胞は活性化して増殖し“仕事人”として働くエフェクター CD4 陽性T細胞となります**（39 ページ）

DIGEST

- 感染現場で病原体を貪食した樹状細胞は、リンパ節へ駆け込む
- 樹状細胞は、消化して小さくした**抗原（抗原ペプチド）をリンパ節でナイーブ CD4 陽性T細胞に見せる（抗原提示）**
- 樹状細胞は、抗原を見せたT細胞にサイトカインを放出し、その抗原を排除するのに最適なヘルパーT細胞へと仕立て上げる

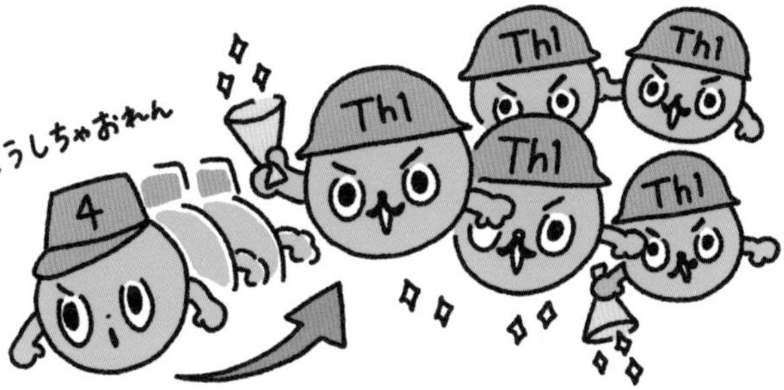

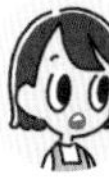

でも、エフェクター CD4 陽性T細胞に分類される免疫細胞っていっぱいいたわよね？

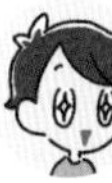

だよね。どのエフェクターT細胞になるのかは決まってるのかな？ まさか“くじ引き”！？ もしくは“ドラフト制度”！？

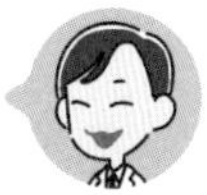

ふふふ（笑）。“運要素”で決まることはありませんよ。解説しましょう！まず、エフェクター CD4 陽性T細胞には 4 種類のヘルパーT細胞と、免疫応答にブレーキをかける制御性T細胞がいましたね（39 ページ）。ナイーブ CD4 陽性T細胞が将来どのヘルパーT細胞になるのか、それとも制御性T細胞になるのかは、**樹状細胞が持ってくる「抗原の種類」と抗原提示の際に樹状細胞が発する“言葉”によって決まる**のです

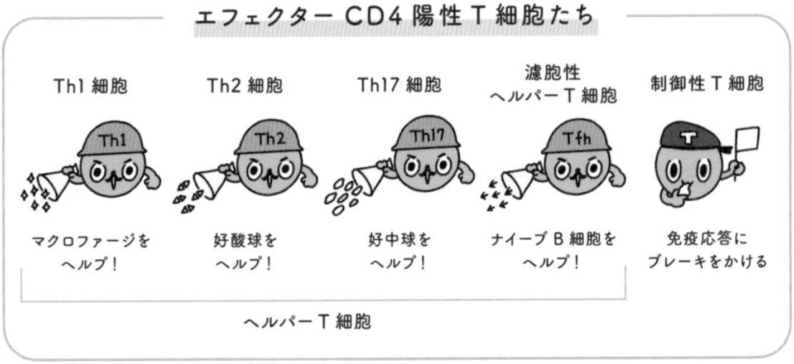
エフェクターCD4陽性T細胞たち
Th1細胞
Th2細胞
Th17細胞
濾胞性
ヘルパーT細胞
制御性T細胞
Th1
Th2
Th17
Tfh
T
マクロファージを
ヘルプ!
好酸球を
ヘルプ!
好中球を
ヘルプ!
ナイーブB細胞を
ヘルプ!
免疫応答に
ブレーキをかける
ヘルパーT細胞

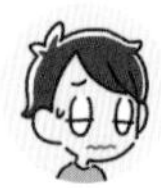

細胞が発する言葉って覚えてるぞ! サインコサイン…?
あれ? なんだっけ?

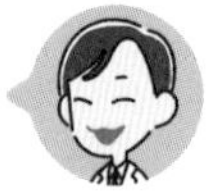

惜しい!「サイトカイン」ですね。たとえば、闘うべき相手が「マクロファージに食べられてもしぶとく生き残ろうとする病原体」だったとしましょう。このとき樹状細胞は、ナイーブCD4陽性T細胞に抗原を提示するのと同時に「敵は食べても食べてもしつこいやつです……。今、マクロファージが現場で貪食を頑張っているところなので彼を助けるTh1細胞になってください!」というサイトカイン(インターロイキン-12)を発するのです

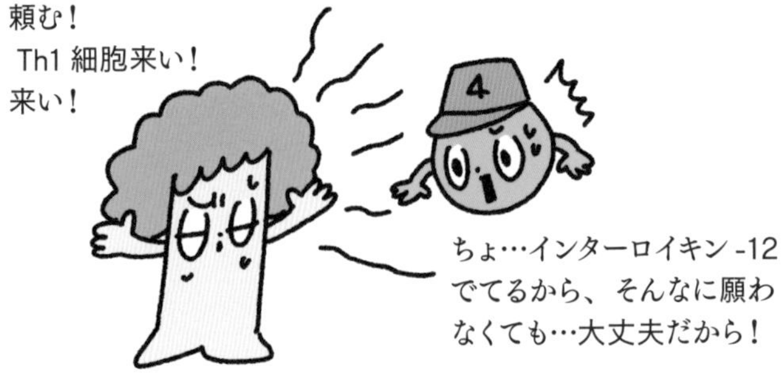
頼む!
Th1細胞来い!
来い!
4
ちょ…インターロイキン-12
でてるから、そんなに願わ
なくても…大丈夫だから!

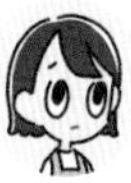

じゃあたとえば寄生虫攻撃が得意な「Th2 細胞」は、樹状細胞が持ってきた抗原が寄生虫と関係ないときは生まれてこないの？

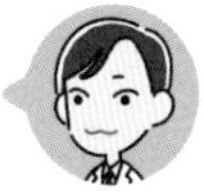

そのとおりです！ 樹状細胞は抗原を提示するだけでなく、敵を**やっつけるために最も適した能力を持ったヘルパーT細胞になってもらうようにメッセージを発信している**んですよ

樹状細胞による抗原提示とメッセージ

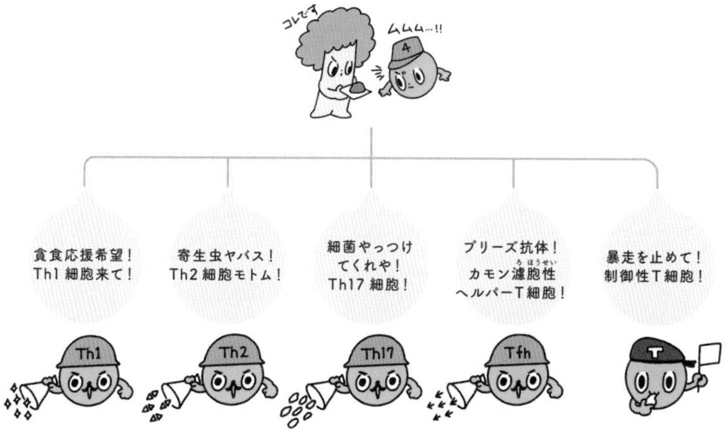
コレです
ムムム…!!
4
貪食応援希望！
Th1 細胞来て！
寄生虫ヤバス！
Th2 細胞モトム！
細菌やっつけ
てくれや！
Th17 細胞！
プリーズ抗体！
カモン濾胞性《ろほうせい》
ヘルパーT細胞！
暴走を止めて！
制御性T細胞！
Th1
Th2
Th17
Tfh
T

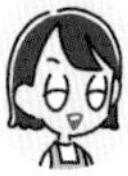

樹状細胞ってめちゃくちゃ仕事デキるじゃない！！

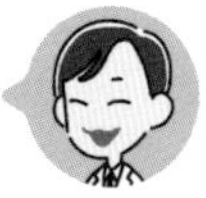

そうでしょう？ でも樹状細胞の働きぶりはこれだけじゃないんです。抗原提示をするときに「エフェクターT細胞が、ご機嫌でしっかりと働いてもらうために」もう1つ“あること”をしているのですが……これは、あとでのお楽しみとしましょう（172 ページ）

LESSON 3-5 適応免疫応答⑤ 細胞性免疫のしくみ①

マクロファージの消化を助ける!

Th1 細胞

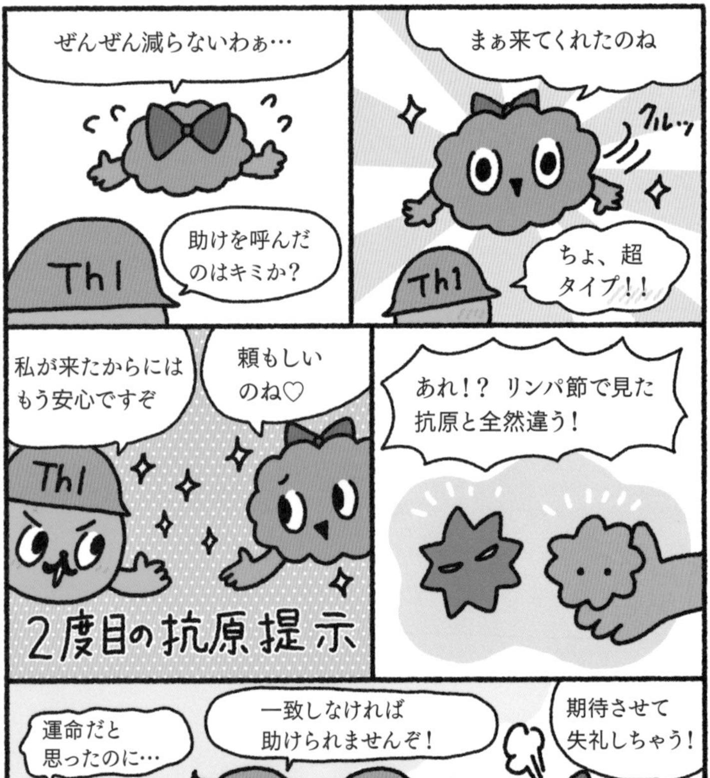

ぜんぜん減らないわぁ…
助けを呼んだのはキミか?
まぁ来てくれたのね
クルッ
ちょ、超タイプ!!
私が来たからにはもう安心ですぞ
頼もしいのね♡
2度目の抗原提示
あれ!? リンパ節で見た抗原と全然違う!
運命だと思ったのに…
一致しなければ助けられませんぞ!
期待させて失礼しちゃう!

DIGEST

- **「Th1 細胞」はマクロファージを活性化するヘルパーT細胞**
- **マクロファージは感染現場に到着したTh1 細胞に抗原を提示する**
- **Th1 細胞は、ナイーブT細胞時代にリンパ節で樹状細胞から提示された抗原と「同じ抗原」を提示するマクロファージを活性化する**

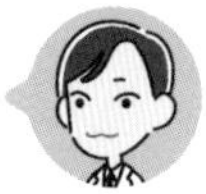

樹状細胞から抗原を提示されて生じるヘルパーT細胞のうち、**マクロファージを活性化するヘルパーT細胞を「Th1 細胞」と呼びます**。Th1 細胞はリンパ節から出るとマクロファージが闘う病原体感染の現場に出馬します

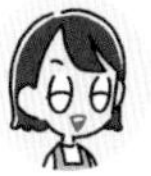

いよいよヘルパーT細胞の出番ね。ちゃっちゃとマクロファージの貪食を応援してもらうわよ

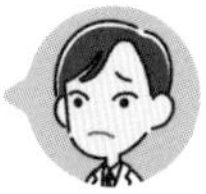

と、いきたいところなのですが！ 実は**感染現場では、マクロファージとTh1 細胞の間で「2度めの抗原提示」の儀式が行われます**。Th1 細胞は「リンパ節で樹状細胞から提示された抗原と同じ抗原を提示するマクロファージを応援する」というルールがあるからです

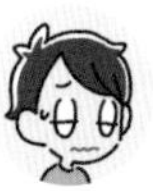

ええっ！？モタモタせずに応援はじめてよぉ

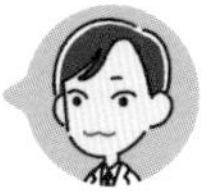

適応免疫応答は特異的な反応です（46 ページ）。だから、2回にわたる抗原提示でしっかり相手を見定めてから働くんですよ

ウイルス感染細胞を“細胞ごと除去”する

細胞傷害性T細胞

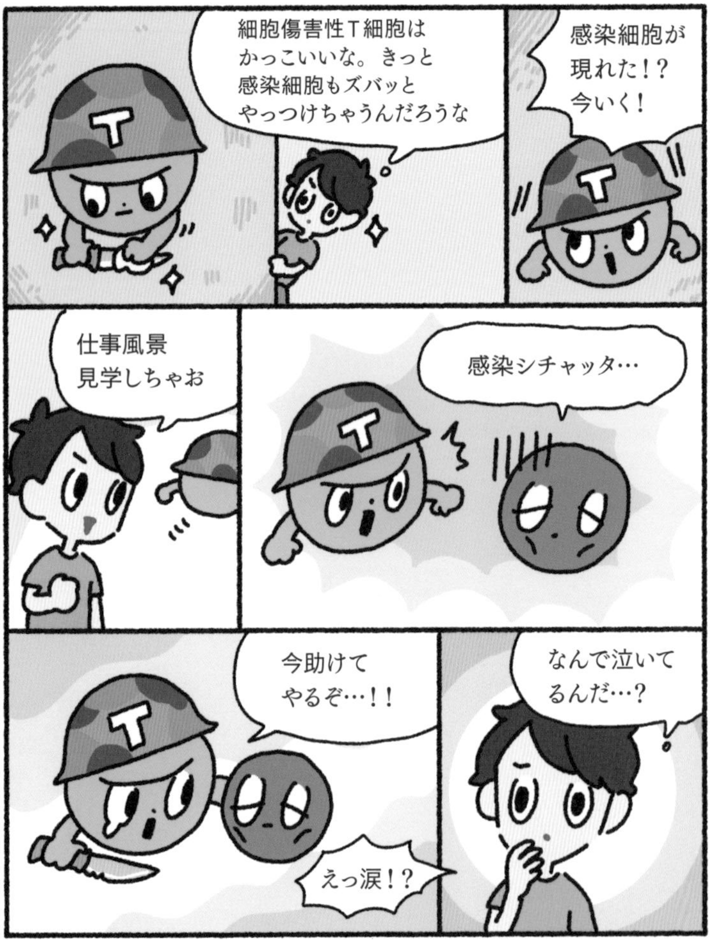
細胞傷害性T細胞は かっこいいな。きっと 感染細胞もズバッと やっつけちゃうんだろうな
感染細胞が 現れた!? 今いく!
仕事風景 見学しちゃお
感染シチャッタ…
今助けて やるぞ…!!
えっ涙!?
なんで泣いて るんだ…?

DIGEST

- カラダがウイルスに感染されたときは「**特殊な樹状細胞**」がリンパ節に駆け込み、**ナイーブ CD8 陽性T細胞にウイルス由来の抗原を提示する**
- **ナイーブ CD8 陽性T細胞は「細胞傷害性T細胞」となり、リンパ節を出て感染現場に向かう**。そしてウイルス抗原を細胞表面にかざすウイルス感染細胞を傷害する

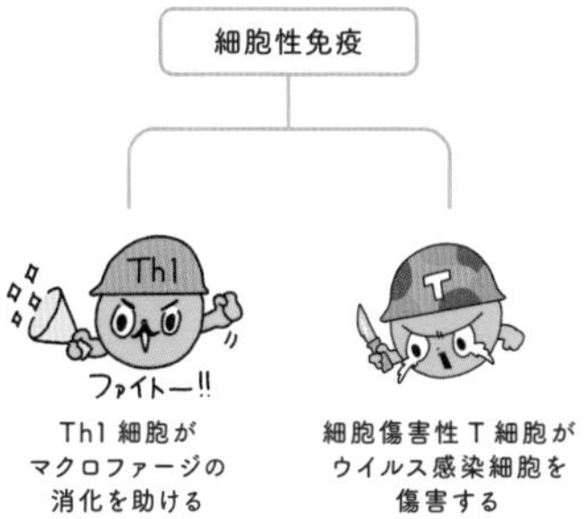
細胞性免疫
Th1
ファイトー!!
Th1 細胞がマクロファージの消化を助ける
T
細胞傷害性 T 細胞がウイルス感染細胞を傷害する

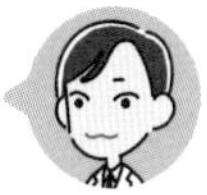

「細胞性免疫」はエフェクターT細胞が感染の現場で働く適応免疫応答です。先ほどは「Th1 細胞」が感染現場で働く応答をみてきましたが、今度は「細胞傷害性T細胞」が感染現場で働く応答について解説します

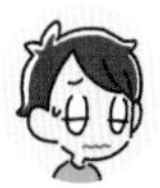

「細胞傷害性T細胞」って名前からして、とても強そうなんだけど気になることがあるんだ……なんで泣いてるんだ!?

素晴らしい着眼点! なぜ涙を流しているのか。それは、**細胞傷害性T細胞は「ウイルス感染細胞を細胞ごと除去する」役目を持つからです**。彼らが傷害しなければいけない「病原体に感染された細胞」は、感染前までは自分たちの「仲間」だった細胞です。かつての仲間をやっつけなければいけない…そんな哀しい使命を背負っているんですよね

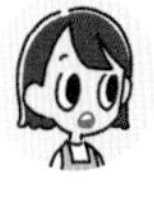

だから泣いているのね…!!
ドラマみたい

カラダがウイルスに感染されると、ウイルス感染細胞やウイルスそのものを飲み込んだ**「特殊な樹状細胞」がリンパ節に駆け込みます**。この特殊な樹状細胞は、**ナイーブCD4陽性T細胞だけでなく、ナイーブCD8陽性T細胞にもウイルスに由来する抗原を提示します**

あら。そんなスペシャルな樹状細胞がいるのね！

ナイーブCD8陽性T細胞は目覚めると細胞傷害性T細胞に変身し、感染現場へと向かいます。そして細胞傷害性T細胞は、**特殊な樹状細胞から提示されたウイルス抗原と同じ抗原を細胞表面にかざす細胞、すなわち「ウイルス感染細胞」を傷害します**

なんとかウイルスだけをやっつけられないの？

そうよそうよ！ 悪い部分だけ切り取っちゃうとかできないのかしら？

細胞の外にいるウイルスに対しては体液中に溶けている抗体が攻撃してくれます（94ページ）。しかし細胞の中に潜り込んでしまったウイルスに対しては抗体の手が届かないのです。こうなると感染した細胞ごと傷害して除去するよりほかないのです

なるほど…。シビアな世界なのねぇ…

①特殊な樹状細胞がナイーブCD8陽性T細胞に抗原を提示する

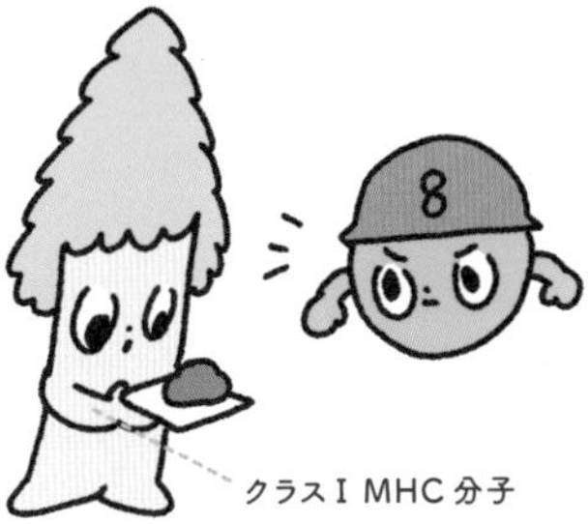

特殊な樹状細胞はナイーブCD8陽性T細胞に抗原を提示する

②抗原提示を受けて細胞傷害性T細胞が目覚める

ナイーブCD8陽性T細胞が細胞傷害性T細胞として働けるようになるとリンパ節を出て感染現場へ向かう

③感染が起こった現場でウイルス感染細胞を傷害する

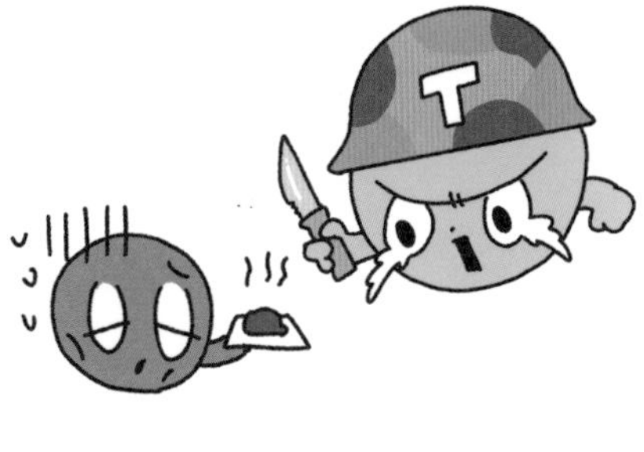

ウイルス感染細胞はウイルスに由来する抗原を細胞の表面にかざしている。細胞傷害性T細胞は、特殊な樹状細胞によって提示されたウイルス抗原と同じ抗原をかざす感染細胞を探し出して傷害する

細胞傷害性T細胞に感染を知らせる“片手と片腕”

クラスI MHC分子

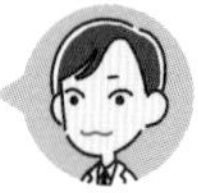

細胞傷害性T細胞は、リンパ節で樹状細胞から提示された抗原と同じものを細胞表面にかかげている細胞を傷害します。この「抗原を細胞表面にかかげる」という部分にフォーカスしたお話です。「抗原を細胞表面にかかげる」とは、たとえていえば「**細胞が“片手”に病原体の一部分をのせて“片腕”を上げている状態**」だといえます。**この“片手と片腕”にあたる分子を「クラスI MHC 分子」と呼びます**

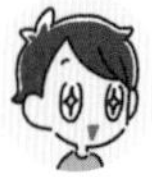

“片手”に敵の印をのせて“片腕”を上げて「ヤバい」アピールをしていると…！

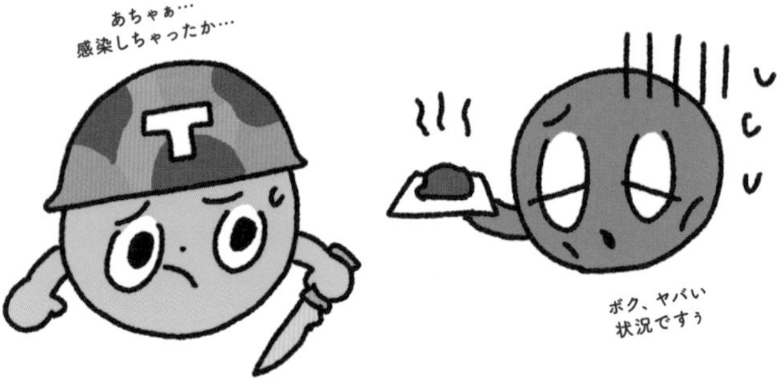
あちゃぁ…
感染しちゃったか…
ボク、ヤバい
状況ですぅ

そう！「**クラスI MHC 分子**」は「**細胞内に感染したウイルスに由来する抗原ペプチド」を細胞傷害性T細胞に見せるための分子**なのです。この分子はカラダの中のほとんどの細胞が持っています

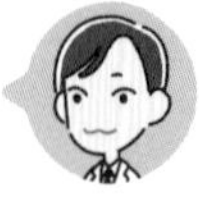

- ウイルス感染細胞は、ウイルスに由来する抗原ペプチドを「クラスI MHC 分子」にのせて、細胞傷害性T細胞に見せることで傷害される
- ウイルスに感染していない細胞も、細胞内の正常なタンパク質に由来する抗原ペプチドをクラスI MHC 分子にのせている

じゃあウイルスに感染してない元気な細胞は、手ぶらなの?

いいえ。**正常な細胞は、クラスI MHC 分子に「細胞内の正常なタンパク質に由来する抗原ペプチド」をのせて持ち上げています。**つまり「感染していません！ 元気です！」とアピールしているわけです

でも、うっかりものの細胞傷害性T細胞がいたら間違ってやっつけちゃったりしそうじゃない?

そういった「うっかりミスをしそうな細胞傷害性T細胞」はあらかじめ現場に出動できないしくみがあるんです。158 ページからで詳しく解説しますね

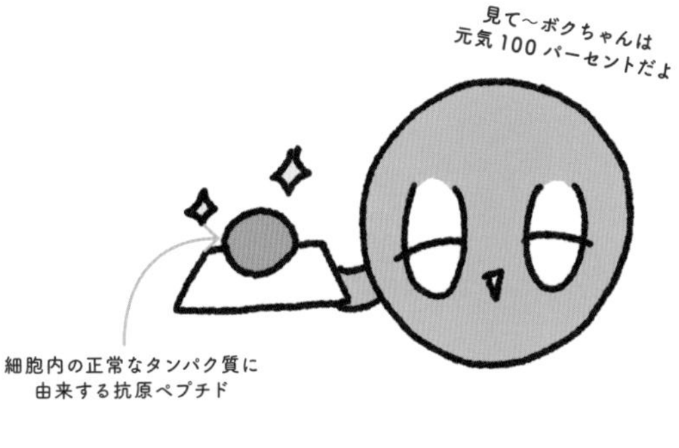
見て〜ボクちゃんは
元気100パーセントだよ
細胞内の正常なタンパク質に
由来する抗原ペプチド

抗原をつかまえる"道具"

抗原受容体

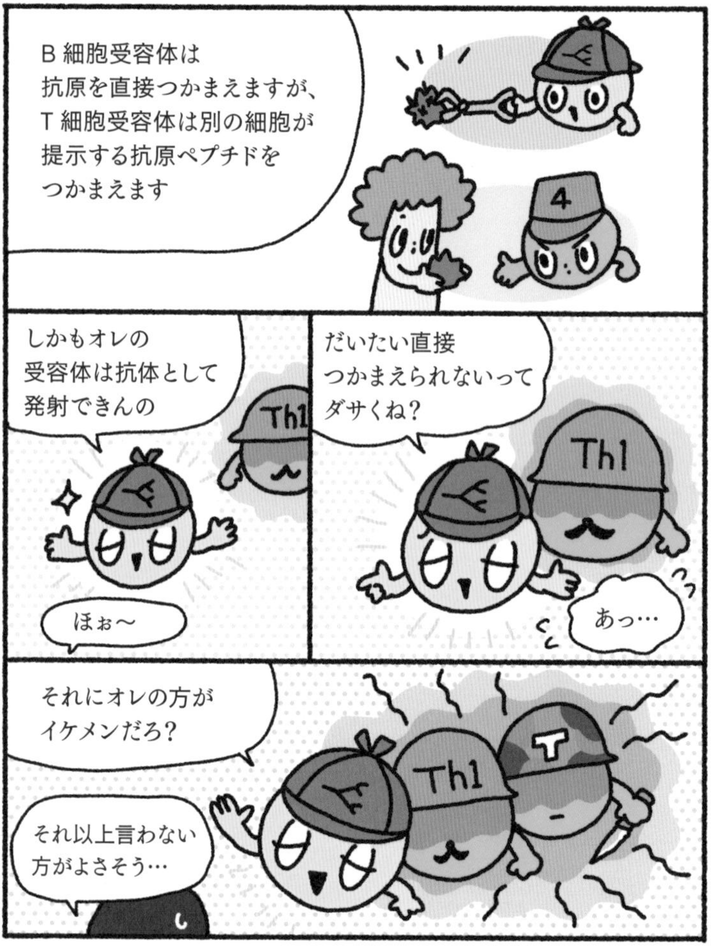
B 細胞受容体は
抗原を直接つかまえますが、
T 細胞受容体は別の細胞が
提示する抗原ペプチドを
つかまえます
しかもオレの
受容体は抗体として
発射できんの
ほぉ〜
だいたい直接
つかまえられないって
ダサくね?
あっ…
それにオレの方が
イケメンだろ?
それ以上言わない
方がよさそう…

DIGEST

- **「抗原受容体」はB細胞とT細胞が抗原をつかまえる“道具”**。それぞれ「B細胞受容体」「T細胞受容体」と呼ばれる
- **B細胞受容体**は「抗原を丸ごと」つかまえる。はじめはナイーブB細胞の表面にあり、**のちに「抗体」として発射される**
- T細胞受容体は「MHC分子上の抗原ペプチド」をつかまえる

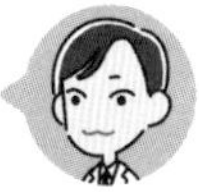

抗原とまだ出会っていないナイーブT細胞は、樹状細胞からの抗原提示によって“仕事人”であるエフェクターT細胞となり、現場で働きます。ナイーブT細胞は、樹状細胞から提示された病原体の抗原を“ただ見ている”わけではなく、ちゃんとつかまえます。その、**抗原をつかまえる“道具”を「抗原受容体」と呼ぶ**のです

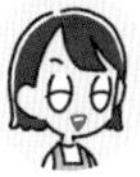

つかまえておかないと現場に行ったときに確認できないもんね！

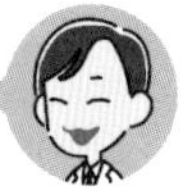

そうですね。**B細胞とT細胞の抗原受容体をそれぞれ「B細胞受容体」「T細胞受容体」と呼びます。B細胞受容体は「抗原を丸ごと」つかまえます**。はじめナイーブB細胞の表面にあり、のちに**「抗体」として発射されます。T細胞受容体は別の細胞が「クラスⅠ MHC分子（90ページ）やクラスⅡ MHC分子（116ページ）にのせて提示する抗原ペプチド」を認識します**。T細胞受容体が細胞外に発射されることはありません

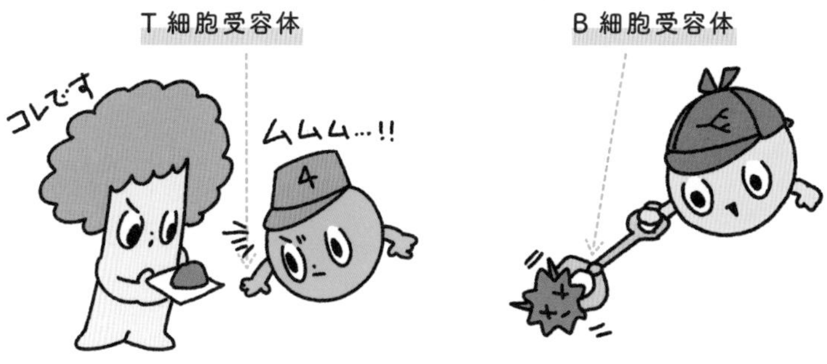

抗体を発射する鉄砲隊「B細胞」の出番

体液性免疫

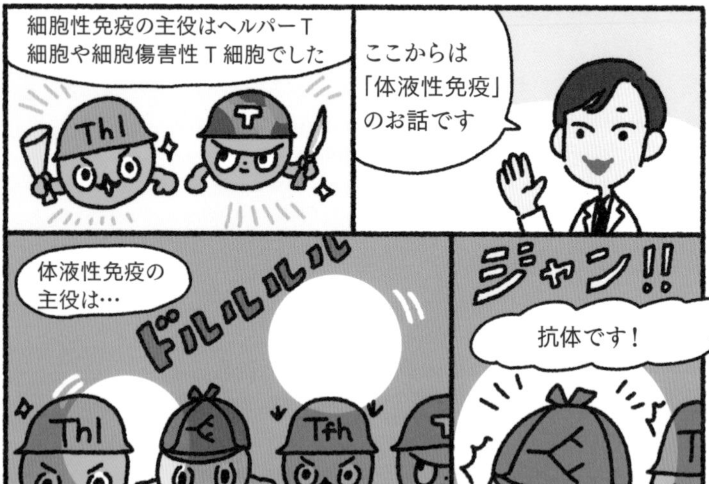
細胞性免疫の主役はヘルパーT細胞や細胞傷害性T細胞でした
Th1
T
ここからは「体液性免疫」のお話です
体液性免疫の主役は…
ドルルルルル
Th1
Tfh
ジャン!!
抗体です！
この「抗体」がスゴイんです
気になる！
へ～
といっても抗体産生に関与する「抗体産生細胞」や「濾胞性ヘルパーT細胞」も大事…って…おや！？
シュン…
Tfh
やっと出番なのに….

DIGEST

- **「体液性免疫」は体液中に溶けた「抗体」が主役となって働く適応免疫応答**
- 「抗体が主役」といっても「細胞」も関与する
- **体液性免疫に直接関与する免疫細胞**は、抗体を発射する「**抗体産生細胞**」と、抗体の発射を指揮する「**濾胞性ヘルパーT細胞**」である

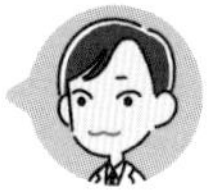

ここからは、適応免疫応答の「体液性免疫」について解説します。**体液性免疫は「抗体」が主役となって働く応答**です。抗体は体液（細胞外液）中に溶けているために、このような名前で呼ばれています

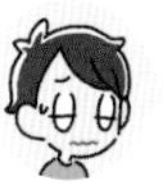

「細胞性免疫」はTh1細胞とか細胞傷害性T細胞が主役だったけど「体液性免疫応答は抗体が主役」ってことは免疫細胞はあんまり関係ないのかな？

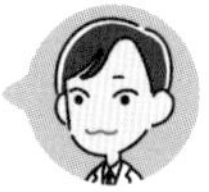

いえいえ！「抗体が主役」といっても、**抗体を発射するのは「抗体産生細胞」、そして、その発射を指揮するのはヘルパーT細胞のひとり「濾胞性ヘルパーT細胞」です**。体液性免疫においても「細胞」がしっかり関与していますよ

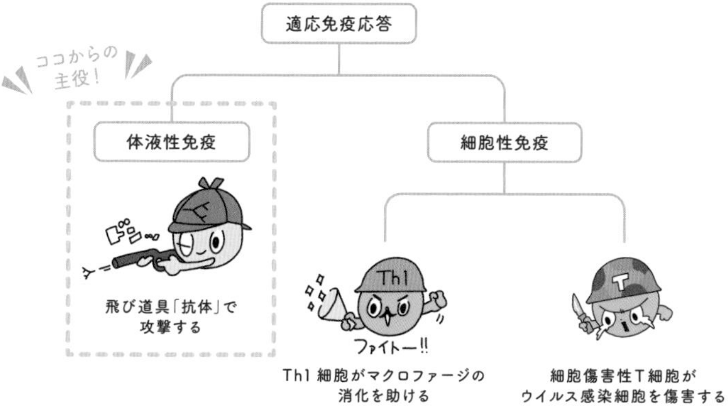

適応免疫応答
ココからの
主役!
体液性免疫
細胞性免疫
飛び道具「抗体」で
攻撃する
Th1
ファイトー!!
T
Th1 細胞がマクロファージの
消化を助ける
細胞傷害性T細胞が
ウイルス感染細胞を傷害する

抗体を発射する"鉄砲隊"

抗体産生細胞

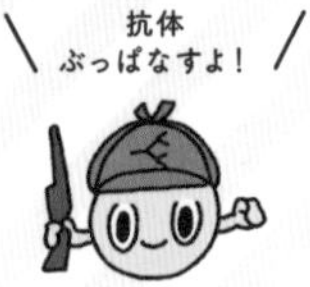
抗体
ぶっぱなすよ！

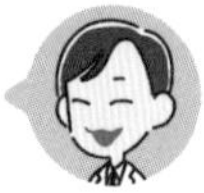

ナイーブB細胞（39 ページ）が目覚めて抗体産生細胞に変身するまでの流れを見ていきましょう

①ナイーブB細胞がB細胞受容体で抗原をつかまえる

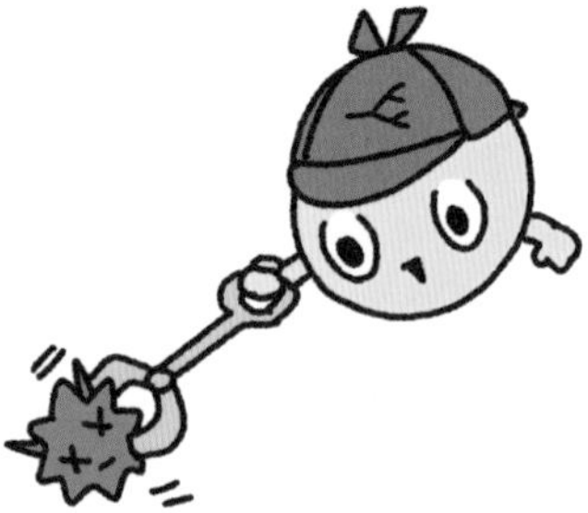

リンパ節でパトロールをする、まだ抗原と出会っていないナイーブB細胞は、抗原を見つけると「B細胞受容体（93 ページ）」でつかまえ、飲み込んで消化する

②ナイーブB細胞が濾胞性ヘルパーT細胞へ抗原を提示する

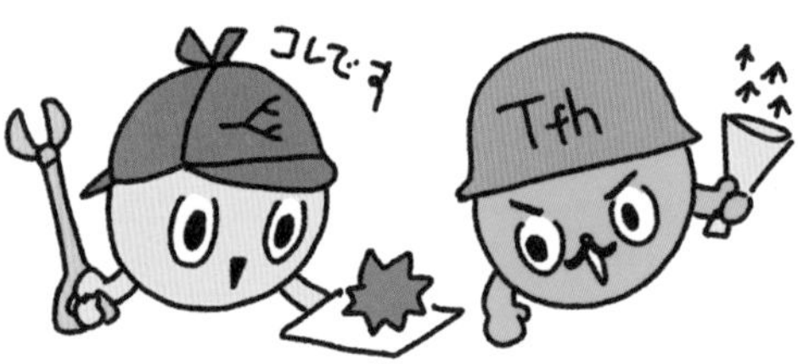
コレです
Tfh

ナイーブB細胞は抗原を飲み込んで消化すると、抗原ペプチドを「濾胞性ヘルパーT細胞」に提示する。濾胞性ヘルパーT細胞については98 ページで解説！

DIGEST

- ナイーブB細胞は、B細胞受容体で抗原をつかまえると飲み込んで消化して、抗原ペプチドを濾胞性ヘルパーT細胞に提示する
- 濾胞性ヘルパーT細胞の指令によってナイーブB細胞が目覚めて「抗体産生細胞」となり、抗体を発射する

③濾胞性ヘルパーT細胞によってナイーブB細胞が目覚める

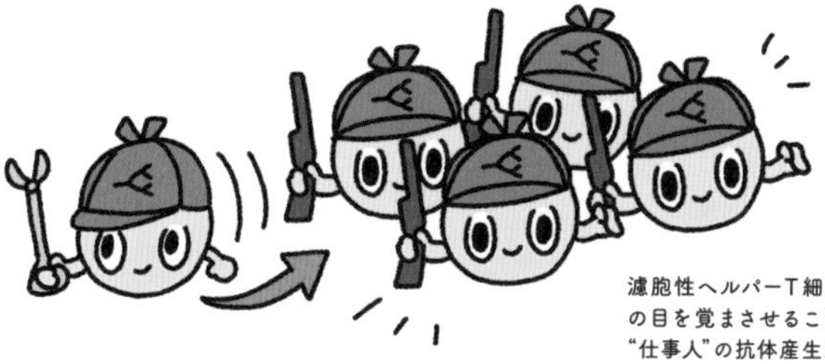

濾胞性ヘルパーT細胞はナイーブB細胞の目を覚まさせることができる。晴れて“仕事人”の抗体産生細胞へ変身！

④抗体産生細胞が抗体を発射する

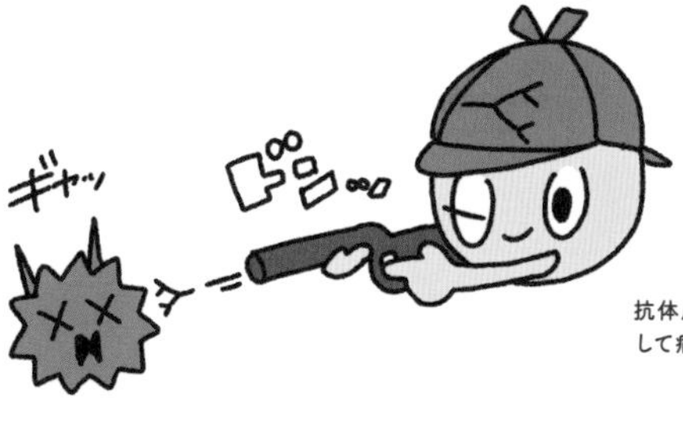

抗体産生細胞は抗体を発射して病原体に立ち向かう

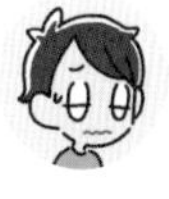

ナイーブB細胞は自分で抗原をつかまえられるし抗原提示もできるのに、命令がないと抗体をつくれないのか

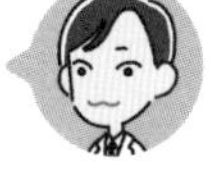

「ナイーブB細胞の目覚めをヘルプする」のが「濾胞性ヘルパーT細胞」です。どんな免疫細胞なのか次のページで見ていきましょう

抗体産生を指揮するヘルパーT細胞

濾《ろ》胞《ほう》性《せい》ヘルパーT細胞

「濾胞性ヘルパーT細胞」はリンパ節に残って仕事をするヘルパーT細胞です。感染現場に駆けつけないのは決して“出不精”なわけではなく、**ナイーブB細胞を目覚めさせて抗体をつくらせるため**です

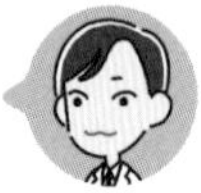

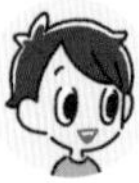

なんだぁ〜てっきりボクと一緒で怖がりなのかと思ってたよ(笑)

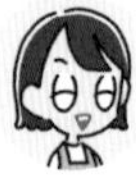

本当よね。攻撃力に自信がないのかなぁって…

これが濾胞性ヘルパーT細胞が誕生し、抗体産生細胞を指揮するまでの流れです

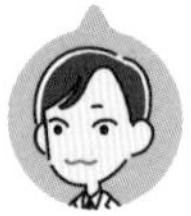

①ナイーブCD4陽性T細胞が樹状細胞から抗原提示を受ける

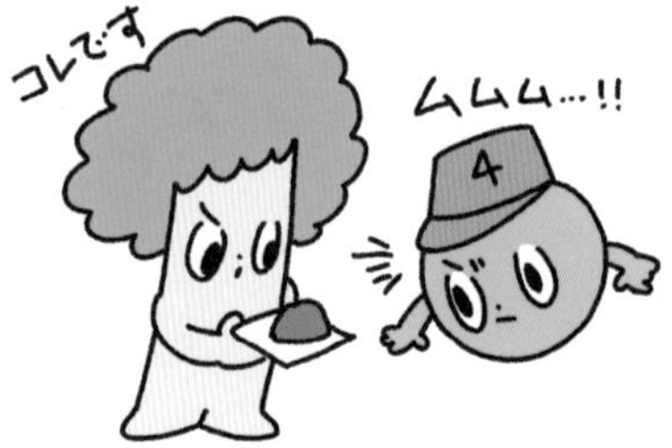

リンパ節に駆け込んだ樹状細胞がナイーブCD4陽性T細胞に抗原を提示する

DIGEST

- 樹状細胞に抗原を提示されて目覚めたヘルパーT細胞のうち、リンパ節に残って抗体産生を指揮する細胞が「濾胞性ヘルパーT細胞」である
- 濾胞性ヘルパーT細胞は、樹状細胞から提示された抗原と同じ抗原を提示するナイーブB細胞を、抗体産生細胞に仕立て上げる

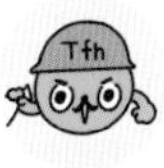

え？“ビビリ”だと思ってた？ 抗体は簡単にちゃちゃっとつくれるわけじゃないんだよ

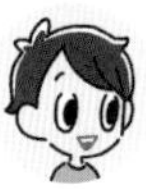

ごめん、ごめん。抗体を発射するためにはいろいろな過程を経ないといけないんだね！

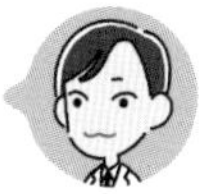

抗体が発見されたのは1890年ですが、「濾胞性ヘルパーT細胞」という役者がそろって抗体産生のストーリーの全貌が解明されたのは2009年のことです。120年近くかかってようやく分かったことなんですよ

②ナイーブCD4陽性T細胞が目覚めて濾胞性ヘルパーT細胞に！

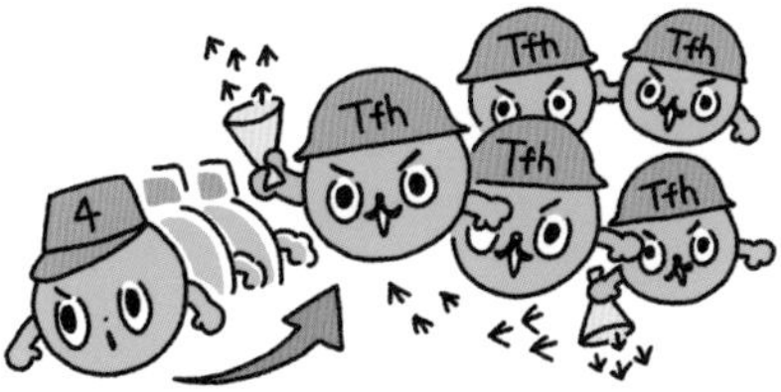

目覚めた“仕事人”「エフェクターT細胞」のうちのひとり「濾胞性ヘルパーT細胞」が登場。39ページでも紹介！

③ナイーブB細胞を目覚めさせて抗体産生を指揮する

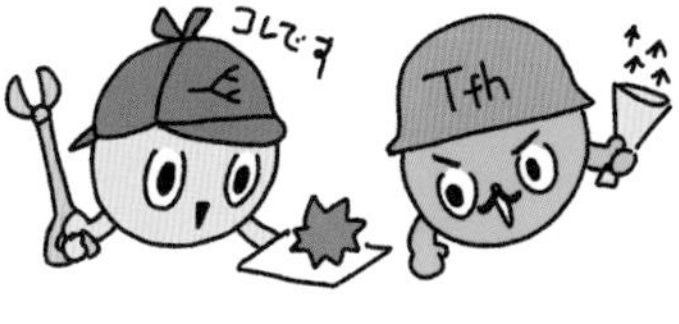

濾胞性ヘルパーT細胞はナイーブB細胞から抗原を提示される。樹状細胞から提示された抗原と同じ抗原に再び出会った濾胞性ヘルパーT細胞は「抗体をつくるべし！」と指令を出す

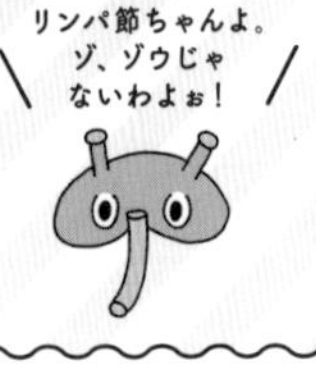
リンパ節ちゃんよ。
ゾ、ゾウじゃないわよぉ！

抗原を回収してリンパ節まで運ぶ“排水管”

毛細リンパ管

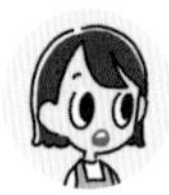

樹状細胞がナイーブCD4陽性T細胞に提示する抗原ペプチドと、ナイーブB細胞が濾胞性ヘルパーT細胞に提示する抗原ペプチドって同じものなんでしょ？ 樹状細胞とナイーブB細胞はまったく違う場所にいたのに、どうして同じ「抗原ペプチド」を手に入れられるの？

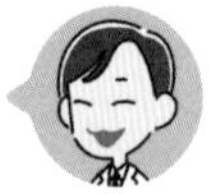

とても大事な質問です！そもそもナイーブB細胞はどのようにして抗原と出会うかというお話をしましょう。まず**カラダの表面直下には「毛細リンパ管」と呼ばれる“排水管”が張り巡らされています**。そこを流れる液体を「リンパ液」と呼びます

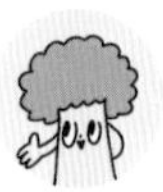

病原体が上皮バリアを突破すると「樹状細胞が病原体を味見してリンパ節に駆け込む」って聞いたでしょ？ **ボクらはリンパ節を目指して、この毛細リンパ管の中を走るんだ**

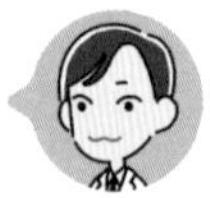

樹状細胞が走ると同時に、**病原体そのものも毛細リンパ管に回収され、リンパ液の流れにのってリンパ節に辿り着きます**。リンパ節で待ち構えるナイーブB細胞は、この「流れにのって辿り着いた抗原」をつかまえるんです

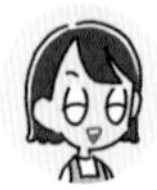

だから樹状細胞もナイーブB細胞も同じ抗原ペプチドを提示できるのね！

DIGEST

- カラダの表面直下には「毛細リンパ管」が“排水管”として張り巡らされ、排水の下流の所々に「リンパ節」が設置されている
- **病原体を食べた樹状細胞は毛細リンパ管を経由しリンパ節へ走る**
- 病原体そのものも毛細リンパ管に回収されて同じリンパ節へと辿り着き、そこで待機中のナイーブB細胞と遭遇する

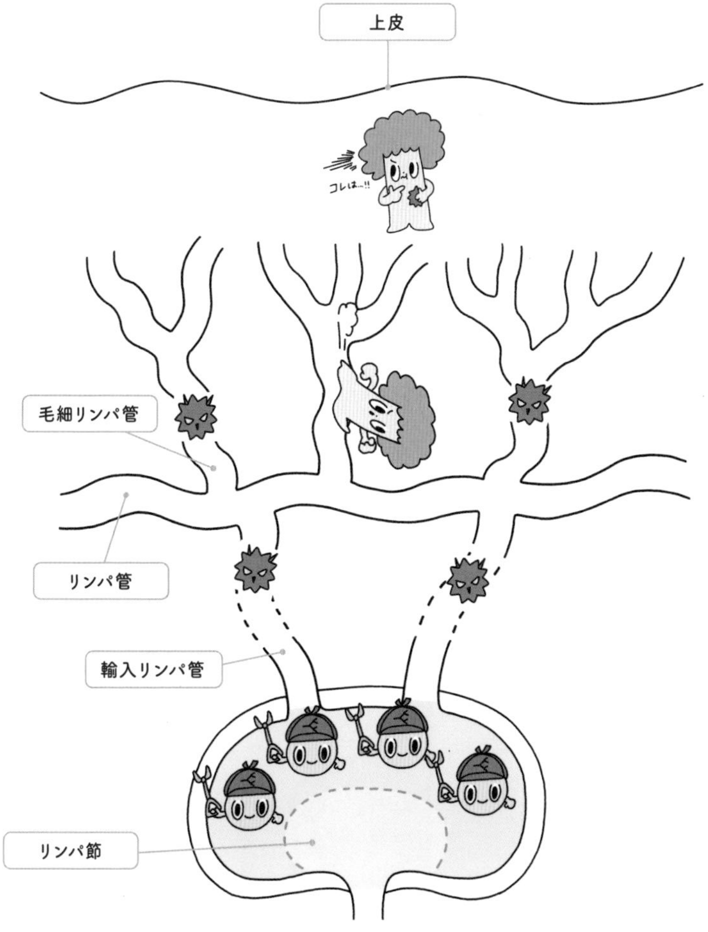

“Y”の文字の形をした飛び道具

抗体

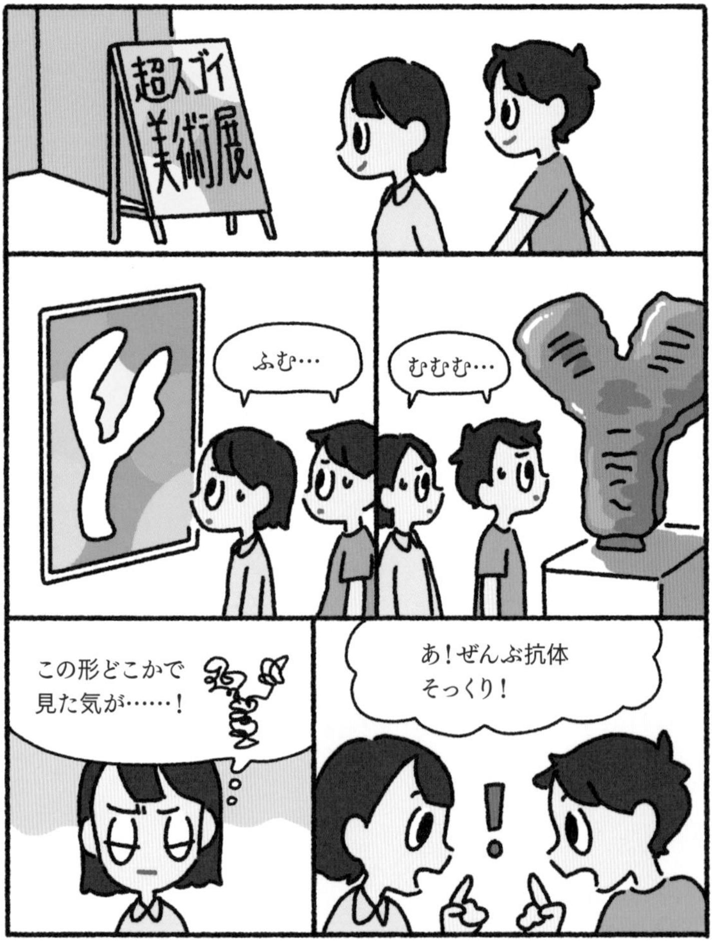
超スゴイ
美術展
ふむ…
むむむ…
この形どこかで
見た気が……!
あ!ぜんぶ抗体
そっくり!

DIGEST

- **抗体は“Y”の文字の形をしたタンパク質。“広げた両腕”の先は「可変領域」と呼ばれ“鍵穴”となって“鍵”に相当する抗原と結**合する。可変領域の種類は数千万ほど
- **可変領域以外の部分を「定常領域」**と呼ぶ
- 抗体は2本の「**重鎖**」と2本の「**軽鎖**」が合体してできる

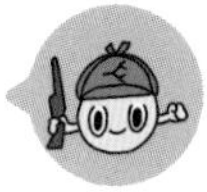

オレの飛び道具「抗体」について知りたいって？ **抗体っていうのは“Y”の文字の形をしたタンパク質**なんだぜ（下図A）

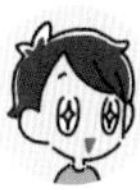

わぁ！ 本当に“Y”の文字の形をしてる！

A

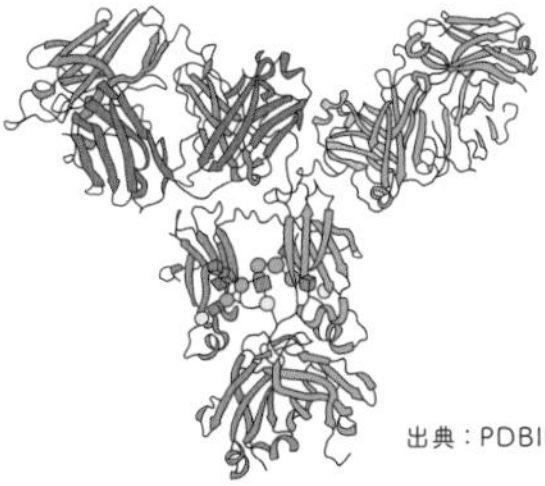

出典：PDBID 1HZH

すごいだろ？ んで、これをちょっと分かりやすい図にしてみるとこんな感じだ（右図B）。さっそくだけどコレを使って「抗体のパーツの名前」を覚えてもらおうかな？ なぁ？ 濾胞性ヘルパーT細胞

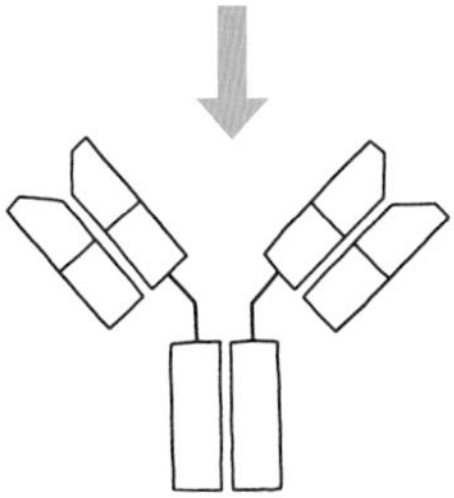

B

そうじゃな！ みんなで塗り絵遊びをしながら覚えていこうかのぉ

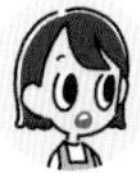

塗り絵やるの！？

「可変領域」と「定常領域」

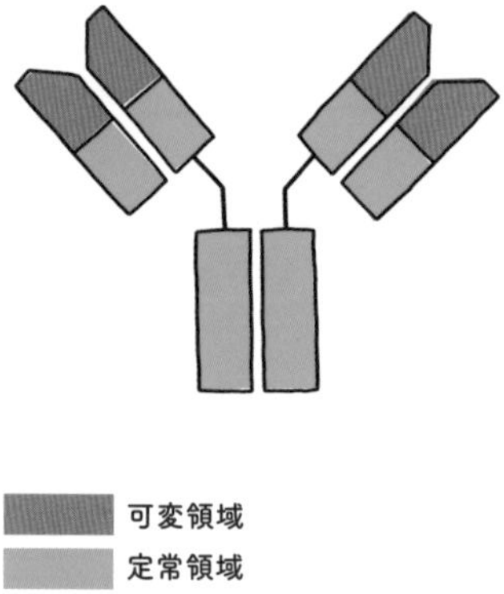

どう？ オレの作品！ “Y”の字の“広げた両腕” の先っぽだけ色変えてみたぜ。ここは**「可変領域」**って言うんだけど**抗原をつかまえる部分**なんだ。**可変領域以外の部分は「定常領域」**って呼ぶぜ。でね、可変領域の形はつかまえる抗原ごとに違うんだ。その種類は少なくとも数千万！ 超スゴイだろ？

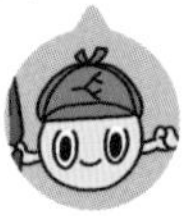

「重鎖」と「軽鎖」

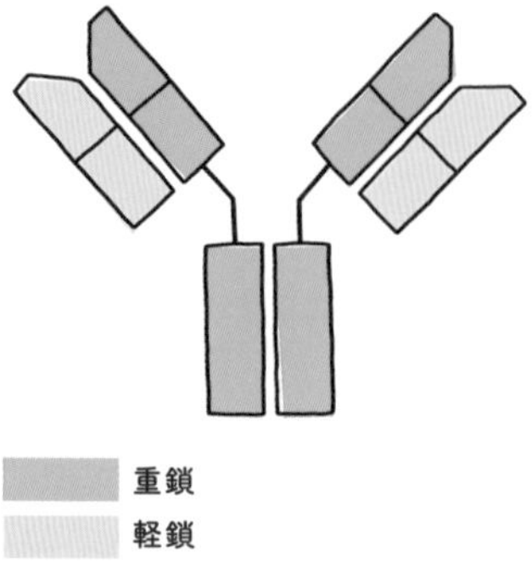

ワシの作品もなかなかシャレてるじゃろ？ **抗体は“長い鎖と短い鎖”が合体してできておるんじゃ。長い方が「重鎖」、短い方は「軽鎖」と呼ぶぞ**。ワシは「重鎖」を黄緑色で、軽鎖を黄色で塗ったんじゃよ

「Fab 領域」と「Fc 領域」

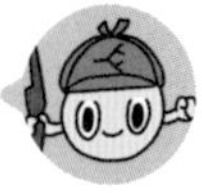

最後は「ハサミ遊び」でパーツの名称を覚えてもらうぞ！“Y”の文字の上下が枝分かれする“根もと”をハサミでチョキンとな！

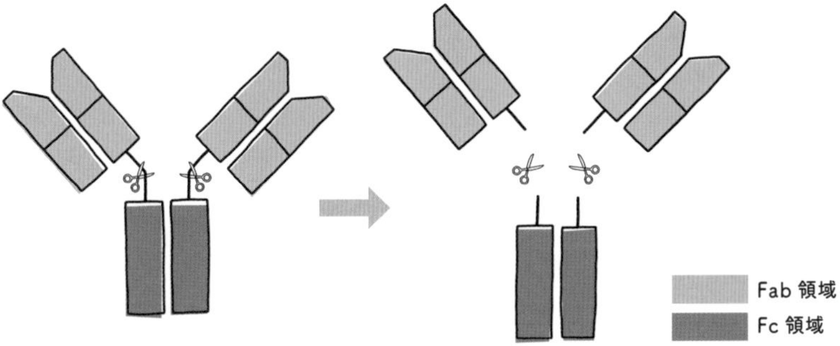

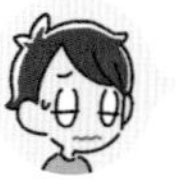

あらら。パーツが 3 つに分かれちゃった

“Y”の字の上側部分は抗原とくっつく部分で「Fab 領域」っていうんじゃ。残りの下側部分は「Fc 領域」じゃよ。「ab の残りは c」なんて覚え方してもいいかもしれんのう

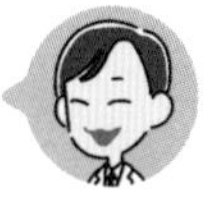

私からも少し補足しましょう。パパイヤの中にはタンパク質を分解する酵素「パパイン」があります。これで抗体を分解すると、“Y”の文字の枝分かれする“根もと”が切り離されて「Fab 領域」と「Fc 領域」に分かれます。Fc 領域についてはこのあとも登場しますので頭の片隅に入れておいてくださいね（109 ページ）

病原体の感染力減・マクロファージの食欲増進・補体の呼び出し

抗体の3つの働き

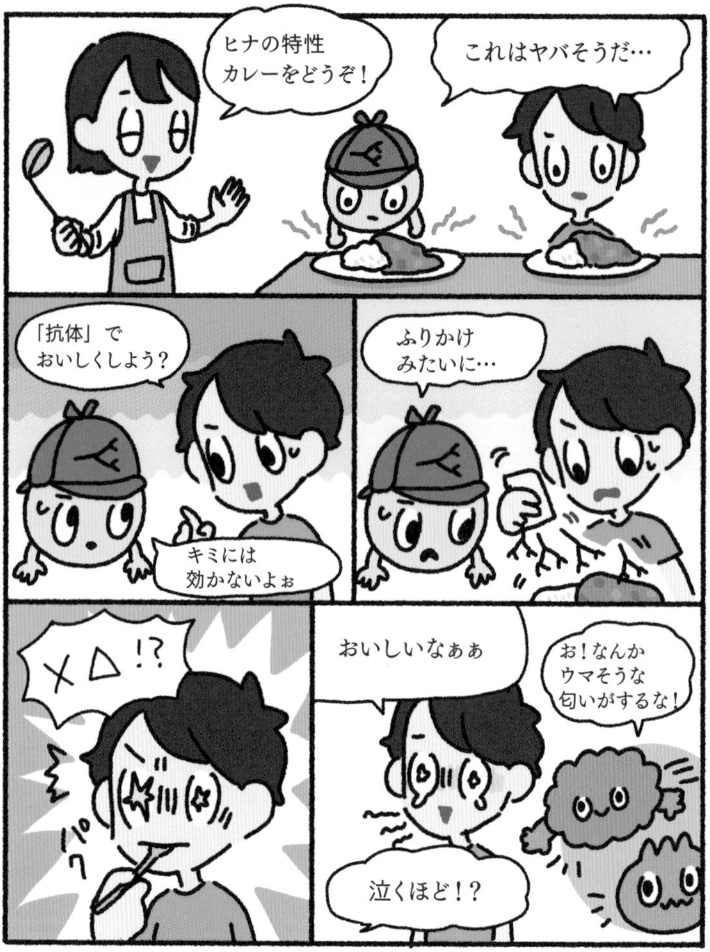
ヒナの特性
カレーをどうぞ！
これはヤバそうだ…
「抗体」で
おいしくしよう？
キミには
効かないよぉ
ふりかけ
みたいに…
×△!?
パク
おいしいなぁぁ
お！なんか
ウマそうな
匂いがするな！
泣くほど！？

- 抗体の働きは3つある。1つめは、**病原体に結合してその感染力をそぐ「中和」**
- 2つめの働きは、マクロファージや好中球の**“食欲”をそそる「オプソニン化」**
- 3つめの働きは、**「補体」というタンパク質の集団の活性化**

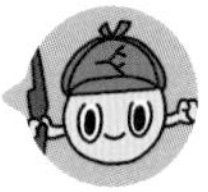

ここからは抗体の働きについて解説していくぞ。104ページで「“Y”の字の“広げた両腕”の先っぽで病原体をつかまえる」って言ったけど、抗体は敵をつかまえて終わりじゃないんだ

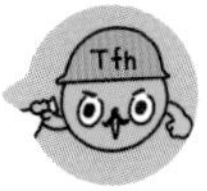

そう！ 抗体には3つの働きがあるんじゃ。1つめは**病原体に結合してその感染力をそぐ「中和」**という働き。2つめはマクロファージや好中球の食欲をそそるために**病原体に“味付け”をする「オプソニン化」**。3つめは**「補体」と呼ばれるタンパク質の集団を活性化**することじゃよ

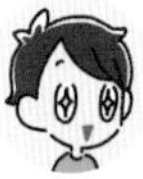

そうなんだ！抗体が弾丸みたいになってて敵を直接やっつけるのかと思ってたよ

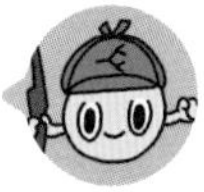

いやいや、オレってばこう見えて頭脳派なのよ

頭脳派……まあそういうことにしておこうかのう。ちなみに、こんなに優れものな「抗体」でも、病原体が細胞の中に隠れてしまうと手が届かないんじゃ。そういう事態に対する適応免疫応答が「細胞性免疫（84～89ページ）」のことなのじゃ。ワシの仲間の「Th1細胞」や「細胞傷害性T細胞」が活躍するアレじゃよ

抗体の働き①
ウイルスにくっついて細胞への感染を防ぐ「中和」

抗体がない場合　　　　抗体がある場合

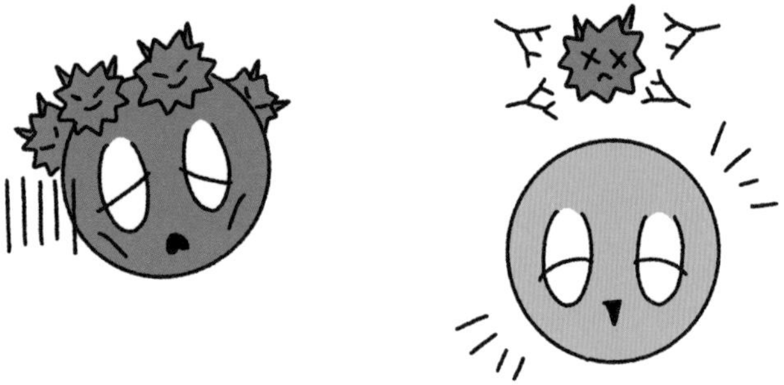

抗体の働きの1つめは、**病原体（とくにウイルス）に結合し、カラダの細胞への感染を防ぐ「中和」**です。ウイルスがカラダの細胞に感染するときは、まずウイルスの表面分子とカラダの細胞表面の分子とが、“鍵”と“鍵穴”のようにくっつくのです

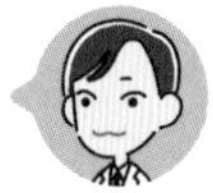

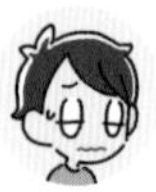

ひぇぇ…そのせいで病気になっちゃうのかぁ…

ここで抗体の出番です。**ウイルスの表面分子、つまり“鍵”に抗体が“鍵穴”として先回りしてくっつきます**。すると**“鍵”を抗体で覆われたウイルスは、カラダの細胞にある“鍵穴”にくっつけない**ため、カラダの細胞に感染できなくなるわけです

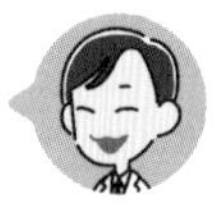

抗体の働き②
マクロファージと好中球の“食欲”をそそる「オプソニン化」

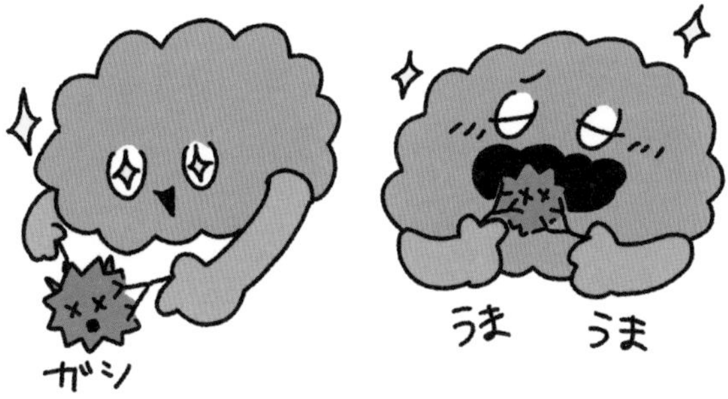

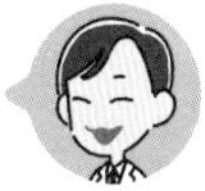

抗体の２つめの働きは、**マクロファージや好中球の“食欲”をそそる「オプソニン化」**です。なんと抗体がくっついた「病原体」は“おいしく”なるのです！

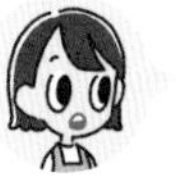

「病原体」が“おいしく”なるって…どういうこと？

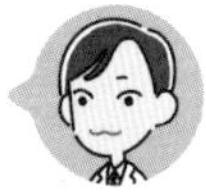

貪食専門のマクロファージと好中球は、**抗体が結合していない病原体よりも、抗体が結合している病原体を好んで貪食するんです**。とてもユニークなしくみですよね。マクロファージと好中球は、抗体の“しっぽ”である Fc 領域（105 ページ）をつかまえる受容体をちゃんと持っています。抗体と結合した“おいしい病原体”をすぐにキャッチできるというわけです

★**オプソニン化**
「オプソニン（opsonin）」の用語は 1903 年にイギリスの細菌学者ライトによってつくられた。「食料を買う」というギリシャ語に由来するが、ちょっと分かりにくい……。この用語を「バターを塗り広げるようなこと」と喩えたのは、ライトと同じ時代を生きた文豪バーナード・ショー

抗体の働き③
補体の活性化

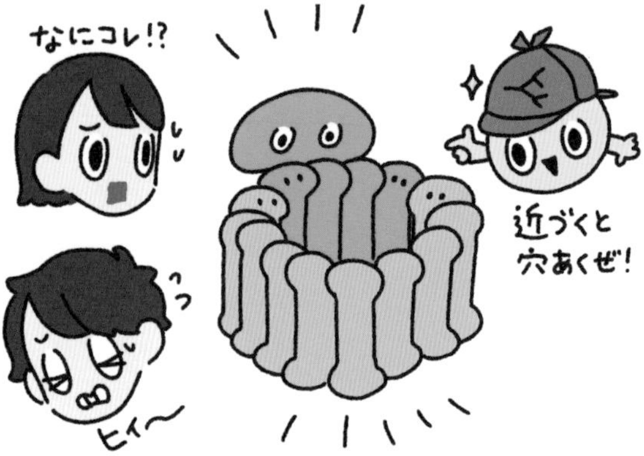
なにコレ!?
近づくと
穴あくぜ!
ヒィ〜

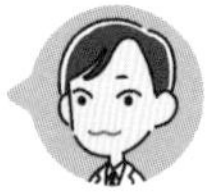

抗体の働きの3つめは「**補体の活性化**」です。補体は英文で“complement”。抗体の働きを「補完(complete)」するタンパク質集団のことです

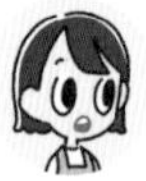

補体は抗体の仲間って感じかしら?

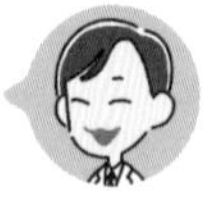

そうですね。ここでは、補体活性化の場面の中でも、とくに大切なシーンにスポットライトをあてて解説します。まず病原体に抗体が結合すると、補体第1成分「C1」が活性化します。続いて“ドミノ倒し”のように補体の仲間が活性化していきます。この過程で活性化した補体の「C3a」と「C5a」は好中球などの援軍を呼び寄せ、「C3b」は病原体に“味付け”します(オプソニン化)。さらに「C5b」「C6」「C7」「C8」「C9」は、合体して「膜《まく》侵襲複合体《しんしゅうふくごうたい》」となって細菌に穴を開けて傷害します

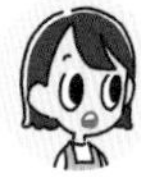

Cがいっぱいでてきてややこしいけど…でも…「膜侵襲複合体」って合体ロボみたいでカッコイイ！

補体活性化の流れ

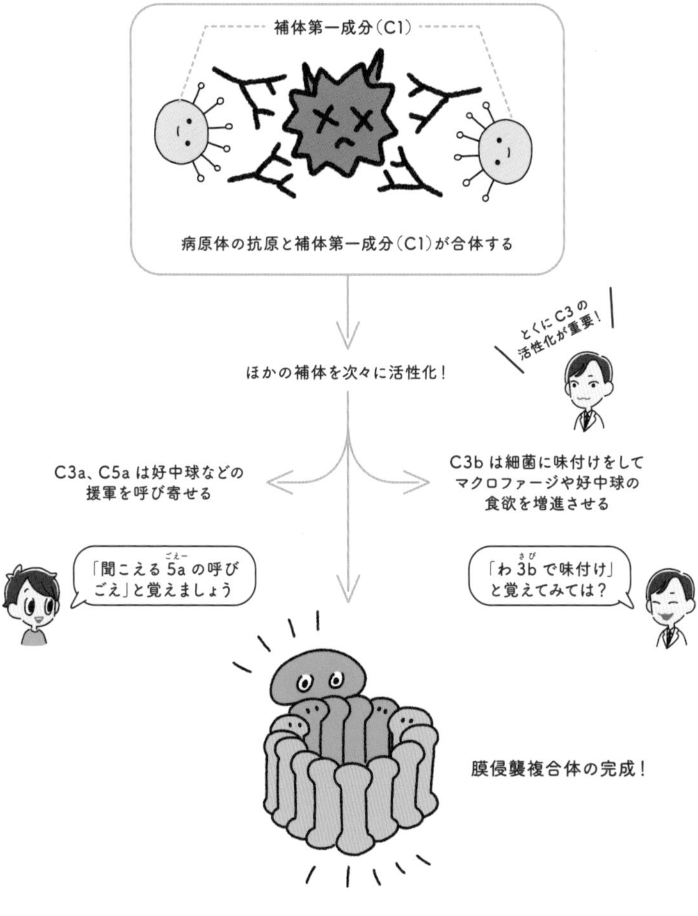
補体第一成分（C1）
病原体の抗原と補体第一成分（C1）が合体する
ほかの補体を次々に活性化！
とくにC3の活性化が重要！
C3a、C5aは好中球などの援軍を呼び寄せる
C3bは細菌に味付けをしてマクロファージや好中球の食欲を増進させる
「聞こえる5a《ごえー》の呼びごえ」と覚えましょう
「わ3b《さび》で味付け」と覚えてみては？
膜侵襲複合体の完成！

クラスごとに得意分野がある！

抗体のクラス

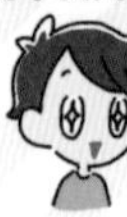
ボクはクラス替えが
1年で1番
好きな行事！

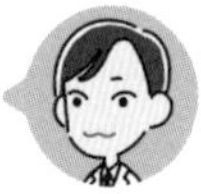

104ページで「抗体の“先っぽ（V領域）”の種類は数千万」という話がでましたね。一方、抗体の“根もと”に相当する**「重鎖の定常領域」は5種類あります。その違いによって抗体は「IgG」「IgA」「IgM」「IgD」「IgE」の「クラス」に分類されます**

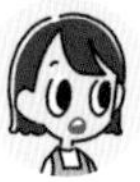

つまり同じ「クラス」の抗体でも“先っぽ”の種類が無数にあるってこと？

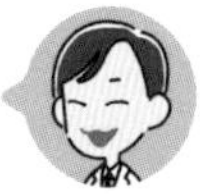

そのとおりです。「重鎖の定常領域」は、いわば“クラスのユニフォーム”です。同じユニフォームを着たクラスメイトひとりひとりの“先っぽ”がそれぞれ異なるのです

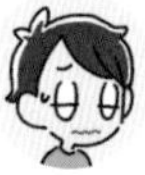

“先っぽ”の違いはつかまえる抗原の違いなのは分かるけど、“根もと”が違うとなにが違うの？

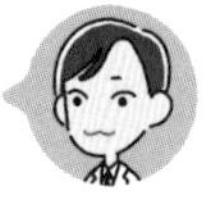

たとえば、ヒナさんのクラスはバレーボールが得意で、ハジメくんのクラスは合唱が得意だとしましょう。これと同じで、抗体の「クラス」にも得意分野があって、それはクラスごとに異なるんです。次のページで解説します

★“Ig”ってなに？

- Igとは「免疫グロブリン（immunoglobulin）」を略した用語
- たんに「免疫グロブリン」というときは「抗体」と同じものを指す
- ”Ig ○ ”というときは「抗体のクラス」のことを指す

DIGEST

- 抗体は「重鎖の定常領域」の違いによって「IgG」「IgA」「IgM」「IgD」「IgE」の 5 種類の「クラス」に分類され、それぞれ得意分野が異なる
- IgA は腸の中で腸内細菌を中和する
- IgE は寄生虫の退治が得意だが「アレルギー」の原因にもなる
- 感染初期には IgM が出て次に IgG に変わる（クラススイッチ）

抗体のクラスとその特徴

抗体のクラス	特徴
IgA 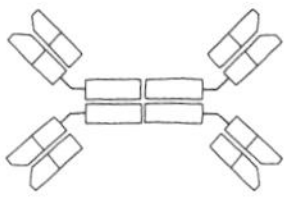	腸で働き腸内の細菌を中和する（108 ページ）。母乳で母から子に授与される（受動免疫、142 ページ）。腸管内や母乳中では 2 つの分子が束になった二量体として存在する
IgE 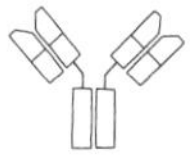	働きすぎると「アレルギー」を起こす（213 ページ）
IgD 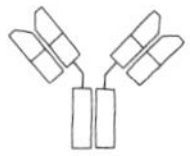	その働きはまだ謎
IgG 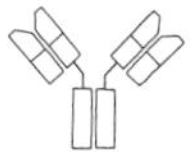	血液中に一番多い！ 小回りがきいて感染組織にもよく届く！ 胎盤を通って母から子に授与される（受動免疫、142 ページ）
IgM 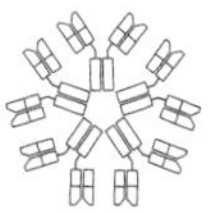	感染初期に出て次第に IgG に切り替わる（クラススイッチ）血液中では5つの分子が束となった五量体として存在する。胎盤を通過しないし小回りもきかない。オプソニン化もできないが補体の活性化は得意

樹状細胞・マクロファージ・ナイーブB細胞

抗原提示細胞

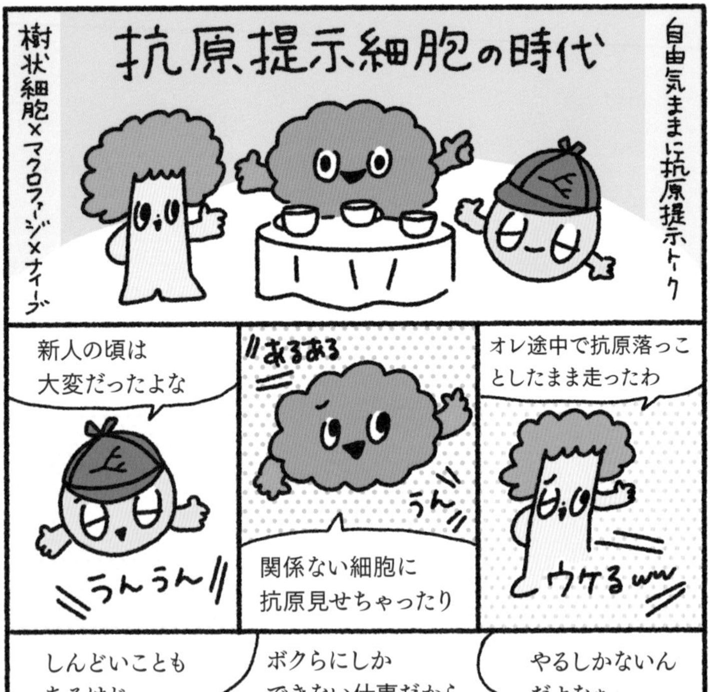
自由気ままに抗原提示トーク
抗原提示細胞の時代
樹状細胞×マクロファージ×ナイーブ
新人の頃は
大変だったよな
うんうん
あるある
うん
関係ない細胞に
抗原見せちゃったり
オレ途中で抗原落っこ
としたまま走ったわ
ウケるww
しんどいことも
あるけど
ボクらにしか
できない仕事だから
やるしかないん
だよなぁ～

DIGEST

- **樹状細胞はナイーブT細胞に抗原を提示**して、エフェクターT細胞に仕立て上げる
- **マクロファージはTh1細胞に抗原を提示**して貪食を応援してもらう
- **ナイーブB細胞は濾胞性ヘルパーT細胞に抗原を提示**し、抗体産生の指令をもらう

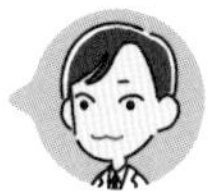

樹状細胞、マクロファージ、ナイーブB細胞のように、**抗原を提示する細胞たちのことを「抗原提示細胞」と呼びます**

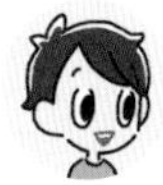

おぉ、そのまんまで分かりやすい！

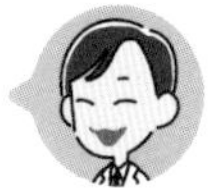

そうですね。では3人の抗原提示細胞たちが抗原を提示するシーンをおさらいしておきましょう

樹状細胞の場合

樹状細胞はナイーブCD4陽性T細胞やナイーブCD8陽性T細胞に抗原を提示して、エフェクターT細胞（ヘルパーT細胞、制御性T細胞、細胞傷害性T細胞）に仕立て上げる

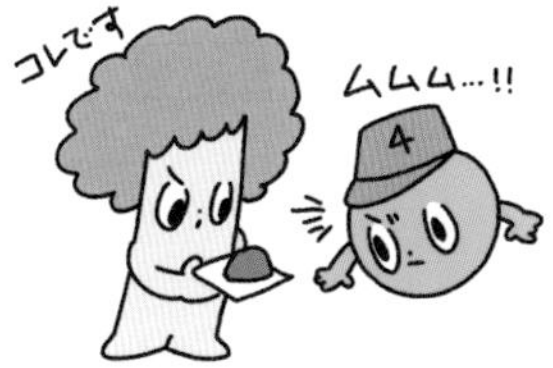
コレです
ムムム…!!
4

ナイーブB細胞の場合

ナイーブB細胞は濾胞性ヘルパーT細胞に抗原を提示して抗体産生の指令をもらう

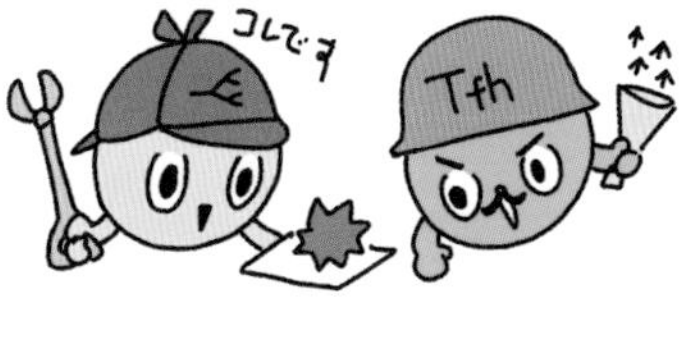
コレです
Tfh

マクロファージの場合

マクロファージはTh1細胞に抗原を提示して貪食を応援してもらう

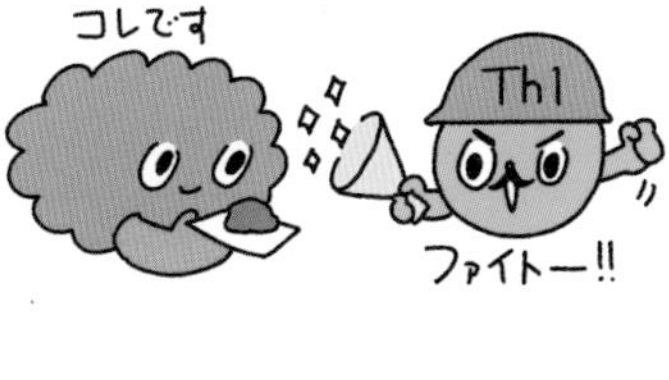
コレです
Th1
ファイトー!!

抗原をかかげる“両手と両腕”

クラスII MHC分子

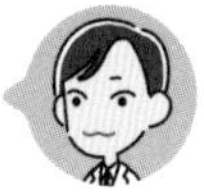

114 ページで紹介した**抗原提示細胞たちは**、CD4 陽性T細胞に抗原を提示するときに、**抗原を“両手”にのせて“両腕”を高くかかげるかのようにふるまいます**。この **“両手と両腕”にあたる分子を「クラスII MHC 分子」と呼びます**

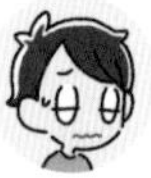

ん？ 抗原を“手”にのせて“腕”を高くかかげる？ クラスなんちゃら分子？ なんかどこかで出てきたような…

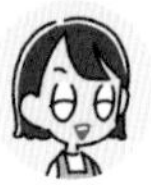

ほら！ ウイルス感染細胞が細胞傷害性T細胞に見つけてもらうために、ウイルス抗原を“片手”にのせて“片腕”を上げて見せてたわよね

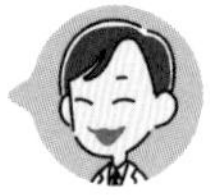

よく覚えていましたね。90 ページで解説したように、ウイルス感染細胞は「ウイルスに由来する抗原ペプチド」を「細胞傷害性T細胞」に見せるときに、“片手”に抗原ペプチドをのせて“片腕”を上げるかのようにふるまっていました。この“片手と片腕”に相当するものを「クラスI MHC 分子」と呼ぶのでした。実際にクラスI MHC 分子は、1本の長い分子が細胞表面から突き出すような形をしています

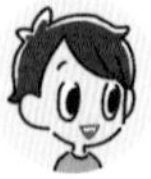

で、クラスIじゃなくて…「クラスII MHC 分子」はどんなもの？

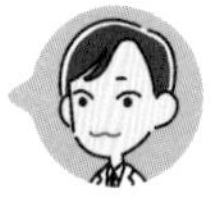

これは**「貪食した病原体に由来する抗原ペプチド」をのせて「CD4 陽性T細胞」に提示する分子**です。「2本の長い分子」が対となって細胞表面から突き出すような形をしているので“両手と両腕”とたとえました

DIGEST

- 「クラスⅡ MHC分子」は「貪食した病原体に由来する抗原ペプチド」をのせて「CD4陽性T細胞」に提示する分子である
- 主に樹状細胞、マクロファージ、ナイーブB細胞の表面にある
- 「2本の長い分子」が対となって細胞の表面から突き出す分子で抗原を“両手”に持ち“両腕“を高くかかげるかのようである

クラスⅠ MHC分子

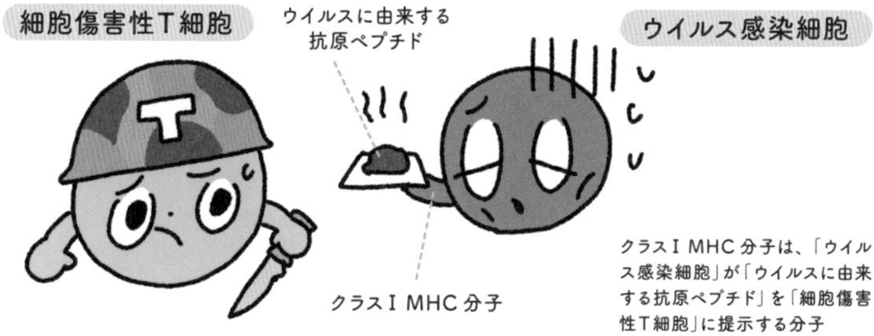

クラスⅠ MHC分子は、「ウイルス感染細胞」が「ウイルスに由来する抗原ペプチド」を「細胞傷害性T細胞」に提示する分子

クラスⅡ MHC分子

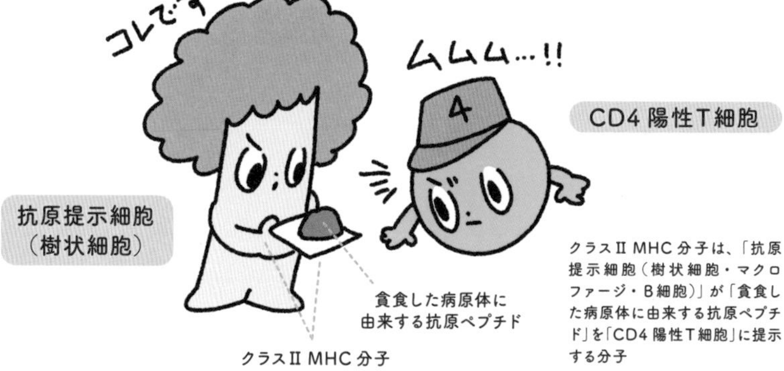

クラスⅡ MHC分子は、「抗原提示細胞(樹状細胞・マクロファージ・B細胞)」が「貪食した病原体に由来する抗原ペプチド」を「CD4陽性T細胞」に提示する分子

理解を深めるサイエンス小話

萩原先生の
「興味ぶか〜いお言葉」

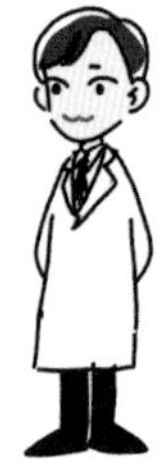

酵素は特定の相手にだけしか振り向かない超一途なヤツ

70ページで紹介した「異化」や「同化」のように、カラダの中で起こる化学反応は少なくとも数千種類あります。その1つ1つを担っているのが「酵素」です。

酵素は基本的に1種類の化学反応だけしか担当しません。なぜならば、化学反応が進むのは、「酵素の立体的な形」と、「酵素が化学反応をさせようとする相手（基質）」とが“鍵と鍵穴”のようにかみ合ったときだけだからです。これを「酵素の基質特異性」といいます。

本書には、“鍵と鍵穴”の関係性のお話がたびたび登場します。たとえば「抗体」と「抗原」の関係性も“鍵と鍵穴”の関係性（108ページ）。“鍵”は、ほかの“鍵穴”には見向きもしません。これを化学の世界で「特異的な関係」と呼ぶのです。このように、「免疫応答」と「カラダの中の化学反応」という、一見、まったく異なる状況で共通してみられる現象は、生命現象の“奥義”もしくは“法則”のようなものといっても言い過ぎではないかもしれません。

ゼミの生徒たちによる「ひとこと感想文」

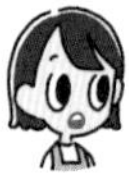

「特異的な関係」って、堅苦しくて難しいでしょ。だから私、覚え方を考えたの！「酵素や抗体は“お得意さん以外には振り向かない”」。（字が違う？ そのぐらい自分でなんとか覚えてよ！）

LESSON 4

リンパ球

〔lymphocyte〕

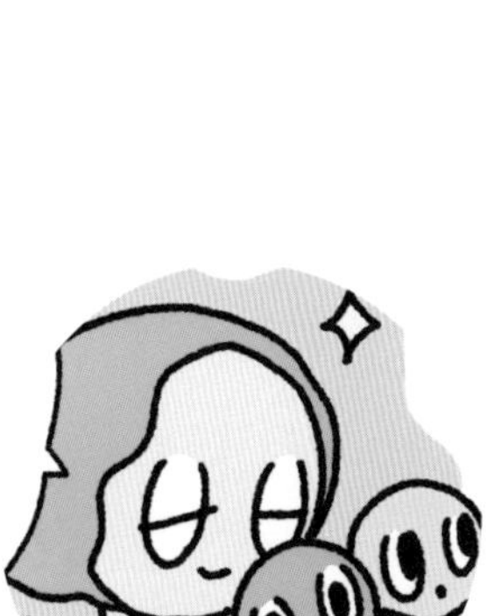

T細胞とB細胞の一生

中枢リンパ器官・末梢リンパ器官

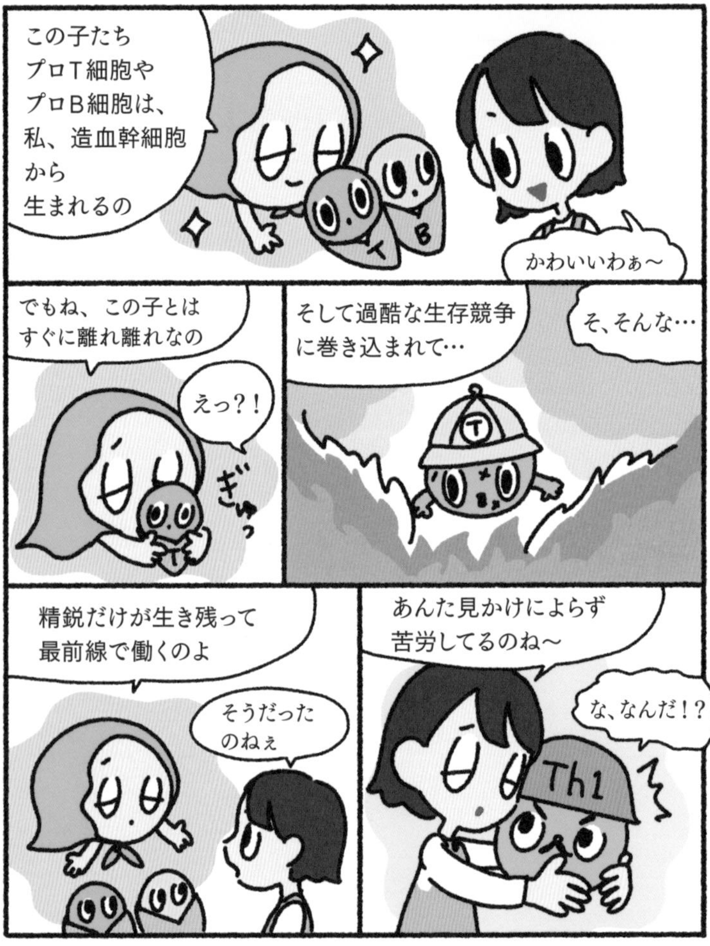
この子たち
プロT細胞や
プロB細胞は、
私、造血幹細胞
から
生まれるの
かわいいわぁ〜
でもね、この子とは
すぐに離れ離れなの
えっ?!
ぎゅっ
そして過酷な生存競争
に巻き込まれて…
そ、そんな…
精鋭だけが生き残って
最前線で働くのよ
そうだった
のねぇ
あんた見かけによらず
苦労してるのね〜
な、なんだ!?
Th1

DIGEST

- すべての免疫細胞は「骨髄」にいる「造血幹細胞」から生まれる
- **B細胞が成熟する「骨髄（Bone marrow）」とT細胞が成熟する「胸腺（Thymus）」を「中枢リンパ器官」と呼ぶ**
- **ナイーブB細胞とナイーブT細胞が抗原と出会い、活性化する舞台を「末梢リンパ器官」と呼ぶ**

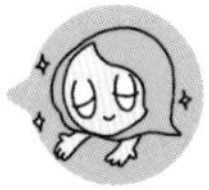

レッスン3に登場した病原体と闘う仕事人「エフェクターB細胞」と「エフェクターT細胞」の赤ちゃん時代である「プロB細胞」と「プロT細胞」は、みな「骨髄」にいる私、「造血幹細胞」から生まれるわ（40 ページ）。**プロB細胞は生まれ故郷と同じ骨髄で成熟するけれど、プロT細胞の方は「胸腺」で成熟するの。**このようにリンパ球が成熟する**骨髄と胸腺のことを「中枢リンパ器官」と呼ぶわ**

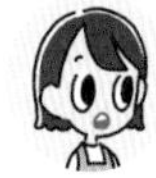

ふたりとも別々の場所で成熟するのね

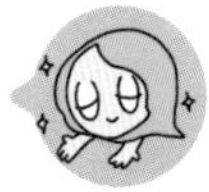

そうなの。そして、成熟したばかりのアノ子たちは「ナイーブB細胞」「ナイーブT細胞」って呼ばれるようになるわ。でも「ナイーブ」といっても「未熟」じゃないから気をつけてね

育ちの異なるナイーブB細胞とナイーブT細胞ですが、同じように血液中をめぐりながら、リンパ節や脾臓などに立ち寄ってパトロールします。そこで抗原と出会い、それぞれ「エフェクターB細胞」と「エフェクターT細胞」になるのです。**ナイーブB細胞やナイーブT細胞が抗原と出会ってエフェクターB細胞やエフェクターT細胞になる舞台を「末梢リンパ器官」と呼びます**

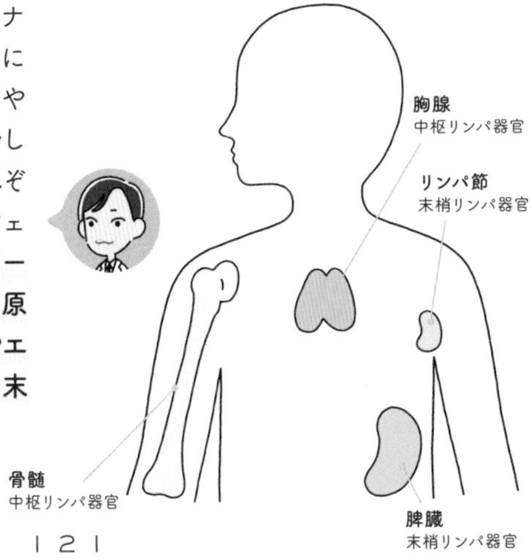

プロB細胞やプロT細胞はどこで成熟する?

中枢リンパ器官(一次リンパ器官)

我々の成熟過程を知ってもらおう!まず我々は造血幹細胞から生まれるとそれぞれの場所で成熟していく!

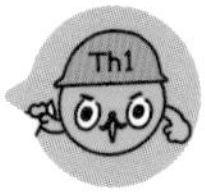

オレたち**「抗体産生細胞」は生まれ故郷の「骨髄」で、赤ん坊の頃の「プロB細胞」時代から勉強中の「未熟B細胞」になるまでの時間を過ごすんだ。**そして、**未熟B細胞の段階で故郷の骨髄を離れて「脾臓」に移動**するぞ。そこで**完全に成熟した「ナイーブB細胞」になる**のさ

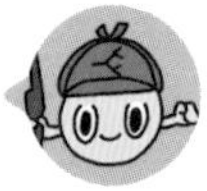

我々は徹底的に闘い方を学んだ上で現場を指揮しなければいけないため、**「プロT細胞」よりももっと幼若なときにすでに故郷の「骨髄」を離れて「胸腺」に移動する**のだ。そこで**完全に成熟した「ナイーブT細胞」になるぞ**

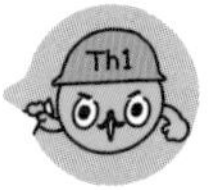

プロB細胞は「骨髄」で、プロT細胞は「胸腺」で成熟するってこと。これら2つを**「中枢リンパ器官」もしくは「一次リンパ器官」って呼ぶぜ**

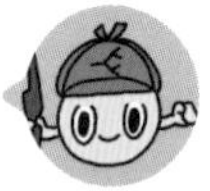

「骨髄」は英語で“Bone marrow”であるからして、その頭文字を取って「B細胞」と呼ばれるのだ。知らんかっただろう?我々が成熟する場所「胸腺」は英語で「Thymus」という! だから我々はその頭文字を取って「T細胞」と名乗っているのだ!

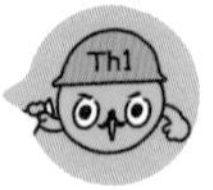

DIGEST

- プロB細胞が成熟する**骨髄**とプロT細胞が成熟する**胸腺**を**「中枢リンパ器官（一次リンパ器官）」**と呼ぶ
- プロB細胞は骨髄で未熟B細胞となり、脾臓に移動して完全に成熟したナイーブB細胞になる
- プロT細胞は胸腺で完全に成熟したナイーブT細胞になる

リンパ球が成熟する舞台「中枢リンパ器官」

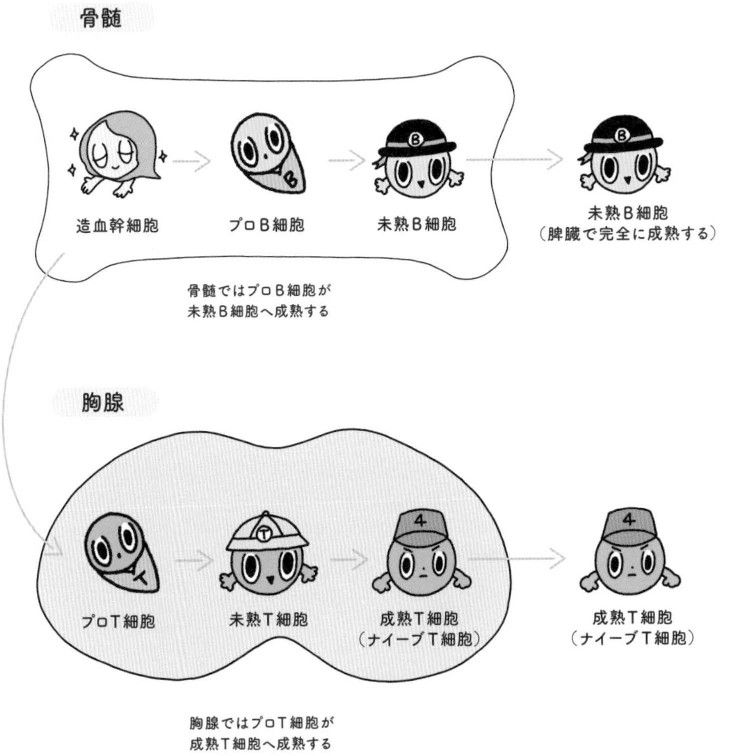

中枢リンパ器官で様々な「抗原受容体」が生まれる

抗原受容体多様性の生成

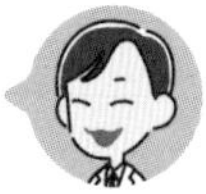

93 ページで解説した「抗原受容体」、つまり「B細胞受容体」と「T細胞受容体」のことを覚えていますか?

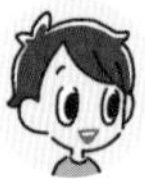

覚えてる! ナイーブB細胞やナイーブT細胞が持っている「抗原や抗原ペプチドをつかまえる道具」のことだ

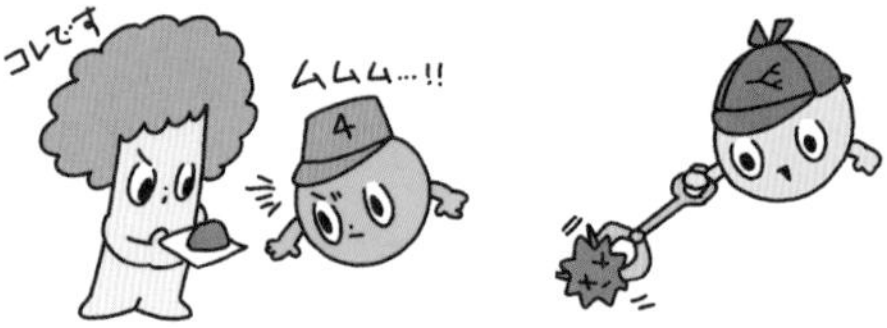

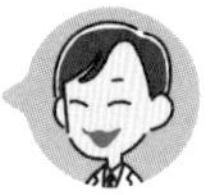

大正解! **「抗原」と「抗原受容体」は“鍵”と“鍵穴”のようにぴったりと抗原に結合します**。また、「ある抗原」に結合する抗原受容体は、「ほかの抗原」には結合しません。たとえば、「◇」をつかまえる抗原受容体は、「◇」以外の抗原(たとえば「☆」や「△」)をつかまえることができません。“鍵”が異なると“鍵穴”にはまらないのと同じですね

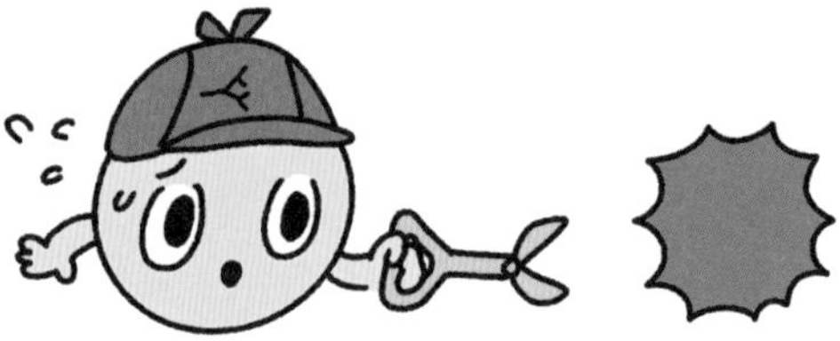

DIGEST

- **「抗原」と「抗原受容体」は“鍵”と“鍵穴”のように結合する**
- **1つのナイーブB細胞と1つのナイーブT細胞は、それぞれ1種類の抗原受容体だけを持ち、「ナイーブB細胞の全体」と「ナイーブT細胞の全体」で無数にある抗原に立ち向かうことができる**
- **中枢リンパ器官は無数の抗原受容体を生み出す場といえる**

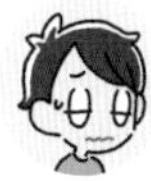

でも抗原って「◇」とか「☆」のほかにも無数にあるでしょ? 困るよね? さてはナイーブB細胞やナイーブT細胞はいろんな種類の抗原受容体を持ち歩いているのか?

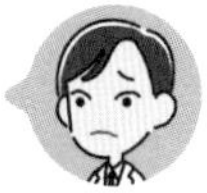

いえいえ。1つのナイーブB細胞や1つのナイーブT細胞は、それぞれ1種類の抗原受容体しか持っていません

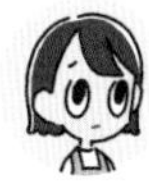

これは大ピンチ……!!

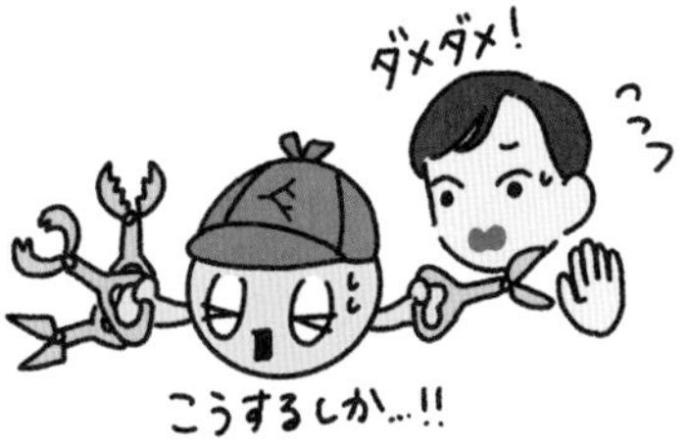

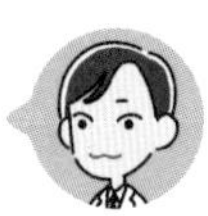

だと思いますよね。でも大丈夫!「1つのナイーブB細胞」や「1つのナイーブT細胞」がつかまえる抗原が1種類でも、「ナイーブB細胞の全体」と「ナイーブT細胞の全体」としては、無数の抗原に対応できるんです。どういうことかというと、**プロB細胞が骨髄で、そしてプロT細胞が胸腺で成熟していく過程**で「ボクは◇をつかまえる抗原受容体を持つよ」「オレは☆をつかまえる抗原受容体を持つぞ」といった具合に、**それぞれが「自分だけの“道具”」を使えるようになっていくのです!**

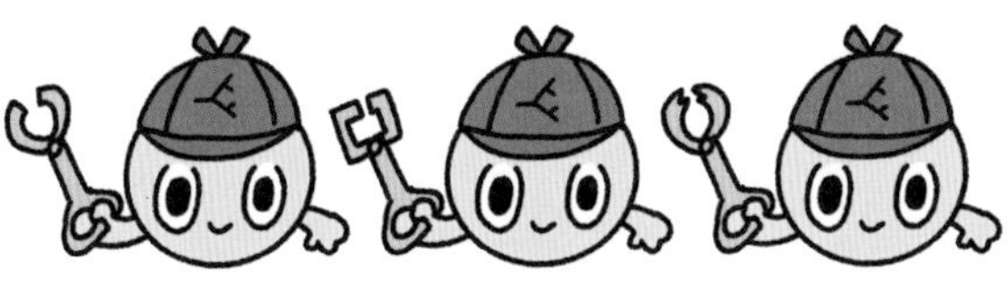

ナイーブB細胞とナイーブT細胞が抗原と出会い活性化する場所

末梢リンパ器官（二次リンパ器官）

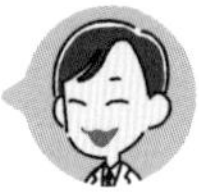

抗原をまだ知らないナイーブB細胞やナイーブT細胞が抗原と出会って活性化する舞台を「末梢リンパ器官」もしくは「二次リンパ器官」と呼びます。この末梢リンパ器官の中でも代表的なのがこちら！

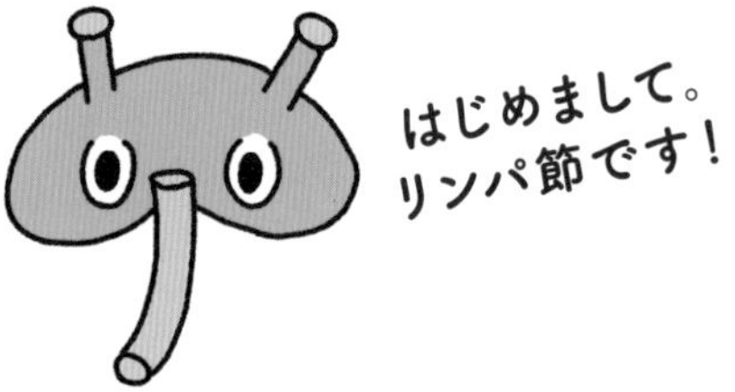
はじめまして。
リンパ節です！

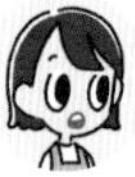

こ、これはいったい…??

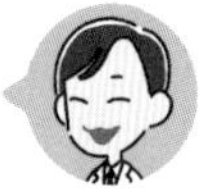

リンパ節ちゃんです！ ナイーブB細胞やナイーブT細胞は、この「リンパ節」や「脾臓」などに立ち寄り、そこで抗原との出会いを待ちます。抗原と出会ったあとは、もう分かりますね？ 活性化し増殖して仕事人である「エフェクターB細胞」や「エフェクターT細胞」となるわけです

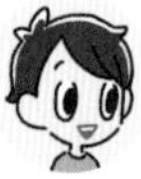

リンパ節ちゃん、だんだん可愛く見えてきたな……。でもナイーブB細胞やナイーブT細胞が抗原と出会う大事な場所なんだね

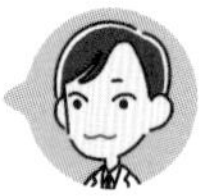

そうなんですよ。実際にどのような流れでナイーブB細胞とナイーブT細胞が抗原と出会うのか右ページの図で確認してみましょう

DIGEST

- ナイーブB細胞とナイーブT細胞は、血流にのりながら「リンパ節」や「脾臓」などに立ち寄る。そこで彼らは抗原と出会うと活性化、増殖して、それぞれエフェクターB細胞とエフェクターT細胞になる
- ナイーブB細胞とナイーブT細胞が抗原と出会って活性化する舞台を「**末梢リンパ器官（二次リンパ器官）**」と呼ぶ

末梢リンパ器官の代表「リンパ節」

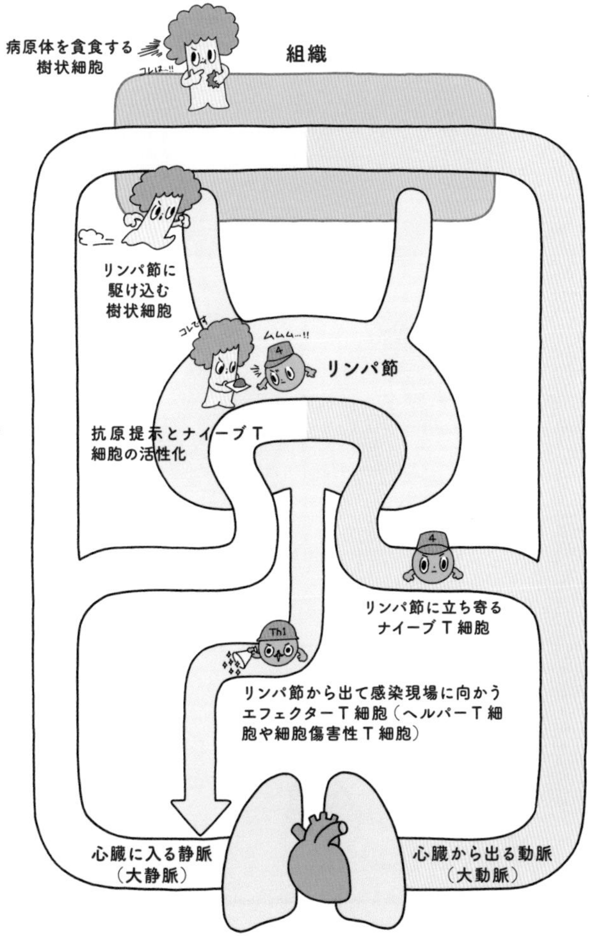

目覚めて働く“仕事人”の一生

エフェクターB細胞・エフェクターT細胞

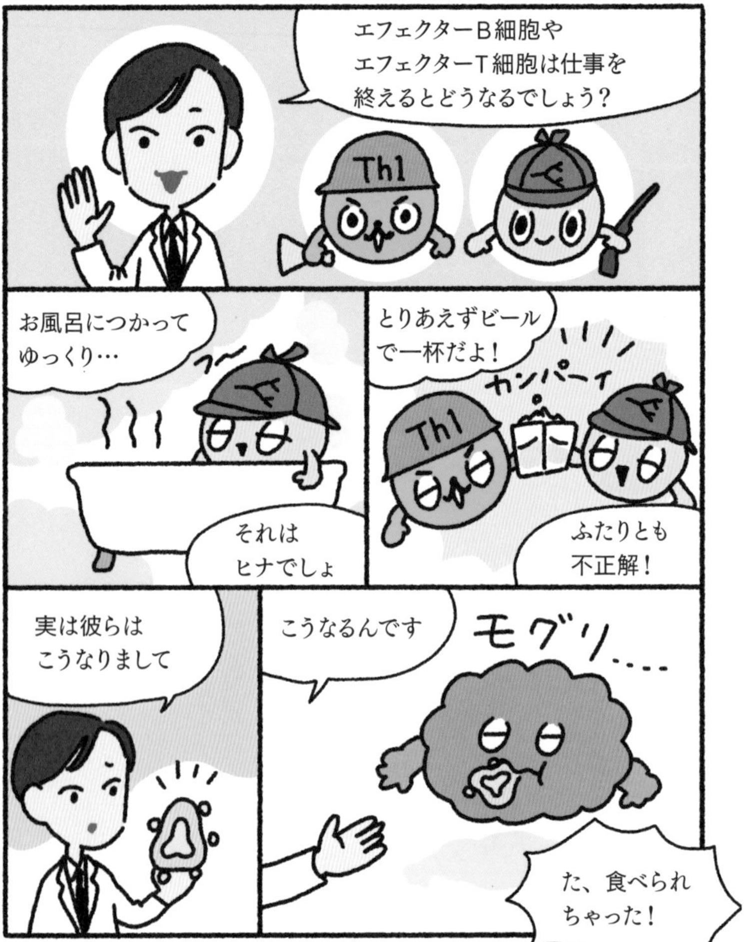
エフェクターB細胞や
エフェクターT細胞は仕事を
終えるとどうなるでしょう?
Th1
お風呂につかって
ゆっくり…
フ〜
それは
ヒナでしょ
とりあえずビール
で一杯だよ!
カンパーイ
Th1
ふたりとも
不正解!
実は彼らは
こうなりまして
こうなるんです
モグリ….
た、食べられ
ちゃった!

DIGEST

- 末梢リンパ器官で抗原と出会ったナイーブB細胞とナイーブT細胞は、活性化して増殖し、それぞれエフェクターB細胞とエフェクターT細胞になる
- エフェクターB細胞とエフェクターT細胞は、**それぞれの働く場所で使命を全うすると静かに消え去る**

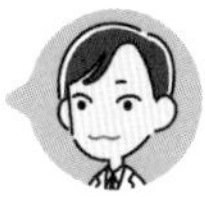

ナイーブB細胞とナイーブT細胞は、リンパ節や脾臓などの「末梢リンパ器官」で抗原と出会うと、活性化して「エフェクターB細胞」や「エフェクターT細胞」になるんでしたね（126ページ）

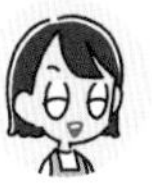

「エフェクターB細胞」っていうのは抗体を産生して発射する「抗体産生細胞」のことね！

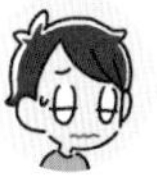

「エフェクターT細胞」はいろいろな種類がいたよな。「ヘルパーT細胞」とか「細胞傷害性T細胞」とか…（39ページ）

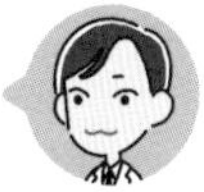

そのとおり！　さらにいうと「ヘルパーT細胞」には「濾胞性ヘルパーT細胞」や「Th1細胞」などいろいろな種類がいましたよね。これら仕事人である「**エフェクターB細胞」や「エフェクターT細胞」は、病原体が感染した現場やリンパ節の中など、それぞれの働く場所で仕事を全うすると静かに消え去る**んです

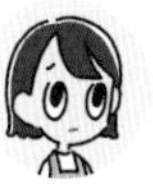

静かに消える！？

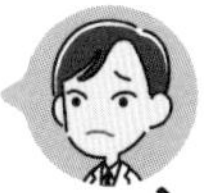

「アポトーシス」と呼ばれる細胞死を起こしてマクロファージに食べられるのです。アポトーシスについては198ページで説明します。でも！！「長く生き残る」B細胞やT細胞もいるんですよ

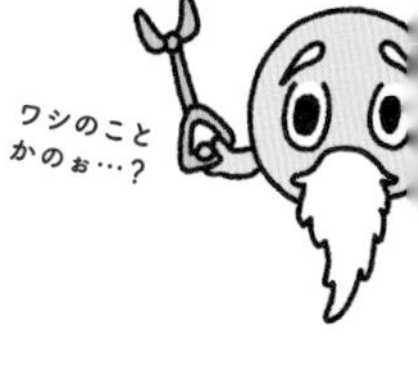

敵を「記憶」するから素早く強く応答できる

記憶細胞と免疫学的記憶

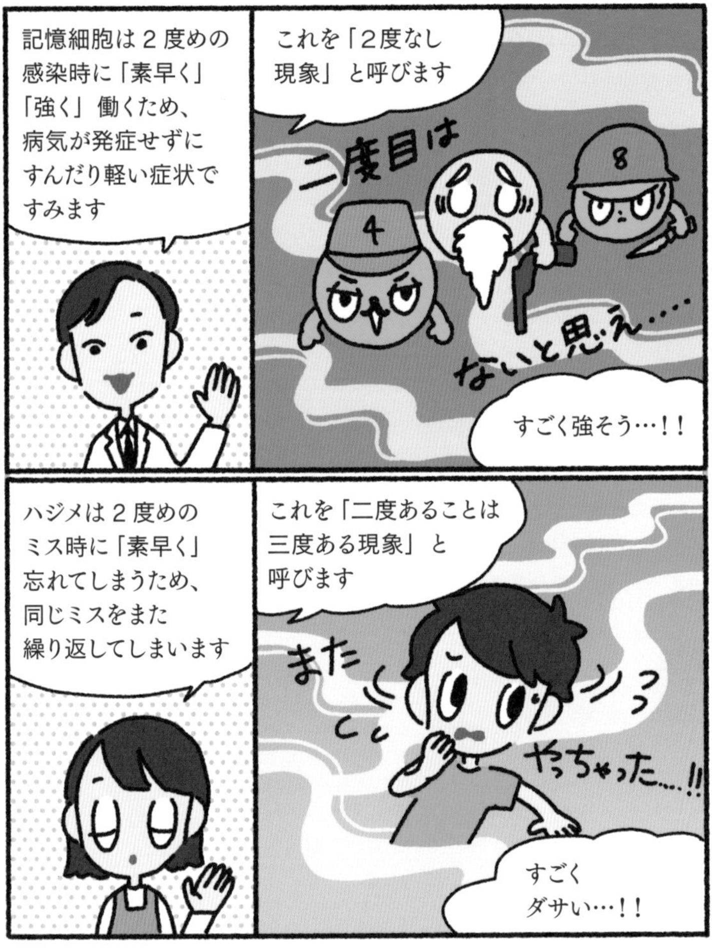
記憶細胞は2度めの感染時に「素早く」「強く」働くため、病気が発症せずにすんだり軽い症状ですみます
これを「2度なし現象」と呼びます
二度目は
ないと思え……
すごく強そう…!!
ハジメは2度めのミス時に「素早く」忘れてしまうため、同じミスをまた繰り返してしまいます
これを「二度あることは三度ある現象」と呼びます
また
やっちゃった…!!
すごくダサい…!!

DIGEST

- 末梢リンパ器官で抗原と出会い活性化して増殖するB細胞やT細胞の一部は**「記憶B細胞」**や**「記憶T細胞」**となって長く生き残る
- 記憶B細胞や記憶T細胞は**同じ抗原に２度めに出会うと素早く、強く反応して抗原を排除する**。その結果、同じ病原体に２度は感染しないか感染しても症状が軽くてすむ（免疫学的記憶）

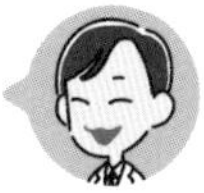

ナイーブB細胞やナイーブT細胞が末梢リンパ器官で抗原と出会うと活性化して増殖しますね。これらのほとんどは「エフェクターB細胞」や「エフェクターT細胞」となります。そして病原体と闘い、やがて消え去るわけです。しかし抗原と出会って活性化し増殖するB細胞やT細胞のうち、**一部は「記憶B細胞」や「記憶T細胞」となって長く生き残ります**。そんなツワモノのみなさんがこちらです！

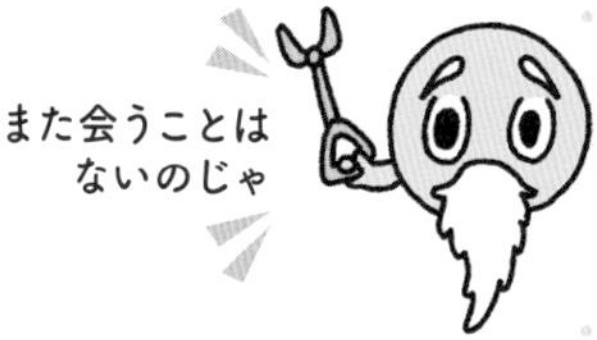
また会うことは
ないのじゃ

PROFILE

記憶B細胞

特技　長生き。過去に出会った抗原と再会すると素早く抗体を発射する

ひと言　「ワシと２度目に会ったら終わりじゃよ。ホッホッ」

4
歴史
しかと記憶し
ているぞ

PROFILE

記憶T細胞（記憶CD4陽性T細胞）

特技　長生き。過去に出会った抗原に対する免疫応答の素早い指揮

ひと言　「我らの働きはまだナゾに包まれておるゾ」

8
その顔、
忘れるものか！

PROFILE

記憶T細胞（記憶CD8陽性T細胞）

特技　長生き。過去に出会ったウイルスと同じウイルスに感染した細胞を素早く傷害

ひと言　「「２度は？」「なし！」それらが我らの合言葉」

もう、この本、半分以上終わって…やっと出番じゃよ！ 待ちくたびれたのぉ

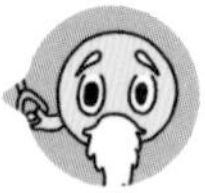

いやいや、石の上にも３年というようにだな…！

相変わらず話がこむずかしぃのぉ。あのね、ワシら「記憶B細胞」や「記憶T細胞」の特徴は、ただ長く生きるだけではないんじゃよ。**同じ抗原を持つ病原体と２度めに出会うと「素早く」「強く」反応するのじゃ**

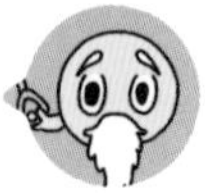

まさに！！「知識は力なり」。にっくき病原体に２度も屈するなど言語道断である！

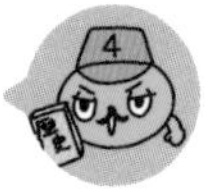

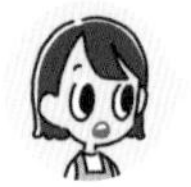

「素早く」「強く」って具体的にはどういうこと？

我々が同じ抗原に２度めに遭遇したときは、抗原に出会ったことがないナイーブ細胞がエフェクター細胞になるよりも**時間をかけずにエフェクター細胞になれる**んだ。それだけ素早く病原体の排除に取り掛かれるってことさ

そう！ さらに**ワシの撃つ抗体も初回の感染時より100倍から1000倍ぐらい発射できる**んじゃよ

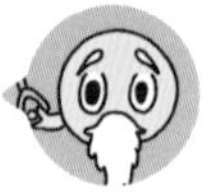

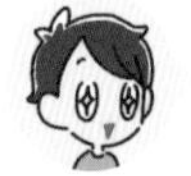

ええ！すっごい！！

お褒めにあずかり大変光栄である！

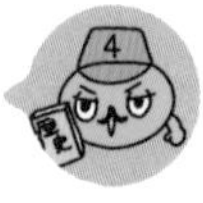

しかも同じ抗原に２度めに出会ったときは、我々のような長生きする「記憶細胞」も多く生み出されるしくみがあるんじゃよ。詳しいことは先生に解説してもらおうかの

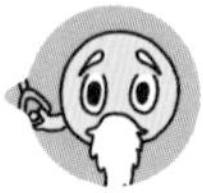

記憶細胞の特技その①
素早く反応する！

「記憶B細胞」や「記憶T細胞」が同じ抗原に2度めに遭遇すると、速やかに「抗体産生細胞」や「エフェクターT細胞」になります。たとえば、ナイーブB細胞が抗原と出会ってから抗体産生細胞になるまでには1週間程度の時間がかかりますが、記憶B細胞はそこまでの時間を要しません。しかし「記憶B細胞はなぜナイーブB細胞よりも素早く抗体産生細胞になるのか」については未解明な点が多く現在も研究が進められています。樹状細胞による抗原提示のステップが省略されている可能性も大いにあるようです。

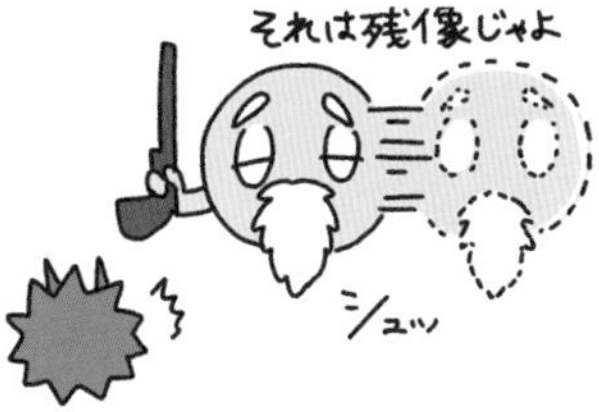
それは残像じゃよ
シュッ

記憶細胞の特技その②
強く反応する！

記憶細胞は素早く反応するだけではなく、その「反応の強さ」も自慢です。記憶B細胞は同じ抗原と出会うとすぐさまエフェクターB細胞となり抗体を発射しますが、それと同時に初回の感染時につくられた抗体よりも100倍から1000倍もの抗体を発射するのです。実はこちらも詳細はナゾに包まれています。1つ言えることは、1回めよりも2回めの方が抗体産生細胞がたくさん生まれるということです（134ページ）。

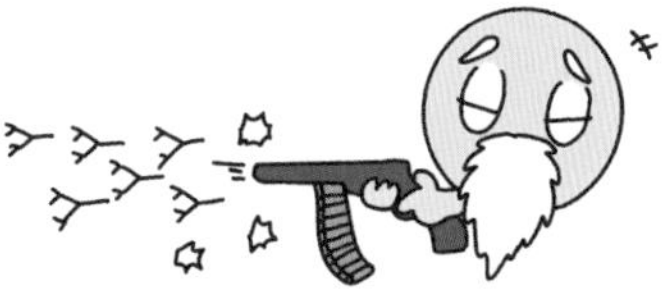

なぜ説明の「モデル」がB細胞の話ばかりなのだ…
我々記憶T細胞も
抗原に出会うとすぐに
働くのに…
4
抗体の話が
分かりやすかったので…
長生きしても
根本的な性格は
変わらないんだなぁ…

前ページで解説した「2回めの感染時にたくさんのエフェクター細胞が生まれる」ということを理解するための「モデルケース」をご用意しました。図表を見てみましょう

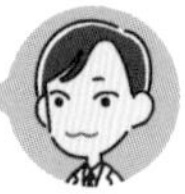

免疫学的記憶の思考実験

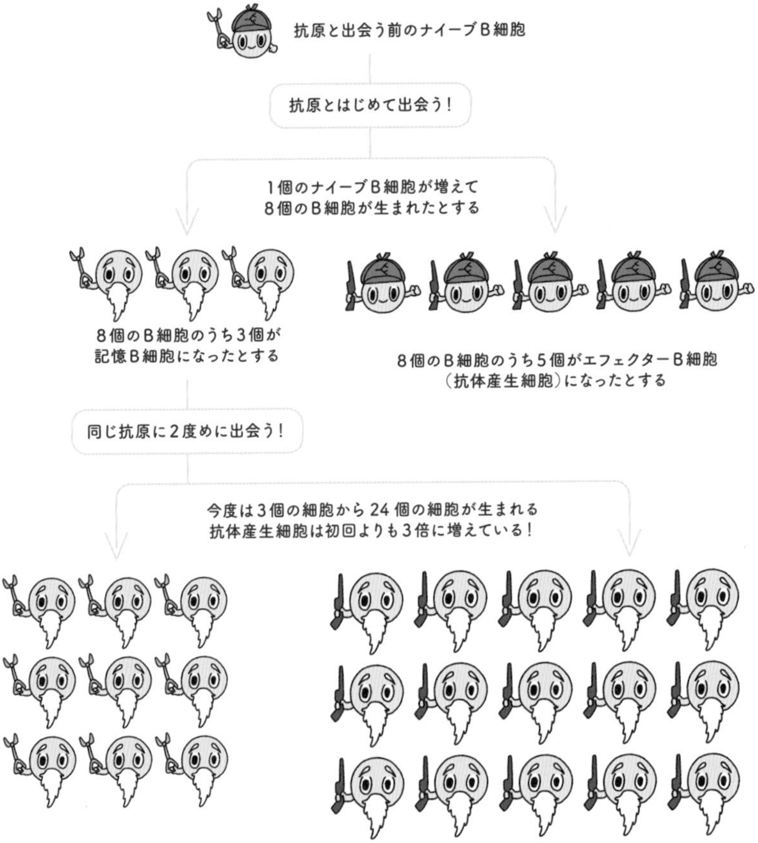

抗原と出会う前のナイーブB細胞
抗原とはじめて出会う！
1個のナイーブB細胞が増えて
8個のB細胞が生まれたとする
8個のB細胞のうち3個が
記憶B細胞になったとする
8個のB細胞のうち5個がエフェクターB細胞
（抗体産生細胞）になったとする
同じ抗原に2度めに出会う！
今度は3個の細胞から24個の細胞が生まれる
抗体産生細胞は初回よりも3倍に増えている！

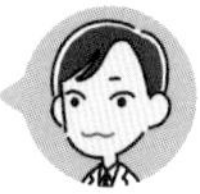

「1個のナイーブB細胞」が「抗原」と出会うと、活性化して増えて「3個の記憶B細胞」と「5個の抗体産生細胞」になったとしましょう

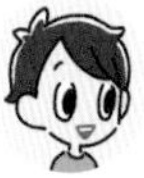

ふむふむ

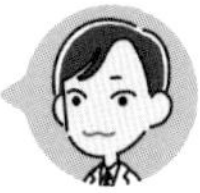

「1個の記憶B細胞」も「同じ抗原」と出会うと、活性化して増えて「3個の記憶B細胞」と「5個の抗体産生細胞」になるとします。すると先ほど「1個のナイーブB細胞」から生まれた「3個の記憶B細胞」が「同じ抗原」と出会うと、何個の抗体産生細胞が生まれますか？

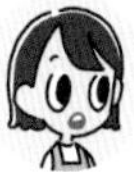

「1個の記憶B細胞」から「5個の抗体産生細胞」が生まれるんだから、「3個の記憶B細胞」からは「15個の抗体産生細胞」が生まれる？

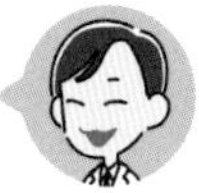

正解です！ 1回めの抗原との出会いで生まれた抗体産生細胞は5個、2回めの抗原との出会いで生まれた抗体産生細胞は3倍の15個です。1回めよりも2回めの方が多くの抗体産生細胞が生まれるイメージをつかめましたか？

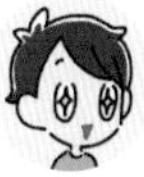

これが「2度目は強く！」のしくみか！ 一気に3倍も生まれたら病原体もあっという間にやっつけられそうだね

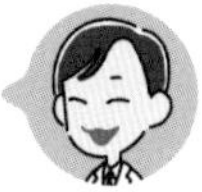

そうですね。記憶細胞が素早く強く働くしくみについてはまだ謎も多くありますが、記憶細胞のおかげで2度めに感染しようとする病原体が速やかに排除されることは確かです。**この現象は「2度感染することはない」という意味で「2度なし現象」もしくは「免疫学的記憶」と呼ばれます。**たとえ2度めに感染したとしても、病気が重くなる前に病原体が排除されるのです

2度めは素早く、そして強い！

一次免疫応答と二次免疫応答

末梢リンパ器官の代表「リンパ節」

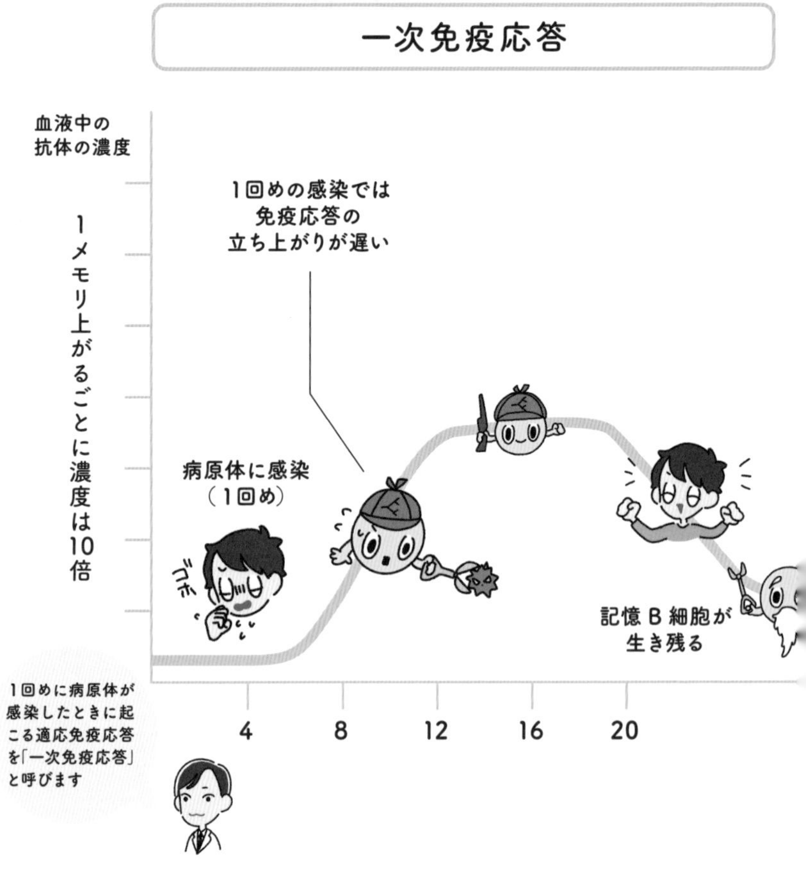
一次免疫応答
血液中の抗体の濃度
1メモリ上がるごとに濃度は10倍
1回めの感染では免疫応答の立ち上がりが遅い
病原体に感染（1回め）
ゴホ
記憶B細胞が生き残る
4
8
12
16
20
1回めに病原体が感染したときに起こる適応免疫応答を「一次免疫応答」と呼びます

DIGEST

- 病原体に1度めに感染した際の適応免疫応答を「一次免疫応答」と呼び、このとき記憶B細胞と記憶T細胞が生み出される
- 同じ病原体に2度めに感染した際の適応免疫応答を「二次免疫応答」と呼ぶ。記憶B細胞と記憶T細胞が素早くしかも強く反応することを指し、病原体は速やかに排除される

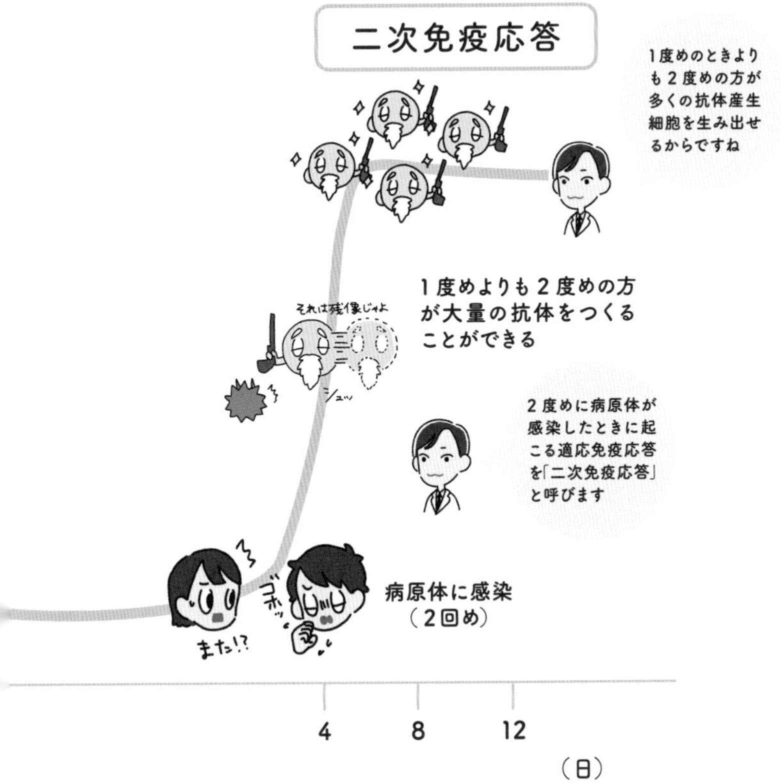
二次免疫応答
1度めのときよりも2度めの方が多くの抗体産生細胞を生み出せるからですね
1度めよりも2度めの方が大量の抗体をつくることができる
それは残像じゃよ
シュッ
2度めに病原体が感染したときに起こる適応免疫応答を「二次免疫応答」と呼びます
病原体に感染（2回め）
また!?
ゴホッ
4
8
12
（日）

136 ページのグラフを見ると一次免疫応答のあとにも抗体がしばらく残っているわよね。これはどうして？

よく気が付きましたね～。抗体産生細胞がいなくなったあとも血液中の抗体自体はしばらく残るんです。血液中で一番多い「抗体のクラス」を覚えていますか？

おぉ、どこかで見た気が……

「IgG」ですね。忘れてしまった人は 113 ページでおさらいしておきましょう。**IgG クラスの抗体は血液中で何ヶ月も長く残るしくみがあります**。つまりたくさん産生されるだけでなく、**長持ちするから IgG は血液中で一番多い**んです

なるほど。どうして長持ちするの？

血管の内面は「血管内皮細胞」と呼ばれる“タイル”のような細胞で敷き詰められています。血管内皮細胞は、血液中の IgG をいったん飲み込みますが、消化することなくまた血管内に戻しています。これが繰り返されるため IgG は長持ちします。「細胞が抗体を 1 回飲み込んでまた戻す」……いまいちピンとこないですよね？ 右の図も合わせて見てみましょう

血液中の抗体が長持ちするのには、もう 1 つ理由があります。それは、今まで登場しなかった「別の抗体産生細胞」が抗体をしばらく発射し続けるからです

なんだって！？ まだいるんか～い！

いるんです！　ご存じのとおりナイーブB細胞が抗原と出会って活性化して増殖する際に、エフェクターB細胞と記憶B細胞が生まれますね。実はこのときに、もう1種類のB細胞が生まれています。それは**エフェクターB細胞と記憶B細胞の“ハイブリッド”のような細胞で「長寿命形質細胞」と呼ばれます**。長寿命形質細胞は、リンパ節を離れて、なんと**生まれ故郷の「骨髄」に戻って、そこで抗体を何年間も発射し続けるのです**

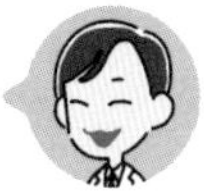

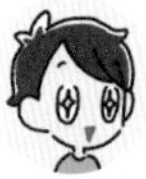

故郷から抗体を何年も！！！　その長寿命形質細胞が発射する抗体が 136 ページのグラフにあらわれてたんだ

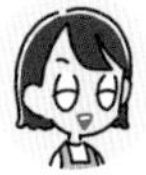

なんだかドラマとか物語を読んでいるみたいだよね。免疫応答は本当にたくさんの細胞で運営されているのね

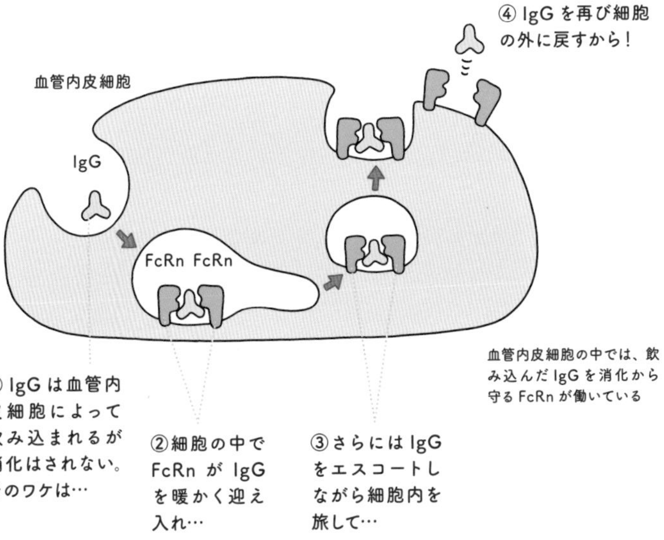
④ IgG を再び細胞の外に戻すから！
血管内皮細胞
IgG
FcRn FcRn
血管内皮細胞の中では、飲み込んだ IgG を消化から守る FcRn が働いている
① IgG は血管内皮細胞によって飲み込まれるが消化はされない。そのワケは…
②細胞の中で FcRn が IgG を暖かく迎え入れ…
③さらには IgG をエスコートしながら細胞内を旅して…

免疫学的記憶のしくみを活用した医療行為

ワクチン接種

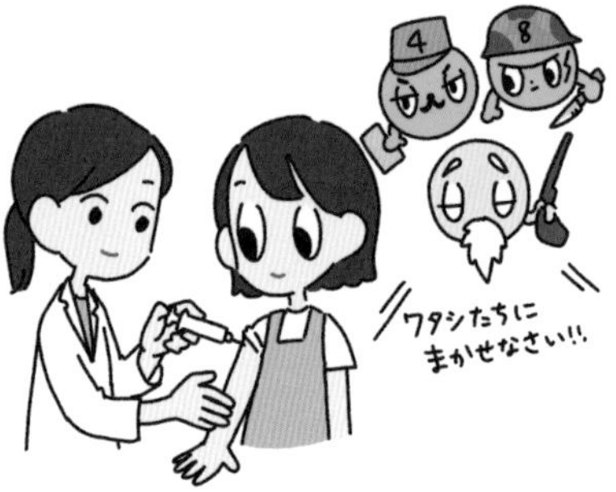
ワタシたちに
まかせなさい!!!

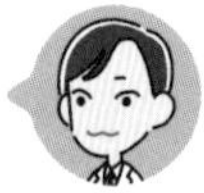

2019年以降COVID-19が世界的に流行したことで「ワクチン接種」という言葉を耳にする機会も多くなりました。**「ワクチン接種」とは、130ページで解説した「免疫学的記憶」を医療行為として活用したもの**です

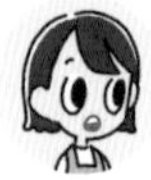

ワクチンと免疫学的記憶には関係があったのね！

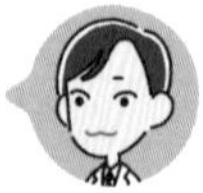

そうですよ。ワクチンを接種すると、免疫細胞たちが「1度めの感染」と判断し「一次免疫応答」を発動させます。その立ち上がりは遅いものの、抗原に対する抗体はしっかりとつくられます。そして、いざ本物の病原体に感染すると免疫細胞たちが「2回めの感染」と判断し「二次免疫応答」を発動させます。ここでは**「一次免疫応答」のときに生き残った「記憶B細胞」が抗体を素早く大量に産生します。だから病原体は速やかに排除され、病気を未然に防ぐことや、病気の重症化を防ぐことが可能**なのです

DIGEST

- **免疫学的記憶を活用した医療行為が「ワクチン接種」である**
- ワクチンは毒性を弱めた病原体や病原体の部品の設計図など様々
- ワクチンを接種すると「一次免疫応答」が起こり記憶B細胞と記憶T細胞が生み出される。そのため病原体に感染したときには、記憶B細胞と記憶T細胞によって速やかに排除される

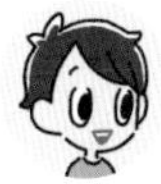

そういうことだったのか！ ワクチンっていろんな種類があるけど、どれも抗原を体内に接種しているの？

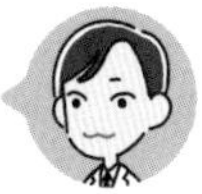

「ワクチン」には、病原体を丸ごと使って調整したもの、病原体の成分や毒素を調整したもの、病原体の設計図を使って調整したものなど、様々あります

ワクチンの分類

ワクチンの伝統的な分類	ワクチンの内容	予防する疾患の例	ワクチンを製造する視点からの分類
生ワクチン	感染力はあるが毒性を弱めた病原体	麻疹・風疹・結核など	病原体を丸ごと使って調整したワクチン
不活化ワクチン	感染力を完全になくした病原体	日本脳炎など	
	病原体の成分を調整したもの	B 型肝炎など	病原体の成分や毒素を調整したワクチン
トキソイド	病原体の毒素を調整したもの	破傷風・ジフテリア	
従来の分類に含まれないワクチン	病原体の設計図を使ったもの	COVID-19	病原体の設計図を使ったワクチン

抗体は自分でつくったり誰かからもらったり!

能動免疫と受動免疫

ここまでに「自然免疫応答」「適応免疫応答」、さらには「細胞性免疫」「体液性免疫」、「一次免疫応答」や「二次免疫応答」まで、たくさんの「免疫」がつく言葉が登場しましたね。「これ以上はお腹いっぱい」、そんな声が聞こえてきそうですが、もう少し頑張りましょう。ある病原体に感染された人や、その病原体のワクチン接種(140 ページ)を受けた人が、**自分の体内で抗体をつくり、その病原体にかかりにくくなることを「能動免疫」と呼びます**。これに対して、**ほかの個体でつくられた抗体や人工的につくった抗体を譲り受けることを「受動免疫」と呼びます**

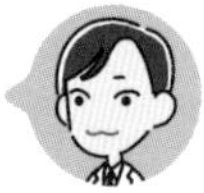

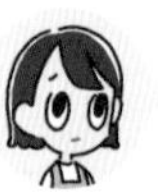

能動免疫はイメージがつくんだけど……。受動免疫がよく分からないわね。ほかの個体でつくった抗体をもらうってどういうこと?

受動免疫はみなさんすでに経験済みですよ。なぜなら生命現象としての「受動免疫」は、113 ページで解説した、胎盤や母乳を介した母から子への抗体の輸送を指すからです

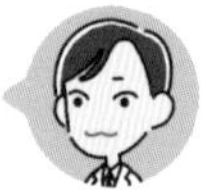

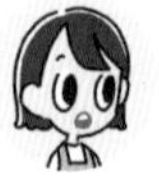

思い出した!「ほかの個体」ってお母さんのことね

- 病原体に感染された人や、その病原体のワクチンを接種された人が、自ら抗体をつくり、その病原体にかかりにくくなることが「**能動免疫**」
- ほかの個体でつくられた抗体や、人工的に調整した抗体を譲り受けることを「**受動免疫**」と呼ぶ
- 「受動免疫」は胎盤や母乳を介した母から子への抗体の輸送も指す

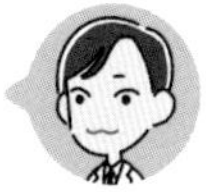

そのとおりです。そして医療行為としての「受動免疫」は、献血者の血液を調整して作られる「免疫グロブリン製剤」を注射することや、「ヘビ毒」など特定の毒素に対する抗体を多く含む血液成分（血清）を注射する「血清療法」があります。そもそも「抗体」は 1890 年に「毒素に抵抗する物質（抗毒素）」としてベーリング博士と北里柴三郎博士によって発見されました。それと同時に抗毒素を含む血清を注射する「医療行為としての受動免疫」も両博士によって開発されたのです

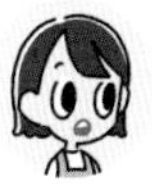

ほぇ〜

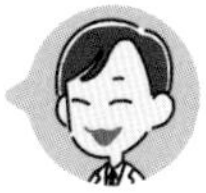

能動免疫と受動免疫については、下の図表にまとめてみました。参考にしてくださいね

能動免疫と受動免疫の分類

	能動免疫	受動免疫
生命現象として	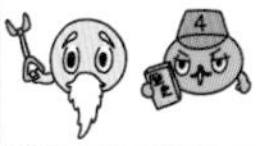 病原体に対する適応免疫応答（とくに免疫学的記憶）	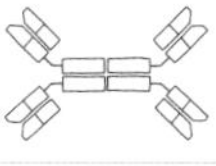 胎盤や母乳を介した母から子への輸送
医療行為として	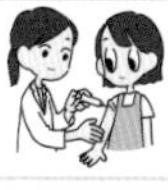 ワクチン接種	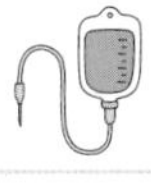 他の個体の抗体や人工的に調整した抗体を与えること

理解を深めるサイエンス小話

萩原先生の「興味ぶか～いお言葉」

リン脂質
大集合して
膜つくる

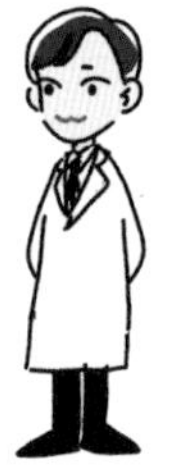

リン脂質とは、細胞膜を形成する主成分です。細胞について詳しく知りたい方は 244 ページをチェックしてください。

さて「脂質」と言われて皆さんの頭の中に浮かぶのは「あぶら」だと思います。あぶらは、基本的に水に溶けにくい（水になじまない）分子です。

しかし細胞膜をつくる「リン脂質」は水になじむ部分（親水性部分）と水になじまない部分（疎水性部分）の両方を持っています。

そして、それぞれの分子が、ひしめきあうように「集合」して細胞を二重の膜で包んでいるのです。

リン脂質を水の中にバラバラにして入れると、リン脂質どうしは水になじむ部分を水の部分に向け、水になじみにくい部分を水から隠すようにして集合します。そのため二重の膜でできた“風船”ができるというわけです。

ゼミの生徒たちによる「ひとこと感想文」

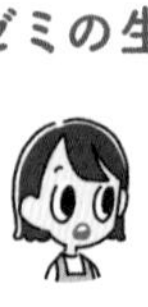

実際の細胞膜はリン脂質だけでなく、膜タンパクがたくさん埋め込まれてるんだって！（抗原受容体もそうだし、次のレッスンで膜タンパクたちが大活躍するんだって）

LESSON 5

自己寛容

〔Self tolerance〕

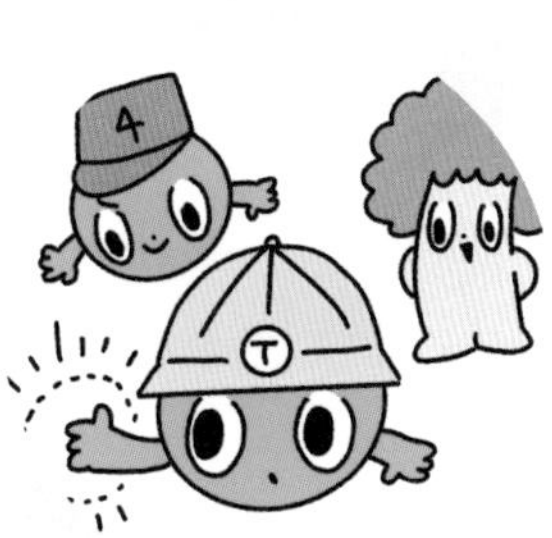

免疫が自分を攻撃しないしくみ

自己寛容

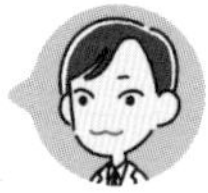

ここからは「**免疫が自分を攻撃しないしくみ**」である「**自己寛容**」について解説していきます

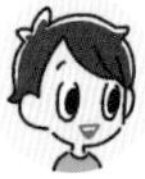

自分に寛容？「ボクはボクに甘いぜ」って話？

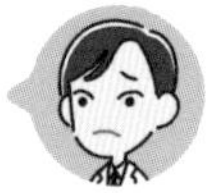

いえいえ。実はそんなに「甘い話」ではないんですよ。自分に反応しそうなT細胞は…

正の選択・負の選択

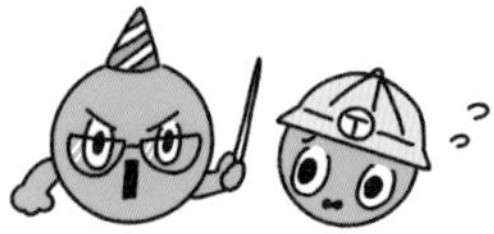

アナジー（無反応）

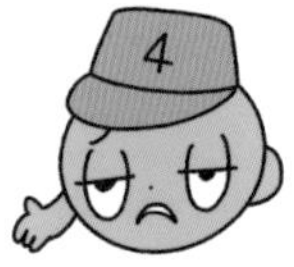

制御性T細胞による抑制

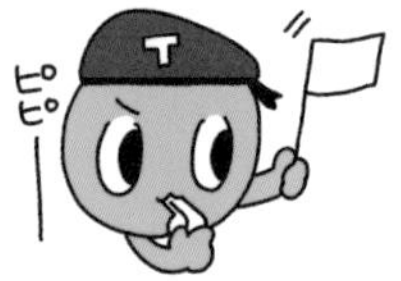

T細胞疲弊

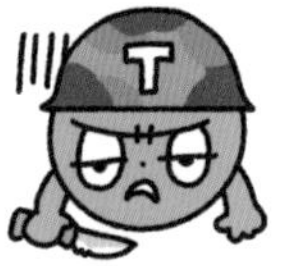

胸腺スクールで除去されたり、除去を免れてもヤル気をそがれたり、活性化を抑え込まれたり、はたまた疲れさせられたりと大変なんです

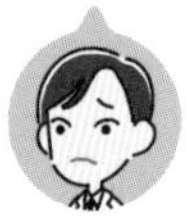

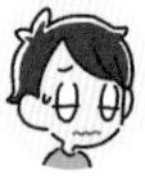

あちゃあ…いろいろあるんだね

DIGEST

- 免疫応答は、原則として自分のカラダに対しては起こらない
- 自然免疫応答の主役たちは「**正常なカラダにはなく、様々な病原体が共通して持つ分子**」を見つけ出して反応する
- 自分のカラダの成分（自己抗原）に反応するB細胞とT細胞は、**未熟な段階で除去されるか、成熟しても抑え込まれる（自己寛容）**

自然免疫応答と適応免疫応答 (49 ページ) の両方ともが自分のカラダに対しては起こらないの？

そうです。まず自然免疫応答ですが、その主役となる樹状細胞やマクロファージたちが反応するのは、様々な病原体です。彼らは正常なカラダにはなく、様々な病原体が共通して持つ「**病原体関連分子パターン**」を見つけ出して反応します

自然免疫応答の主役たちは、正常なカラダの成分と病原体をちゃんと見分けられるんだね

そうなんです。一方、適応免疫応答の主役であるB細胞とT細胞に関しては、**自分のカラダの成分（自己抗原）に反応するB細胞とT細胞は、未熟な段階でほとんど除去されます。この除去を免れて成熟しても様々な手法で抑え込まれます。これらのしくみを「自己寛容」**と呼ぶのです

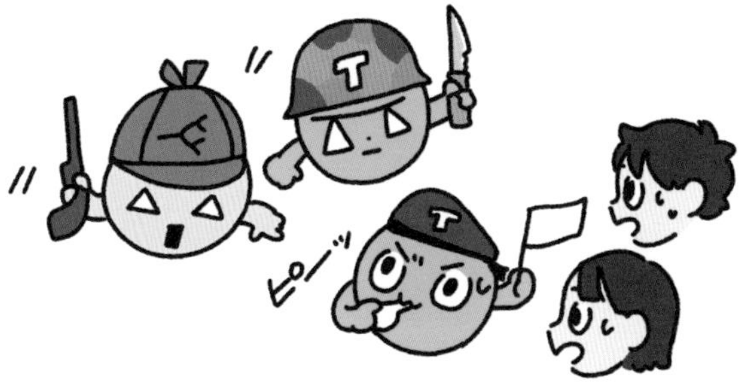

B細胞やT細胞が特定の抗原に“あえて”反応しない状態

免疫学的寛容

B細胞やT細胞が、“特定の抗原”に“あえて”反応しない状態を「免疫学的寛容」と呼びます。中でも自分自身のカラダの一部分（自己抗原）に対する免疫学的寛容を「自己寛容」と呼びます。でも免疫学的寛容が起こるのは、自己抗原に限りません

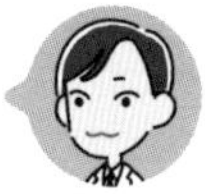

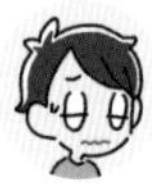

え？ 自分以外のものに対してB細胞やT細胞が反応しなくなったら困ったことになるでしょ？

そう思いますよね。でも、たとえば食べ物の成分（食物抗原）に対していちいち反応する必要はないでしょう？ 食物抗原は自分のカラダの成分とは違うものですが、いちいち免疫応答が起こってしまったら大変ですよね

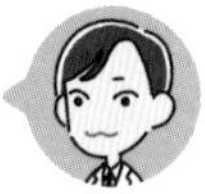

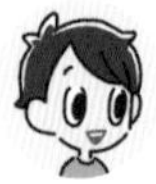

たしかに！ そういうことか！

それにもう1つ大事なことがあります。私たちは「免疫学的寛容」のしくみがあるおかげで生まれてくることができるのです

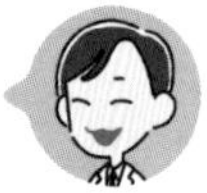

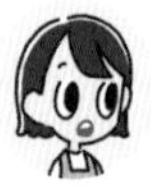

どういうこと？？

DIGEST

- B細胞やT細胞が**特定の抗原に“あえて”反応しない状態を「免疫学的寛容」**と呼び、とくに**自分自身のカラダの一部分（自己抗原）に対する免疫学的寛容を「自己寛容」**と呼ぶ
- 妊娠した母親のB細胞やT細胞が、父親に由来する抗原に対して“あえて”反応しないことも、免疫学的寛容の典型例である

妊娠した母親にとって、お腹の中にいる胎児の抗原の半分は母親に由来し、もう半分は父親に由来します。母親にとって父親に由来する抗原は「非自己抗原」ですが、母親の免疫細胞は父親由来の抗原には反応しないように仕組まれています。だから胎児は母親のお腹の中で成長できるというわけです

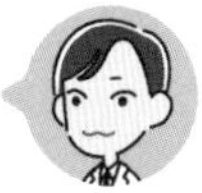

「免疫学的寛容」の例

自分自身の成分（自己抗原）に対する免疫学的寛容

T
ボク元気！

自分ではない抗原（非自己抗原）に対する免疫学的寛容

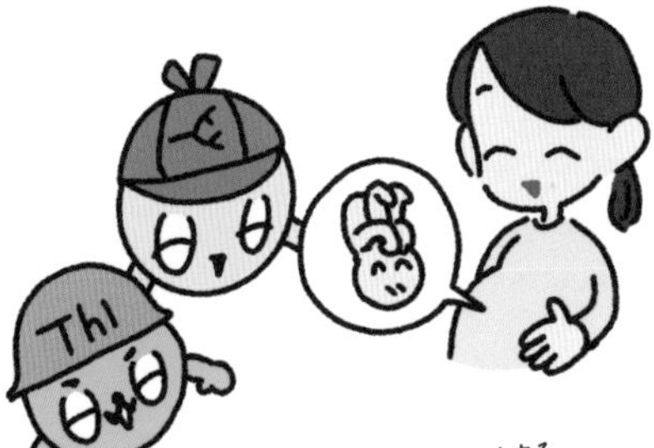
Th1

自己抗原に対する
免疫学的寛容を
「自己寛容」と呼びます

自分のカラダを攻撃しないしくみ

中枢性自己寛容と末梢性自己寛容

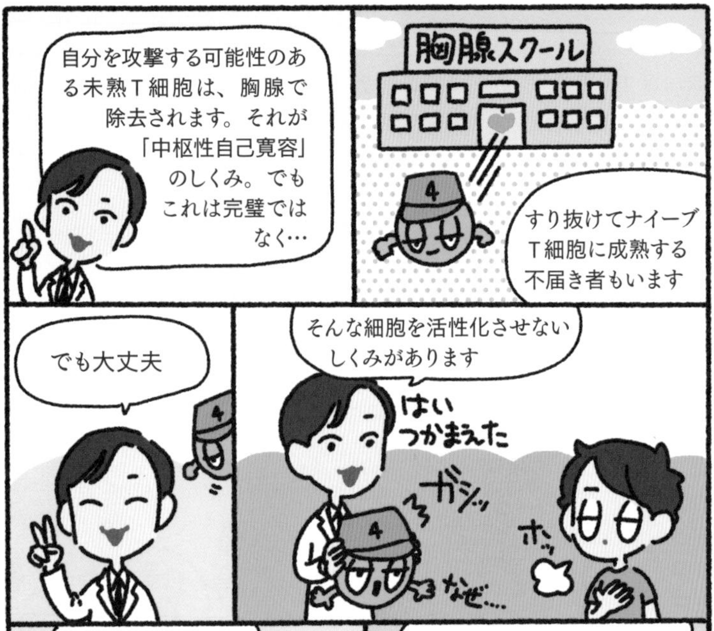
自分を攻撃する可能性のある未熟T細胞は、胸腺で除去されます。それが「中枢性自己寛容」のしくみ。でもこれは完璧ではなく…
胸腺スクール
すり抜けてナイーブT細胞に成熟する不届き者もいます
でも大丈夫
そんな細胞を活性化させないしくみがあります
はい つかまえた
ガシッ
ホッ
なぜ....
もぉ勝手に出てきちゃダメじゃん
うるせぇ！
チェッ
オマエ頭悪そうな顔だな！
めっちゃメンタル攻撃してくるんだけど！？

DIGEST

- 「**中枢リンパ器官**」で生じる自己寛容を「**中枢性自己寛容**」と呼ぶ
- 自己抗原に反応する、自己反応性未熟B細胞と自己反応性未熟T細胞を除去するしくみを指す
- 「**末梢リンパ器官**」や「**末梢組織**」で生じる自己寛容を「**末梢性自己寛容**」と呼ぶ

中枢性自己寛容　　末梢性自己寛容

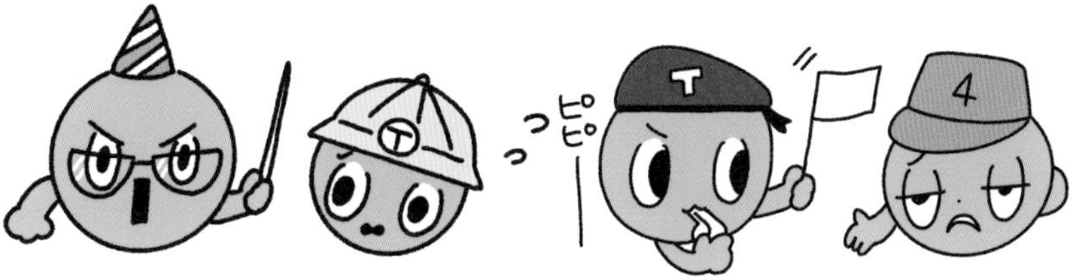

「自己寛容」のしくみはB細胞の場合とT細胞の場合とで異なります。まずT細胞から解説します。121ページで、プロT細胞が「胸腺」で成熟する話をしましたが、その中には成熟の途中で「自己抗原に反応する未熟T細胞」になるものがいます。この「**自己反応性未熟T細胞」の多くは胸腺で除去されます**。除去されなかった一部は「**胸腺由来制御性T細胞（178ページ）」として成熟し、自己抗原に対する免疫応答を抑制します**。以上の2つのしくみがT細胞の場合の「**中枢性自己寛容**」です。

自己反応性未熟T細胞の中には、胸腺で除去されず、しかも胸腺由来制御性T細胞にもならず“すり抜けて”成熟し、胸腺を出るものがいます。そのような「**自己反応性ナイーブT細胞」を、リンパ節や脾臓などの「末梢リンパ器官」で活性化させないしくみを「末梢性自己寛容」と呼びます**。さらに、そのしくみをも“すり抜けて”活性化した「自己反応性エフェクターT細胞」を、「末梢組織」で働かないように抑え込むしくみがあり、これもまた「末梢性自己寛容」と呼びます。

自己寛容の全体像
（T細胞の場合）

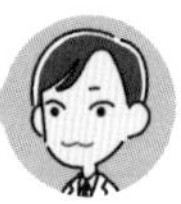

まずはT細胞の場合の「自己寛容の全体像」をつかみましょう。下の図ではTh1 細胞の場合が描かれていますが、そのほかのエフェクターT細胞たち（39 ページ）の場合も同様です

中枢性自己寛容

自己抗原に反応する「自己反応性未熟T細胞」を除去したり、制御性T細胞を生み出すしくみ

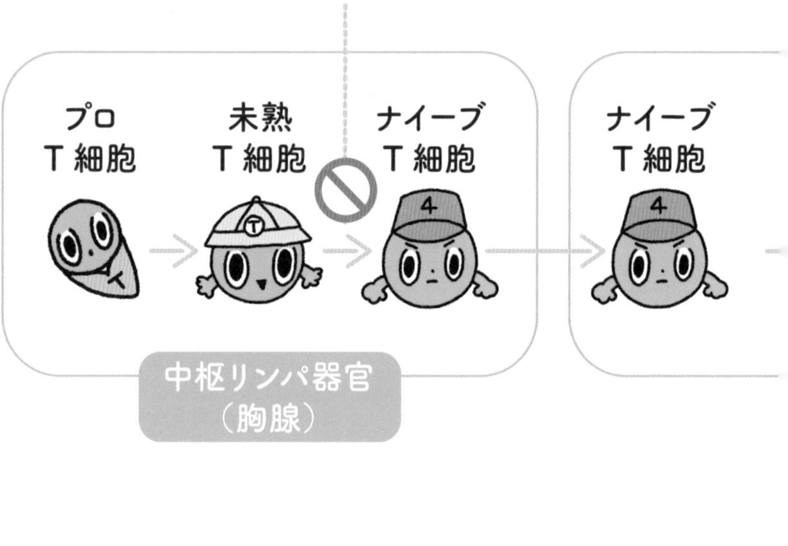

★組織（tissue）と末梢組織（peripheral tissue）

- 「組織」とは「似た構造や機能を持つ細胞どうしが集まってできたもの」
- 「末梢組織」とは、何を「中枢」とみなすかによって指し示すものが変わる
- とくに「リンパ球を生み出すこと」に着目して、「骨髄」と「胸腺」を「中枢」とみなせば、それ以外のカラダの部分は「末梢リンパ器官」と「末梢組織」となる

末梢性自己寛容

自己反応性ナイーブT細胞が末梢リンパ器官で自己抗原と出会っても活性化させない。たとえ活性化して自己反応性エフェクターT細胞となっても「制御性T細胞（178 ページ）」や「免疫チェックポイント分子（182 ページ）」でブレーキをかけるしくみ

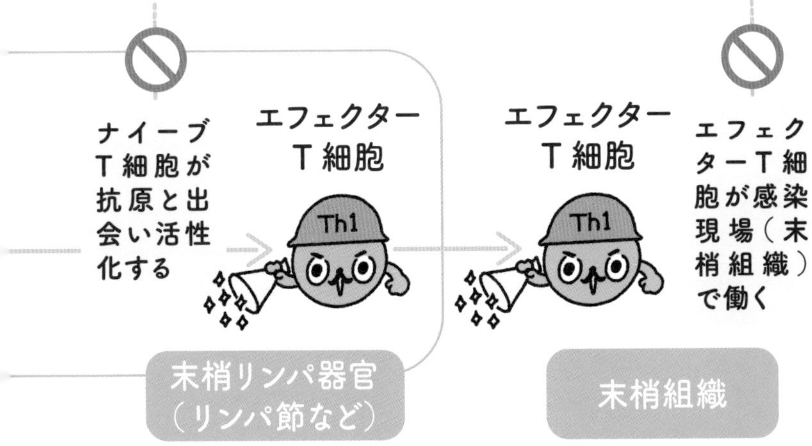

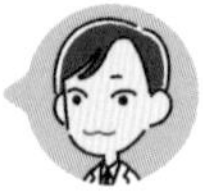

さて、T細胞の場合の「自己寛容」のしくみについて、具体的に解説しましょう。**自己反応性未熟T細胞は胸腺でほぼ除去されます**（152ページの図）。**除去されない一部の細胞は「胸腺由来制御性T細胞」となって、自己抗原に対する免疫応答を抑え込みます**。これらのしくみが「**中枢性自己寛容**」です

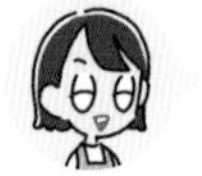

プロT細胞が成熟する胸腺を「中枢リンパ器官」って呼ぶから、そこで起こる自己寛容が「中枢性自己寛容」なのね

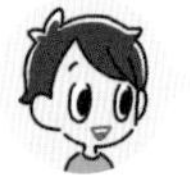

じゃあ「末梢性自己寛容」は「末梢リンパ器官」で起こるの？

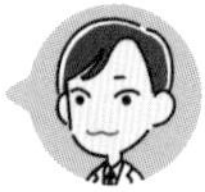

鋭い！そのとおりです。実は、「中枢性自己寛容」のしくみは完璧ではありません。すべての自己反応性未熟T細胞が胸腺で除去されるわけではありません。除去されることもなく、制御性T細胞に転身することもなく成熟してしまうヤツがいるんです

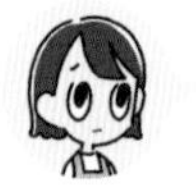

すり抜け！なんとかしなきゃ！

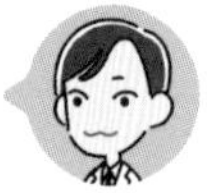

それをなんとかするしくみが「末梢性自己寛容」です。自己反応性ナイーブT細胞も、病原体の抗原に反応するナイーブT細胞と同じくリンパ節や脾臓などの末梢リンパ器官に立ち寄ります。そこで彼らが自己抗原に反応して活性化してしまっては大変ですね。でも**末梢リンパ器官には、自己反応性ナイーブT細胞が活性化しないようなしくみが用意されているのです**

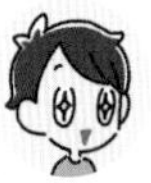

詳しく知りたい！

その話はこのレッスンの後半で（174 ページ以降）。さらに運悪く、自己反応性ナイーブT細胞が活性化したとしても「制御性T細胞（178 ページ）」や「免疫チェックポイント分子（180、188 ページ）」などで抑え込むしくみもあります

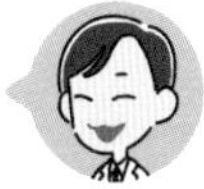

どこで何が起きている？早見表
「免疫応答」と「自己寛容」

T細胞はどこにいる？	T細胞は何をしている？	自己寛容のしくみ
中枢リンパ器官（胸腺）	多様なT細胞受容体を持った未熟T細胞が生まれ、成熟したナイーブT細胞となる	自己反応性未熟T細胞を除去する。自己反応性未熟T細胞の一部は胸腺由来制御性T細胞として成熟し、自己反応性免疫応答を抑制する（中枢性自己寛容）
末梢リンパ器官（リンパ節や脾臓など）	成熟したナイーブT細胞が抗原と出会い、活性化して増殖し、エフェクターB細胞やエフェクターT細胞になる 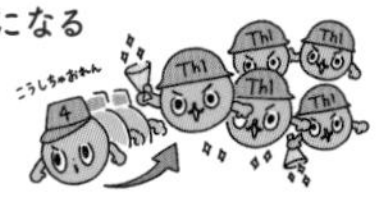	自己反応性ナイーブT細胞を末梢器官で活性化させない。仮に活性化してエフェクターT細胞となっても免疫チェックポイント分子や制御性T細胞で働きを抑制する（末梢性自己寛容） 
末梢組織	病原体が感染した現場や腫瘍が発生した現場でエフェクターT細胞が働く 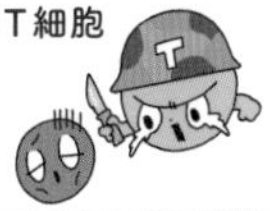	

胸腺での厳しい“選抜試験”

T細胞の「正の選択・負の選択」

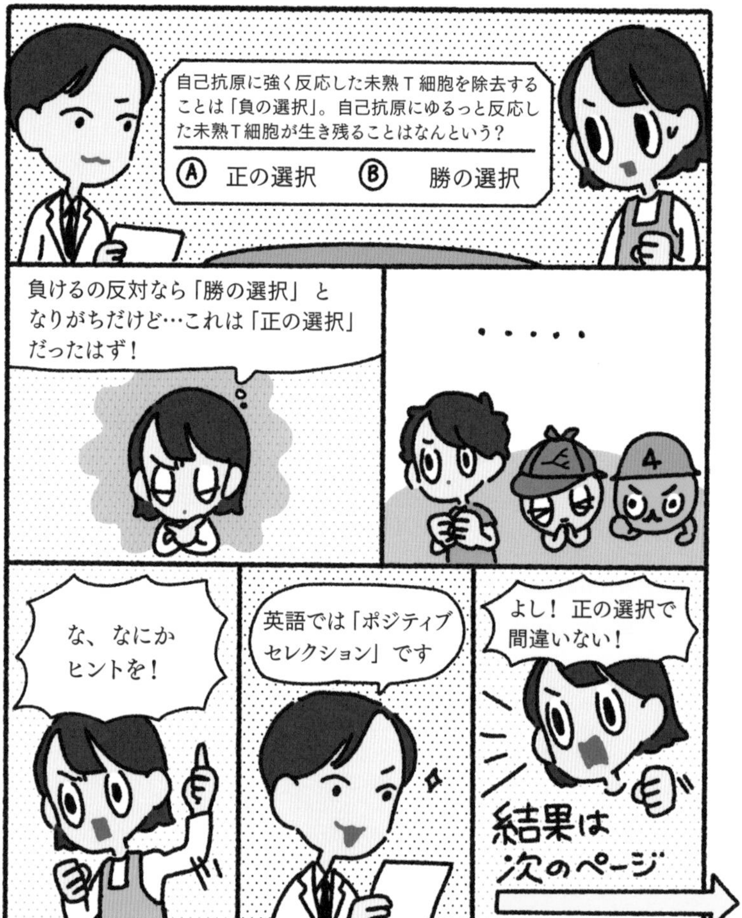
自己抗原に強く反応した未熟T細胞を除去することは「負の選択」。自己抗原にゆるっと反応した未熟T細胞が生き残ることはなんという?
Ⓐ 正の選択 Ⓑ 勝の選択
負けるの反対なら「勝の選択」となりがちだけど…これは「正の選択」だったはず!
……
4
な、なにかヒントを!
英語では「ポジティブセレクション」です
よし! 正の選択で間違いない!
結果は次のページ

DIGEST

- 胸腺では「**胸腺上皮細胞**」が**未熟T細胞の自己抗原に対する結合力をテストする**
- 自己抗原に強く結合する未熟T細胞は、細胞死で除去される（**負の選択**）。まったく結合しない未熟T細胞も細胞死を起こす
- 自己抗原にゆるく結合した未熟T細胞だけが生き残る（**正の選択**）

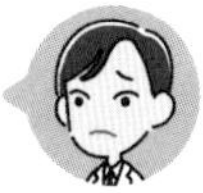

自己抗原に反応する未熟T細胞が胸腺でほぼ除去される話を154ページでしました。このしくみについて詳しく解説しましょう。胸腺はプロT細胞（39ページ）が成熟する場所。そこで彼らは、それぞれ異なるT細胞受容体をつくり、全体として無数の種類の受容体を生み出します（124ページ）。でも、そのような受容体の中には「自己抗原に反応してしまうもの」や「自己抗原にまったく反応しないもの」もあるんです

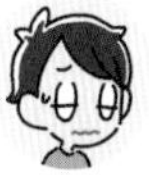

受容体づくりに失敗しちゃう子がいるのかぁ…

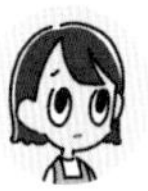

役に立たない受容体ならまだしも、自己抗原に反応してしまう受容体を持った子が働きに出ていくのは不安ね

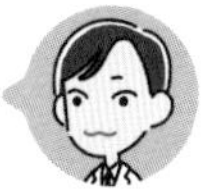

そうですね。だから「**自己抗原に反応する受容体**」や「**機能しない受容体」をつくった未熟T細胞を生き残らせないように、胸腺で過酷な"選抜試験"を行う**のです

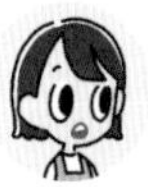

え！試験？！

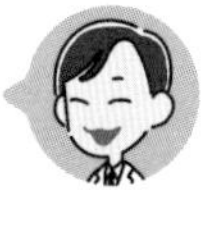

そうなんです。自己抗原に強く反応した未熟T細胞を除去することを「負の選択」、自己抗原にゆるっと反応した未熟T細胞が生き残ることは「正の選択」と呼びます。というわけで先ほどのクイズですが、ヒナさん正解です！次のページで未熟T細胞が胸腺で受ける試験について解説します

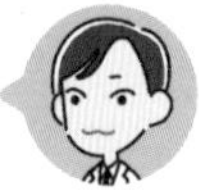

胸腺には「胸腺上皮細胞」と呼ばれる細胞がいます。胸腺上皮細胞は、T細胞たちが将来出会うであろう抗原提示細胞（114 ページ）や、正常なカラダの細胞の“代役”となって、未熟T細胞を教育します。彼はいわば“先生”です

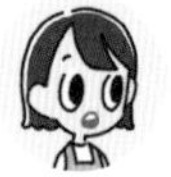

ちゃんとした先生がいるのね！ どんなテストを受けるの？

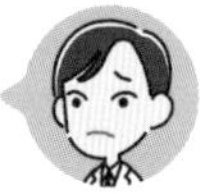

先生は「クラスⅠ MHC 分子（90 ページ）」と「クラスⅡ MHC 分子（116 ページ）」に「自己抗原ペプチド（76 ページ）」をのせて、未熟T細胞の「T細胞受容体（93 ページ）」の結合能力をテストします。このテストに強く反応した未熟T細胞、つまり**「自己抗原ペプチドをのせた MHC 分子」に強く結合した未熟T細胞は、将来、自己抗原に反応して自分のカラダを攻撃しかねないため、“不合格”となり、除去されてしまう**わけです

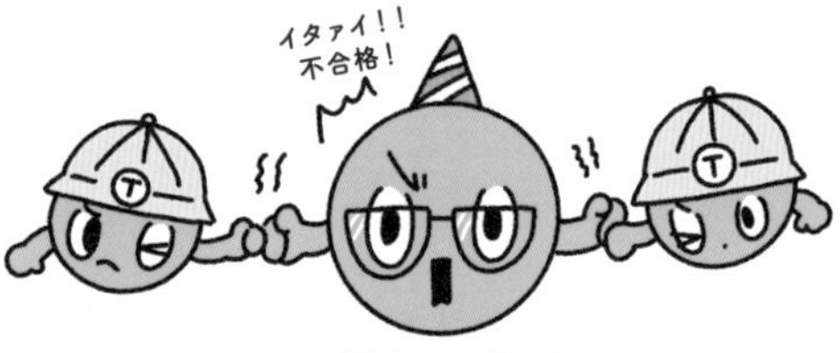
イタァイ！！
不合格！

胸腺上皮細胞

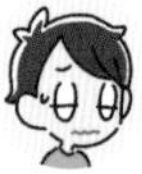

自己抗原ペプチドに反応しちゃったからアウトなんだね

そうです。しかし、**自己抗原ペプチドをのせたクラスⅠ MHC 分子やクラスⅡ MHC 分子に“まったく反応しない”T細胞受容体を持った未熟T細胞も残念ながら失格**です

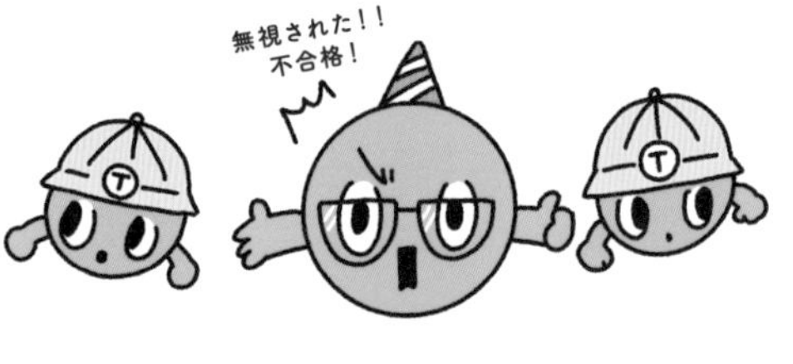
無視された！！
不合格！

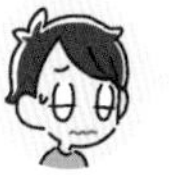

反応しなくてもダメなの！？ じゃあ誰が合格できるんだよ！

キーワードはこの本のタイトルにもある“ゆるっと”です！ **自己抗原ペプチドをのせたクラスⅠ MHC 分子やクラスⅡ MHC 分子に“ゆるっと”結合できる未熟T細胞だけが合格**なんです

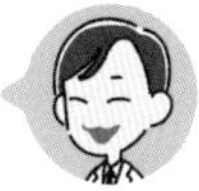

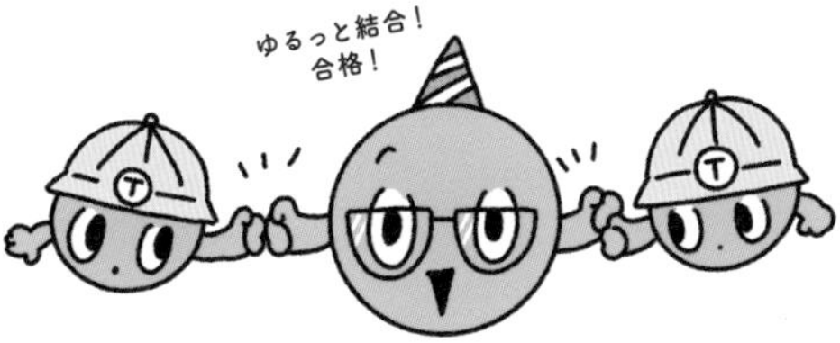

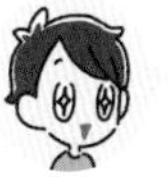

まさかの“ゆるっと”！！

そう“ゆるっと”。クラスⅠ MHC 分子にゆるっと結合できた未熟T細胞はナイーブ CD8 陽性T細胞に成熟し、クラスⅡ MHC 分子にゆるっと結合できた未熟T細胞はナイーブ CD4 陽性T細胞に成熟します。実はこの試験を突破して胸腺を卒業できるのは、未熟T細胞全体の数パーセントしかいません！

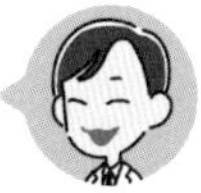

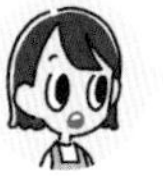

全体の数パーセント！？ そんな学校は聞いたことないわ

そうなんです…。“不合格”となった未熟T細胞は「アポトーシス」と呼ばれる細胞死を起こします。とても非情な世界ですが、これが自己反応性未熟T細胞を除去する「中枢性自己寛容」のしくみです。**自己抗原ペプチドに強く反応した未熟T細胞を除去することを「負の選択」、自己抗原ペプチドにゆるっと反応した未熟T細胞が生き残ることを「正の選択」と呼びます**

未熟T細胞の“職業”を決める分子

CD4とCD8再び！

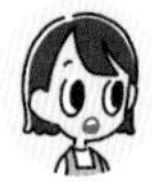

未熟T細胞が受ける“試験”（158 ページ）では、クラスⅠ MHC 分子に“ゆるっと”結合した未熟T細胞がナイーブ CD8 陽性T細胞に、クラスⅡ MHC 分子に“ゆるっと”結合した未熟T細胞がナイーブ CD4 陽性T細胞に成熟するのよね？ ということは未熟T細胞たちは、試験中に将来の職業が決まるの？

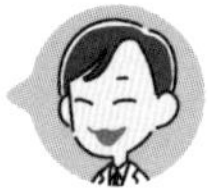

そのとおりです！ 36 ページでは細胞の“背番号”として紹介した CD4 と CD8 ですが、これらは単なる背番号ではなく、**T細胞の“職業”を決める分子**でもあるんです。最も幼若な段階のT細胞（プロT細胞）は CD4 も CD8 も持ちませんが、未熟T細胞になると CD4 と CD8 の両方を持ちます

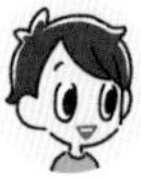

へぇ！細胞を見分けるだけの目印じゃなくて、成熟段階の目印でもあるんだね

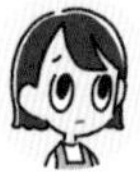

ちょっと待って。未熟T細胞は CD4 と CD8 の両方を持つのよね？ 成熟T細胞になると CD4 か CD8 のいずれかだけを持つってことは…どちらかは消えちゃうの？

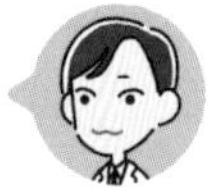

そういうことです！ ここで大事なポイント。**「CD4 はクラスⅡ MHC 分子が好き」でくっつき、「CD8 はクラスⅠ MHC 分子が好き」でくっつく**ことをおさえてください。より詳しくいうと、CD4 はT細胞受容体とクラスⅡ MHC 分子との結合を横から助け、CD8 はT細胞受容体とクラスⅠ MHC 分子との結合を横から助けます

- CD4はT細胞受容体とクラスⅡ MHC分子との結合を助け、CD8はT細胞受容体とクラスⅠ MHC分子との結合を助ける
- 未熟T細胞の表面にはCD4とCD8の両方がある
- 未熟T細胞は胸腺での“選抜試験”を経てCD4かCD8のいずれかのみを持つナイーブT細胞となる

なるほど…

たとえば自己抗原ペプチドをのせた胸腺上皮細胞のクラスⅠ MHC分子に“ゆるっと”結合することのできる未熟T細胞が試験に合格するわけですが、このとき、クラスⅠ MHC分子にはCD8もくっついているのです

CD8はクラスⅠMHC分子が好きだからね

そうです。**クラスⅠ MHC分子に“ゆるっと”結合したT細胞は使っていないCD4を捨てて「ナイーブCD8陽性T細胞」として成熟**します。では、自己抗原ペプチドをのせたクラスⅡ MHC分子に“ゆるっと”結合した未熟T細胞がどうなるかは、もう分かりますよね？

クラスⅡ MHC分子が好きなのはCD4だから、CD4を使うのよね。だから**使っていないCD8を捨てて「ナイーブCD4陽性T細胞」となるのね！**

そのとおりです！

CD4とCD8の2つの選択肢を両方持つ状態で試験を受けて、使わないCD分子を捨てて将来の職業を決めるなんて面白い！

一度ダメでも“再試験”のチャンスあり

B細胞の「受容体編集」

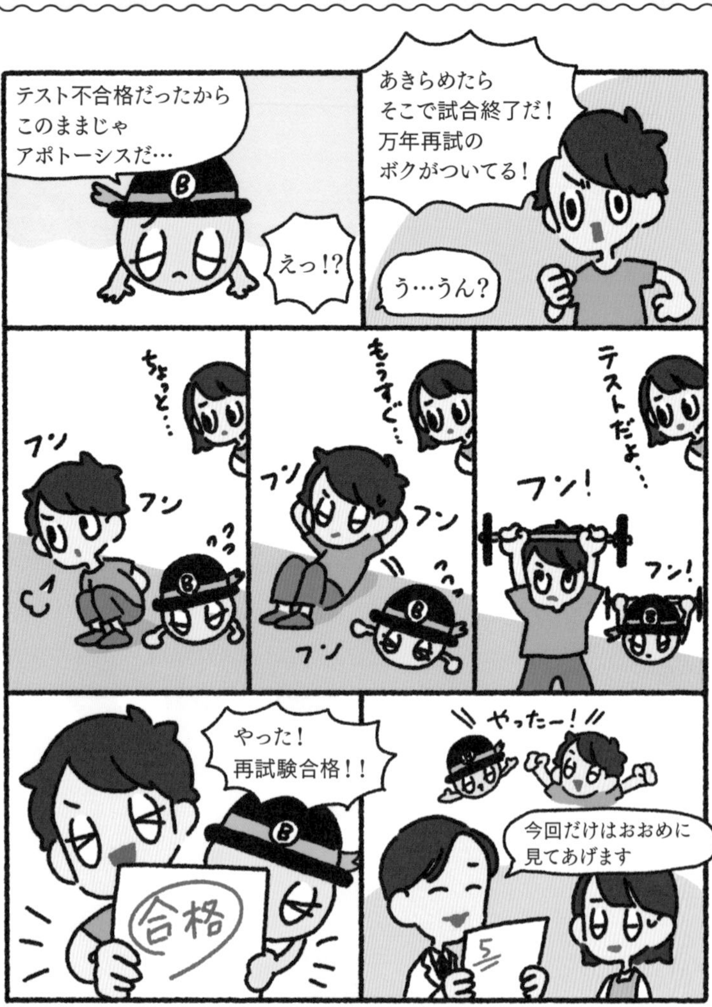
テスト不合格だったから
このままじゃ
アポトーシスだ…
えっ!?
あきらめたら
そこで試合終了だ！
万年再試の
ボクがついてる！
う…うん?
フン
フン
ちょっと…
フン
フン
もうすぐ…
フン
フン!
テストだよ…
フン!
やった！
再試験合格！！
合格
やったー！
今回だけはおおめに
見てあげます

DIGEST

- 自己抗原に反応するB細胞受容体をつくった未熟B細胞は骨髄で除去されるが、その前に**B細胞受容体をつくり直す「受容体編集」**のチャンスが与えられる
- つくり直したB細胞受容体が、再び自己抗原に反応すれば不合格で除去されるが、自己抗原に反応しなくなれば、生き残り確定！

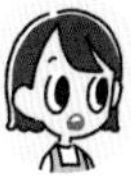

自己抗原に反応しちゃう未熟T細胞は胸腺で除去されるけど、自己抗原に反応する未熟B細胞も骨髄で除去されるの？

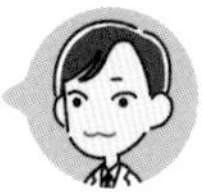

そうです。でも未熟T細胞と未熟B細胞では除去のされ方に違いがあります。未熟T細胞の場合は自己抗原に反応するT細胞受容体を一度でもつくると“不合格”でしたよね。一方の未熟B細胞の場合は…なんと！“再試験”のチャンスが与えられます

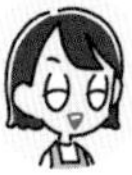

救済措置があるのね！

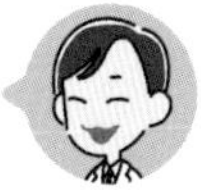

自己抗原に反応するB細胞受容体をつくってしまった未熟B細胞には、もう一度受容体をつくり直すチャンスが与えられます。このつくり直しを「受容体編集」と呼びます。つくり直した受容体が、自己抗原に再び反応してしまうと今度こそ“不合格”。未熟B細胞はアポトーシスを起こしますが、自己抗原に反応しなければ生き残り確定！ 骨髄を無事に卒業できるんです

未熟B細胞が骨髄で“試験”を受ける様子をまとめました

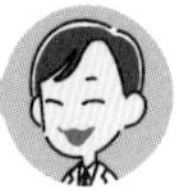

B細胞における中枢性自己寛容の全体像

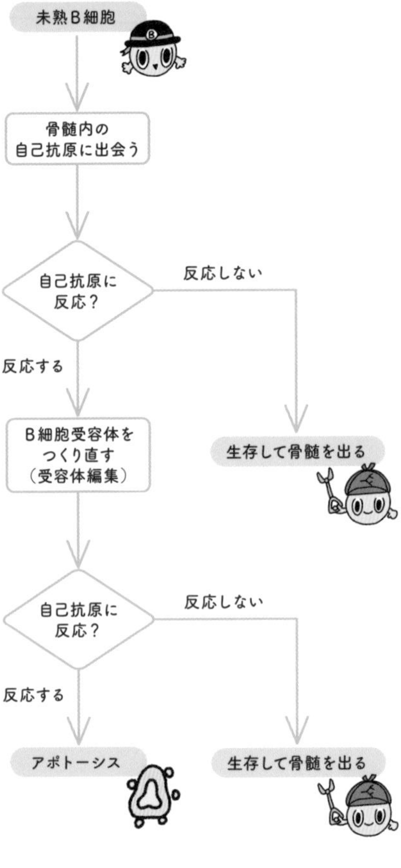

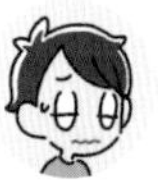

未熟T細胞には再試験がないのに、未熟B細胞には再試験があるの、ちょっとズルくない?

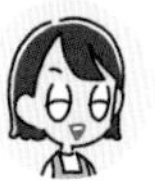

ハジメだってこの前「再試験のおかげで留年回避した〜」ってサワいでたじゃない。一緒よ!

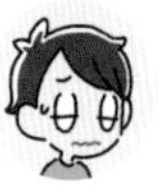

ぐぬぬぬ…

T細胞とB細胞の中枢性自己寛容

T細胞の場合 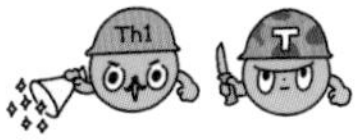	B細胞の場合 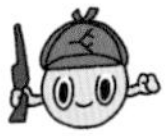
・胸腺で自己反応性未熟T細胞が除去される	・骨髄で自己反応性未熟B細胞が除去される
・胸腺で自己反応性未熟T細胞の一部が「胸腺由来制御性T細胞」になる	・骨髄で自己反応性未熟B細胞の一部が受容体をつくり直して(受容体編集)再試験を受ける

自己反応性T細胞を末梢リンパ器官や末梢組織で抑え込む

末梢性自己寛容（T細胞の場合）

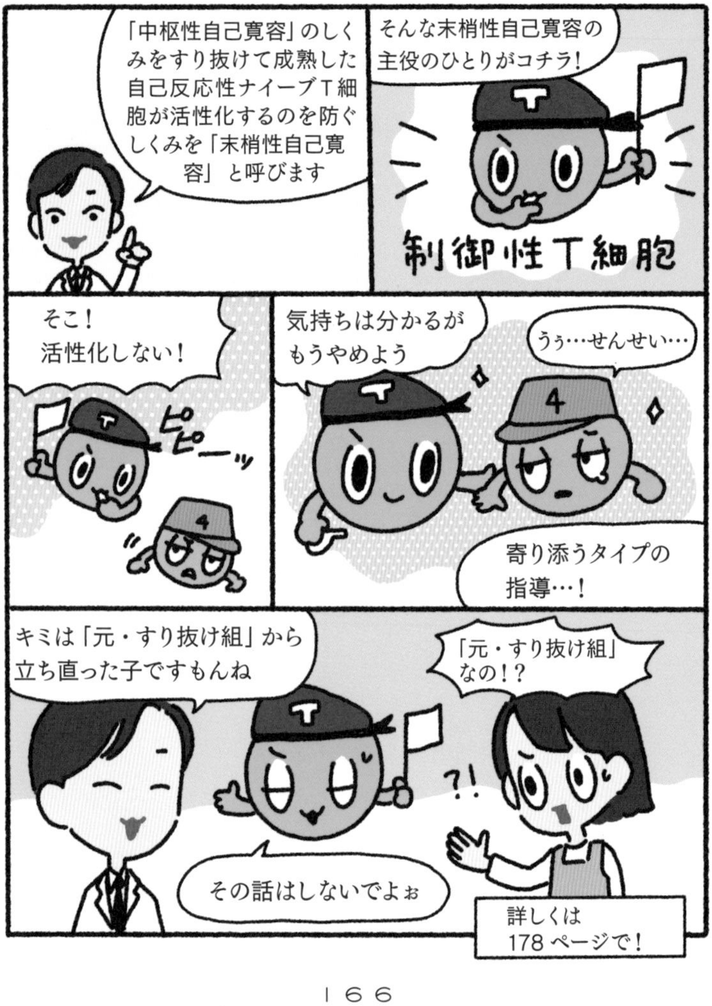
「中枢性自己寛容」のしくみをすり抜けて成熟した自己反応性ナイーブT細胞が活性化するのを防ぐしくみを「末梢性自己寛容」と呼びます
そんな末梢性自己寛容の主役のひとりがコチラ！
制御性T細胞
そこ！
活性化しない！
ピピーッ
気持ちは分かるがもうやめよう
うぅ…せんせい…
寄り添うタイプの指導…！
キミは「元・すり抜け組」から立ち直った子ですもんね
「元・すり抜け組」なの！？
?!
その話はしないでよぉ
詳しくは
178ページで！

DIGEST

- **自己反応性ナイーブT細胞を、「末梢リンパ器官」で活性化させないしくみがある**
- 自己反応性ナイーブT細胞が仮に活性化してエフェクターT細胞になったとしても、その働きを「末梢組織」で抑制する
- 以上のしくみがT細胞の場合の「**末梢性自己寛容**」である

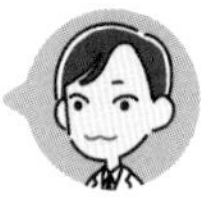

158ページから159ページにかけて、自己抗原に反応する未熟T細胞が胸腺で除去される話をしてきました。これは、胸腺という「中枢性リンパ器官」で生じる自己寛容なので「中枢性自己寛容」と呼びましたね

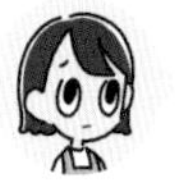

「寛容」なんていうくせにちっとも優しくない超絶厳しい選抜試験のことね

そうです。しかし、そんな難関選抜試験のしくみも完璧ではありません。自己反応性未熟T細胞が除去されずにナイーブT細胞として成熟し、胸腺を卒業してしまうことがあります

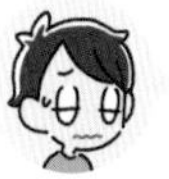

ズルするやつがいるんだなぁ〜

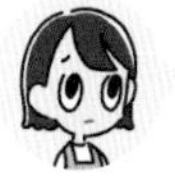

そんな危ない細胞がすり抜けていっちゃったら、大変なことになるわよね?

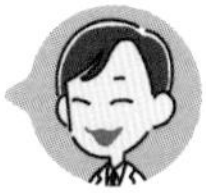

でも大丈夫! **胸腺の選抜試験をすり抜けた自己反応性ナイーブT細胞を、リンパ節や脾臓などの「末梢リンパ器官」で活性化させないしくみ**がちゃんとあります。詳しくは172ページからお話ししますね

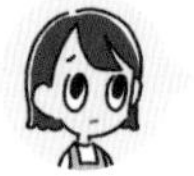

一応確認するけど、そのしくみは完璧なのよね？ またズルして活性化する子がいたりしない？

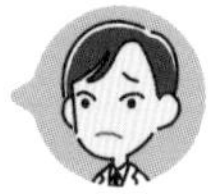

……実は、いるんですよね…

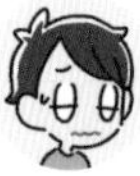

なんてこった！！ 活性化しちゃったらいよいよ大変だ！

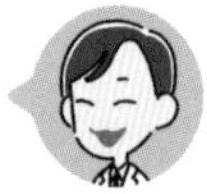

ところが、それも大丈夫なんです。**仮に自己反応性ナイーブT細胞が末梢リンパ器官で活性化してエフェクターT細胞（ヘルパーT細胞や細胞傷害性T細胞）になったとしても、彼らを抑え込むしくみがあります**

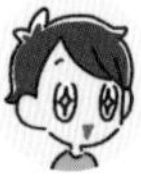

さすがだ！ボクのカラダ！！！

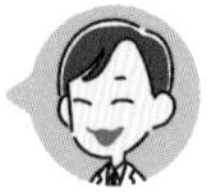

T細胞やB細胞が成長したり働いたりする舞台ごとに“緊急ブレーキ”はしっかりと用意されています。詳しい解説に入る前に、次のページで「T細胞の場合の自己寛容の全体像」を再確認しましょう。これまで解説してきたのは「中枢性自己寛容」のしくみ。そして、これから解説していくのは、「末梢リンパ器官」で自己反応性ナイーブT細胞を活性化させないことや、「末梢組織」で自己反応性エフェクターT細胞を抑え込む「末梢性自己寛容」のしくみです

自己寛容の全体像（T細胞の場合）

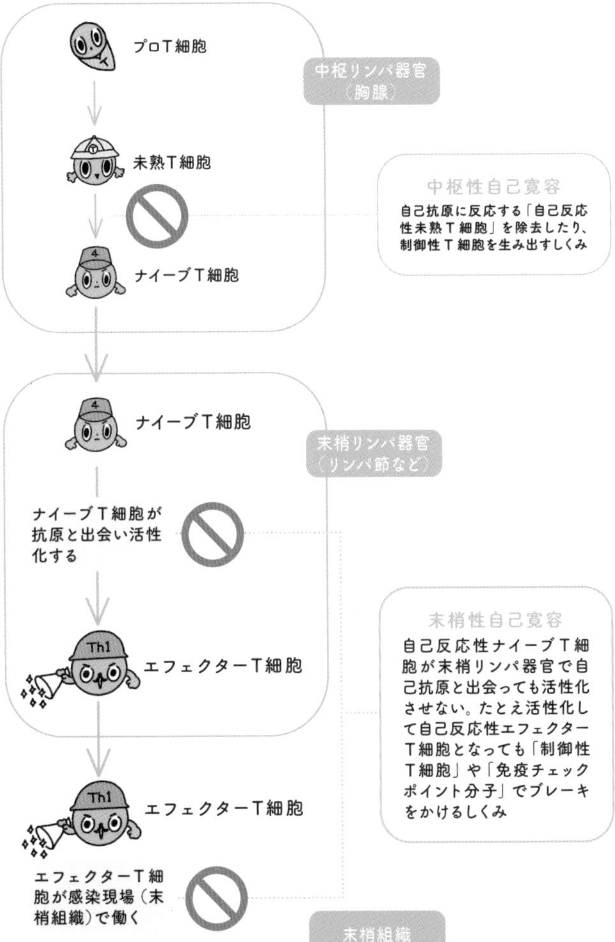
プロT細胞
中枢リンパ器官（胸腺）
未熟T細胞
中枢性自己寛容
自己抗原に反応する「自己反応性未熟T細胞」を除去したり、制御性T細胞を生み出すしくみ
ナイーブT細胞
ナイーブT細胞
末梢リンパ器官（リンパ節など）
ナイーブT細胞が抗原と出会い活性化する
Th1
エフェクターT細胞
末梢性自己寛容
自己反応性ナイーブT細胞が末梢リンパ器官で自己抗原と出会っても活性化させない。たとえ活性化して自己反応性エフェクターT細胞となっても「制御性T細胞」や「免疫チェックポイント分子」でブレーキをかけるしくみ
Th1
エフェクターT細胞
エフェクターT細胞が感染現場（末梢組織）で働く
末梢組織

細胞から細胞へ情報を伝えるしくみ

リガンドと受容体

樹状細胞がナイーブT細胞に抗原を提示して刺激したり、ある細胞がほかの細胞に働きかけるためにサイトカインを放出したり、細胞どうしは、まるで“会話”をするように情報を伝達しあいます。この細胞どうしの「情報伝達」は、これから解説する「末梢性自己寛容」の内容にも大きく関わってきます。そこで、情報伝達のしくみについて改めて解説しましょう

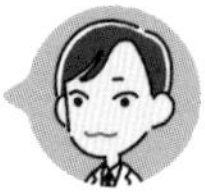

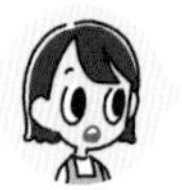

“会話” をしているように見えるけれど、実際にはどうやって情報を伝えているかってことね?

そうです！ 細胞どうしの情報伝達のしくみは大きく2つあります。1つは**「細胞どうしで直接触れ合う」しくみ**。もう1つは**「離れた細胞にむけて分子を飛ばす」しくみ**です。いずれのしくみにおいても、**情報を受け止める分子を「受容体」**と呼び、**受容体にくっついて情報を送る分子を「リガンド」**と呼びます

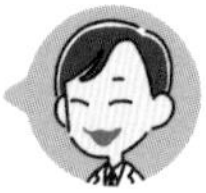

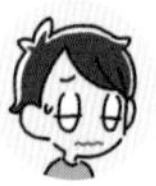

「受容体」はここまでにたくさん出てきたけど「リガンド」って〜？

リガンドを“鍵”とすれば、受容体は“鍵穴”に相当します。“鍵”と“鍵穴”がくっつくことで細胞が作動するわけです

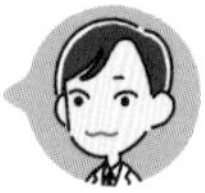

DIGEST

- 細胞から細胞へ情報を伝えるしくみの1つは、細胞表面の分子どうしが直接結合することで情報を伝えるもの。もう1つは、ある細胞が分子を放出し、離れた細胞がその分子を受け止めるもの
- いずれの場合も、**情報を受け止める分子を「受容体」と呼び、受容体に結合する分子を「リガンド」と呼ぶ**

細胞どうしが情報を伝達するしくみ

①細胞の表面にある
分子どうしで直接触れ合う

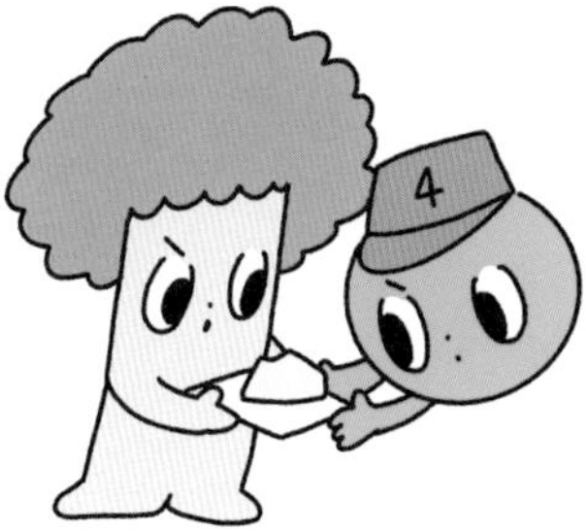

例：樹状細胞がナイーブT細胞に抗原を提示する

②細胞が細胞の外に分子を出して
離れた細胞に働きかける

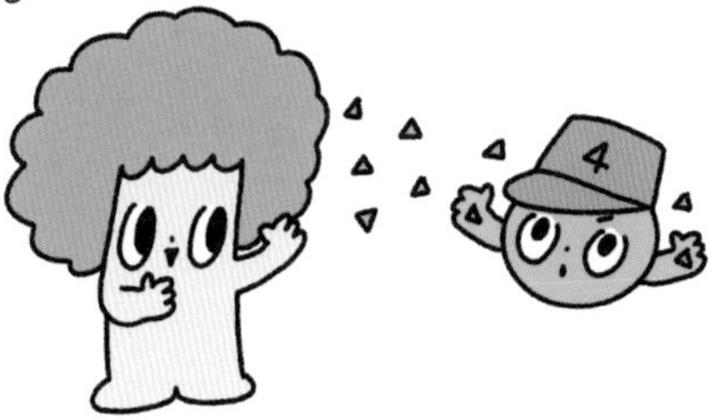

例：樹状細胞が放出したサイトカインをナイーブT 細胞が受け取る

ここでとっておきの覚え方をお知らせ！「情報は文字を書く方向（左から右）に伝達される」と覚えましょう。「左（left）」に位置する分子が「リガンド（ligand）」で「右（right）」に位置する分子が「受容体（receptor）」です。頭文字が呼応していますよ

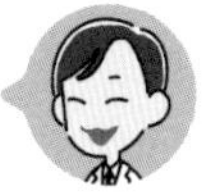

樹状細胞からナイーブT細胞への“ワイロ”

共刺激

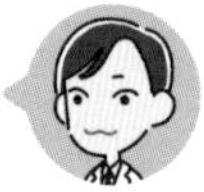

末梢リンパ器官で自己反応性ナイーブT細胞を活性化させないしくみの1つめは、ズバリ「ナイーブT細胞をスネさせる」ことです。81ページで解説したように、リンパ節に駆け込んできた樹状細胞から抗原を提示されたナイーブCD4陽性T細胞は、活性化するとエフェクターCD4陽性T細胞に変身（分化）します。しかし、実はナイーブT細胞は抗原を提示されただけでは活性化しないんです

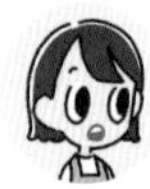

そうなの！？ なんでそんな大事なことを今まで黙って……

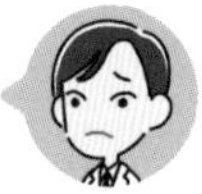

ああ見えてナイーブT細胞はとても気難しい性格でして…。抗原を提示されただけではエフェクターT細胞にはなってくれません。**抗原提示と同時に「共刺激」と呼ばれる第2の刺激、もとい“ワイロ”をもらわなければスネてしまうんです**

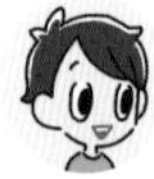

ワイロ！！あんな可愛い見た目して…

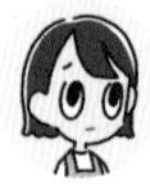

ナイーブT細胞はスネちゃうと活性化してくれないの？

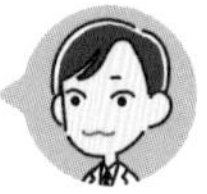

そうです。**ナイーブT細胞のこのような性格を利用したしくみが、T細胞の場合の末梢性自己寛容の1つ**なんです。174ページで「共刺激」をもらえなかったナイーブT細胞がどうなるのかを見ていきましょう

DIGEST

- 末梢リンパ器官でナイーブT細胞を活性化するには、樹状細胞からの抗原提示と同時に「**共刺激**」と呼ばれる第2の刺激が必要
- 樹状細胞がナイーブT細胞に共刺激を与える分子を「共刺激分子」と呼び、その代表として「B7 分子」がある
- ナイーブT細胞はB7 分子を「CD28 分子」で受け止める

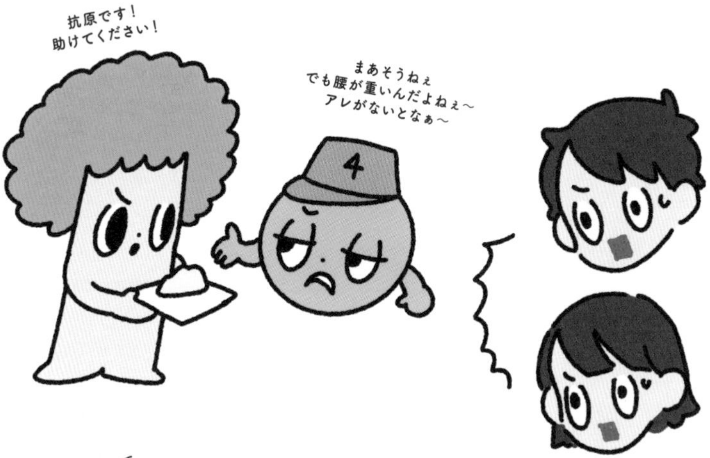
抗原です！
助けてください！
まあそうねぇ
でも腰が重いんだよねぇ〜
アレがないとなぁ〜
4

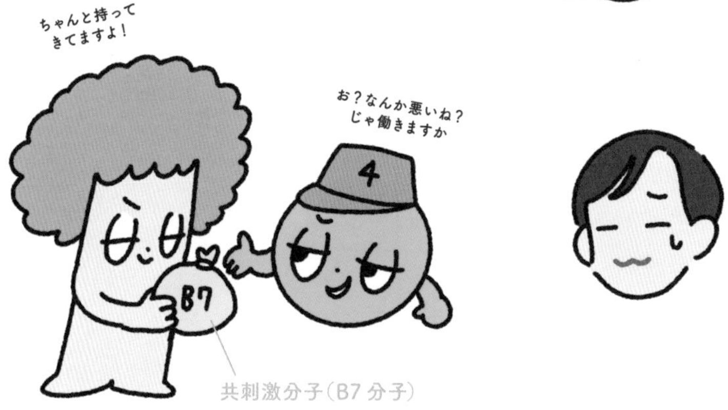
ちゃんと持って
きてますよ！
お？なんか悪いね？
じゃ働きますか
4
B7
共刺激分子(B7 分子)

ナイーブT細胞は“ワイロ”をもらえないと“無気力”に!?

アナジー

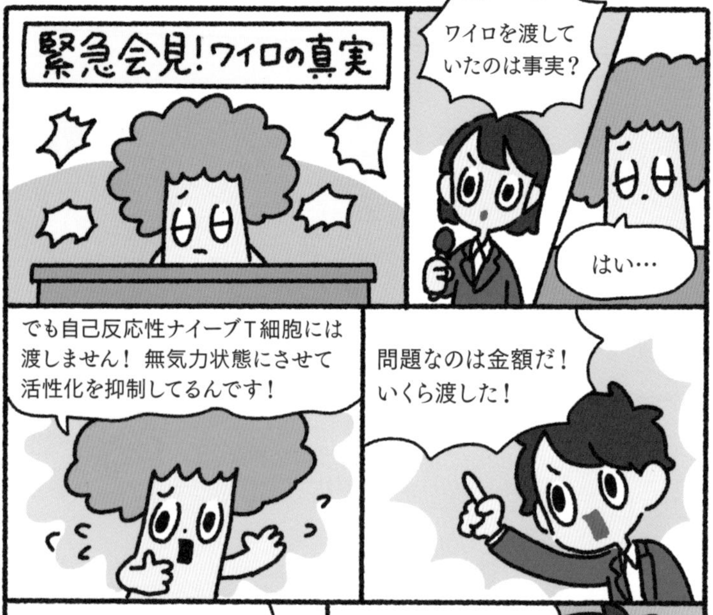
緊急会見!ワイロの真実
ワイロを渡していたのは事実?
はい…
でも自己反応性ナイーブT細胞には渡しません! 無気力状態にさせて活性化を抑制してるんです!
問題なのは金額だ! いくら渡した!
お金じゃありませぇん
なに!?
ちょっとイイ飴玉です
あ、飴玉だってぇ?

- **樹状細胞から抗原を提示されるが、同時に共刺激をもらえなかったナイーブT細胞は、その抗原に対して反応しなくなる。これを「アナジー（無反応）」と呼ぶ**
- **自己反応性ナイーブT細胞も、樹状細胞から抗原を提示されるが同時に共刺激をもらえないことで無反応になっている**

ナイーブT細胞は、樹状細胞から「第1の刺激＝抗原提示」と同時に「第2の刺激＝共刺激＝ワイロ」をもらえないと、スネて働かなくなってしまうという話をしました（172ページ）

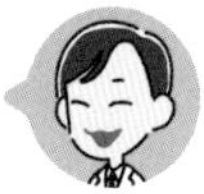

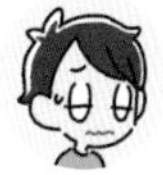

「ワイロがないなら働きにはいかん！」ってか？

そうです。**ナイーブT細胞が樹状細胞から共刺激をもらえないことで抗原に反応しなくなることを「アナジー（無反応）」と呼びます**。なんとも驚きなしくみですが、これこそが「末梢性自己寛容」のしくみの1つです

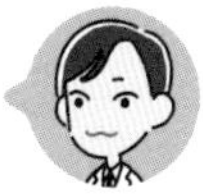

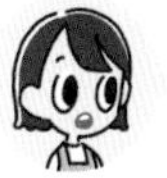

樹状細胞は、自己反応性ナイーブT細胞には“ワイロ”をあげないってこと？

そうですね。**樹状細胞が自己反応性ナイーブT細胞に自己抗原を提示するときは、共刺激を与えない**ようになっています。すると自己反応性ナイーブT細胞はスネてしまう、つまり活性化せず、“**無気力状態**”になってしまうんです

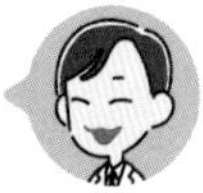

★**アナジー（anergy）**
【語源】「否定を意味する接頭語（a-）」＋「動くこと、働くこと（ergon）」
【関連用語】「エネルギー（energy）」も「働くこと」に関係している

アナジー（無反応）のしくみ

樹状細胞が病原体の抗原を ナイーブT細胞に提示する場合

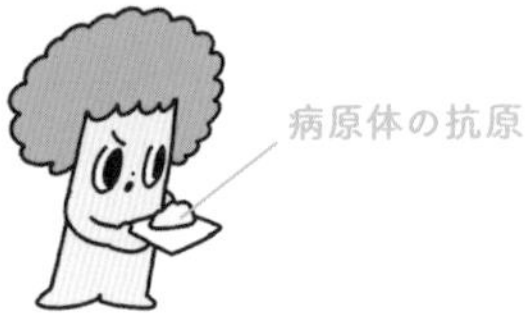
病原体の抗原

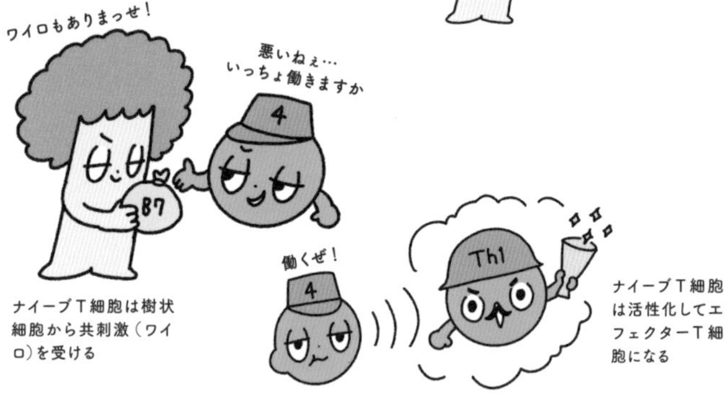
ワイロもありまっせ！
悪いねぇ…
いっちょ働きますか
B7
4
ナイーブT細胞は樹状細胞から共刺激（ワイロ）を受ける
働くぜ！
4
Th1
ナイーブT細胞は活性化してエフェクターT細胞になる

樹状細胞が自己抗原を ナイーブT細胞に提示する場合

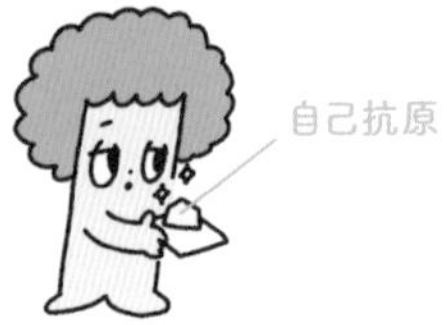
自己抗原

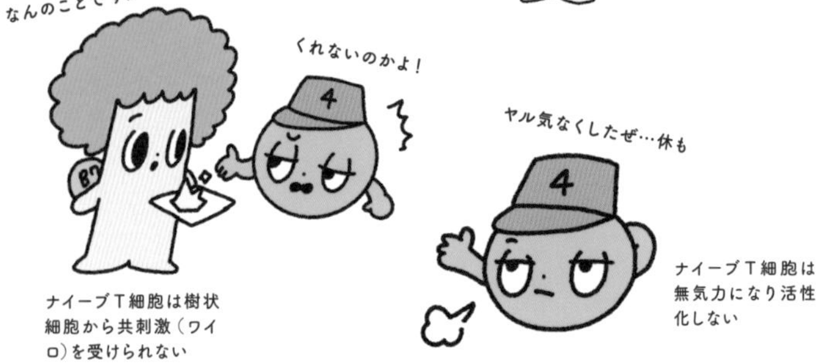
ワイロ…？
なんのことですか？
くれないのかよ！
B7
4
ナイーブT細胞は樹状細胞から共刺激（ワイロ）を受けられない
ヤル気なくしたぜ…休も
4
ナイーブT細胞は無気力になり活性化しない

ところで、なぜ樹状細胞は自己抗原もナイーブT細胞に提示しちゃうの？ そんなことさえしなければ、そもそも自己反応性ナイーブT細胞の活性化なんか心配しなくてもいいのに…

とてもいい質問です！ 樹状細胞はカラダの表面直下で門番を務める細胞のひとりでしたね。彼はつねに周囲のものを飲み込みながら病原体がいないか見張っています。そして飲み込んだものの中に病原体が混じっていれば、樹状細胞はすぐさま活性化してリンパ節に駆け込み、ナイーブT細胞に抗原を提示します

「マズイモノ飲んじゃった！こりゃヤバい！」ってことだ

そうですね。ところが飲み込んだものがマズくないとき、つまり病原体がなくて、自分のカラダの成分だけを飲み込んだときは樹状細胞は活性化しません。それでもリンパ節には走るんです

え…？敵はいないのに走るの？せっかちねぇ

でも自己抗原をナイーブT細胞に提示するときはワイロを渡さないんでしょ？案外、計算高いのかも…

そう、不思議ですよね。病原体を飲み込んで活性化した樹状細胞は細胞表面にワイロをたくさん出しながらリンパ節に駆け込んで適応免疫応答を発動させます。でも**自分のカラダの成分を飲み込んだだけの活性化していない樹状細胞はワイロを持たずにリンパ節に駆け込んで、自己反応性T細胞のヤル気をなくさせる**…というわけです

LESSON 5-11 自己寛容⑪ 末梢性自己寛容のしくみ②

自己反応性T細胞を抑え込むT細胞

制御性T細胞

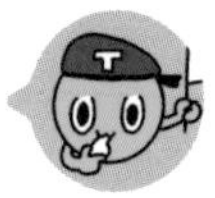

自己反応性ナイーブT細胞を活性化させない、もう1つのしくみが、このボク「制御性T細胞」による抑制なんだ。ヘルパーT細胞が免疫応答のアクセル役ならボクら**制御性T細胞は免疫応答のブレーキ役**って感じだね

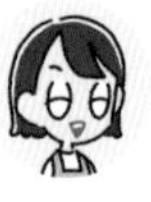

そういえば、ナイーブCD4陽性T細胞が樹状細胞から抗原を提示されて特定のサイトカインを浴びると登場するエフェクターT細胞の中に制御性T細胞って子もいたわね(83 ページ)

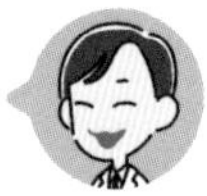

よく覚えていましたね。83 ページで登場した制御性T細胞は、「末梢由来制御性T細胞」と呼ばれます。一方、胸腺で生まれる制御性T細胞もいて、こちらは「胸腺由来制御性T細胞」と呼ばれますよ

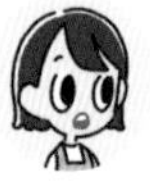

末梢で生まれた子と胸腺で生まれた子で違いはあるの?

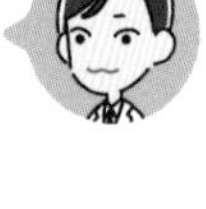

胸腺由来制御性T細胞は「自己抗原」に対する免疫応答を抑制します。末梢由来制御性T細胞は「自己抗原」に対する応答を抑制するものと、食物抗原などの「非自己抗原」に対する応答を抑制するものがあることがマウスでは分かっています。ヒトではまだよく分かっておらず、これからの研究課題です

- 「**制御性T細胞**」と呼ばれる免疫細胞は、様々な方法で**自己反応性T細胞の働きを抑制**する
- 制御性T細胞は、「胸腺」で生まれる「**胸腺由来制御性T細胞**」と「末梢リンパ器官」で生まれる「**末梢由来制御性T細胞**」に大別される

胸腺由来制御性T細胞

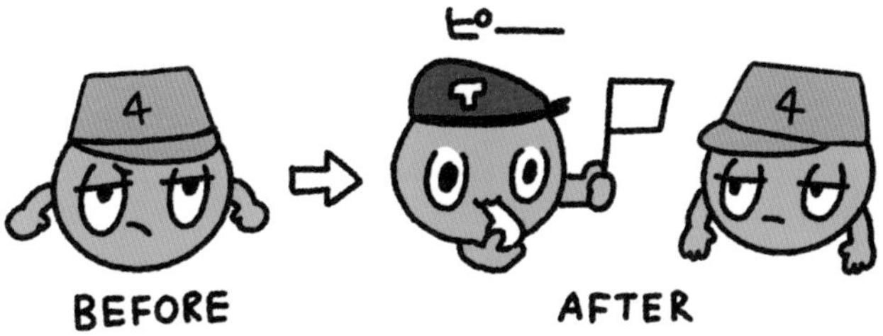

胸腺でのテストで自己抗原と反応したが、どういうわけか除去されることなく成熟。「自己抗原に対する免疫応答の抑制」を責務とする

末梢由来制御性T細胞

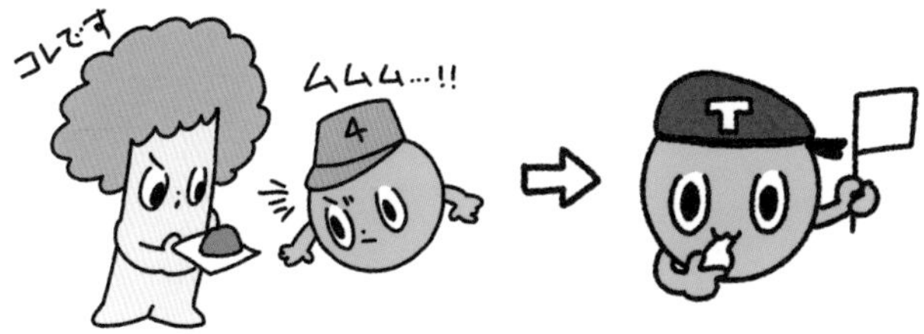

末梢リンパ器官で樹状細胞から抗原を提示されて特定のサイトカインを浴びると生まれる。自己抗原に対する応答を抑制するものと、非自己抗原に対する応答を抑制するものがいる

免疫チェックポイント分子で“ワイロ”を横取り！

CTLA-4

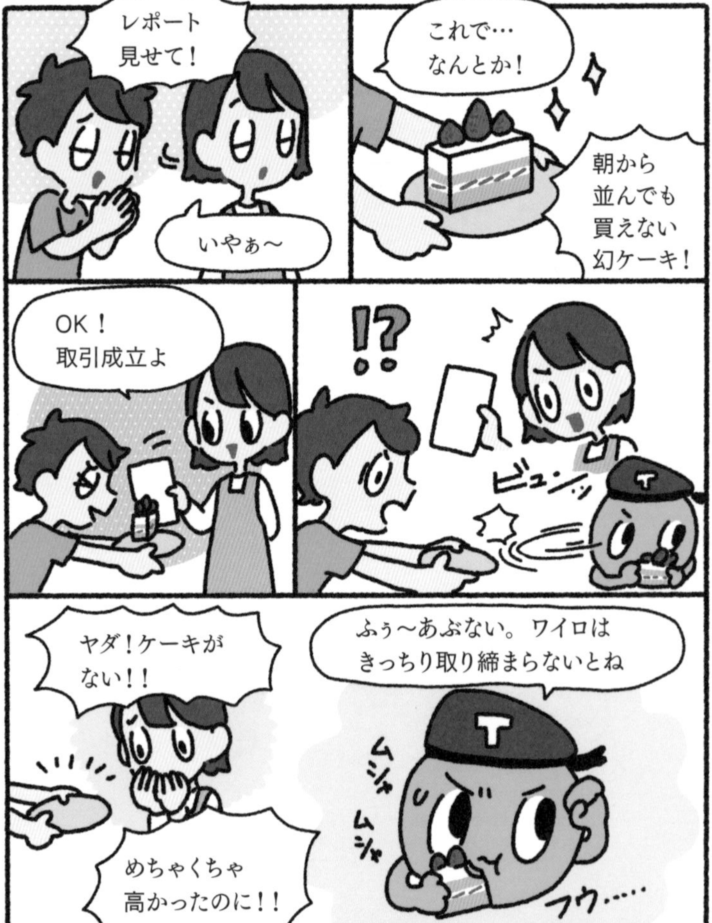
レポート見せて！
いやぁ～
これで…なんとか！
朝から並んでも買えない幻ケーキ！
OK！取引成立よ
!?
ビュンッ
ヤダ！ケーキがない！！
めちゃくちゃ高かったのに！！
ふぅ～あぶない。ワイロはきっちり取り締まらないとね
ムシャ
ムシャ
フウ……

DIGEST

- 制御性T細胞が自己反応性T細胞を抑制するしくみは主に3つ
- ①樹状細胞上の**「共刺激分子(B7)」**の独占
- ②ナイーブT細胞の生存に必要な**「インターロイキン-2」**の独占
- ③免疫応答を抑制する**サイトカインの放出**

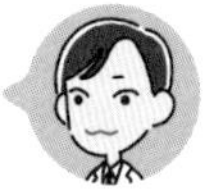

制御性T細胞は、“あの手この手”で自己反応性T細胞の働きを抑え込みます。これからその働きぶりを1つずつ紹介していきましょう。まず1つめは「**樹状細胞の表面にある共刺激分子(B7)の独占**」です。共刺激分子とはなにか覚えていますか?

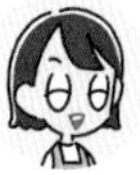

樹状細胞がナイーブT細胞に渡すワイロのことね! 制御性T細胞は、そのワイロを横取りするの?

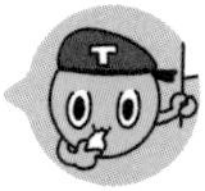

へへへ! 実はそうなんだ。ボクら制御性T細胞の表面には「**CTLA-4**」と呼ばれる分子がたくさんあるんだ。この“手”みたいな分子を使うと**樹状細胞が持っているワイロ(B7)を丸ごといただけちゃうんだ**

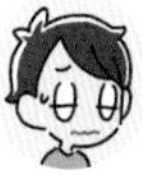

すごい!…ってワイロ横取り!? キミも悪い子なの?(ジーッ)

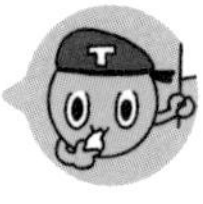

いやいや! ボクがワイロを全部横取りするのは、自己反応性ナイーブT細胞をスネさせて「無反応」にするためだぜ? 意地悪しているわけじゃなくて、ヨノタメ、ヒトノタメにやってるの!

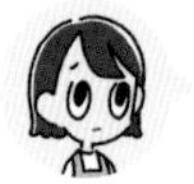

ん～？ 自己抗原を飲み込んだ樹状細胞は活性化しないよね?。自己反応性ナイーブT細胞に自己抗原を提示しちゃう樹状細胞は、そもそもワイロは持っていないはずよ？

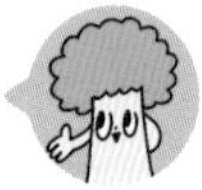

いやぁ…自己抗原を飲み込んで抗原提示する樹状細胞は“原則的には活性化しない”っていうだけなんだ…。たま～に活性化して自己反応性ナイーブT細胞にワイロを渡しちゃうヤツもいてさ…。だからそんな万が一に備えて制御性T細胞がワイロを奪い取ってくれるしくみがあるんだよ

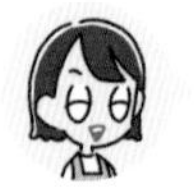

なるほど～。免疫細胞どうしの助け合いで平和が成り立っているわけねぇ

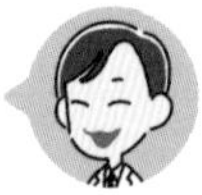

そうですね。ここで大切な用語を1つ紹介します。**「CTLA-4」のように、免疫細胞（とくにT細胞）の働きを抑制する分子を「免疫チェックポイント分子」と呼びます**。ここでのチェックポイントは「検問所」という意味です。つまり免疫細胞を引き留めて検問する分子が免疫チェックポイント分子なのです

制御性T細胞の働き①
CTLA-4で共刺激分子を横取り！

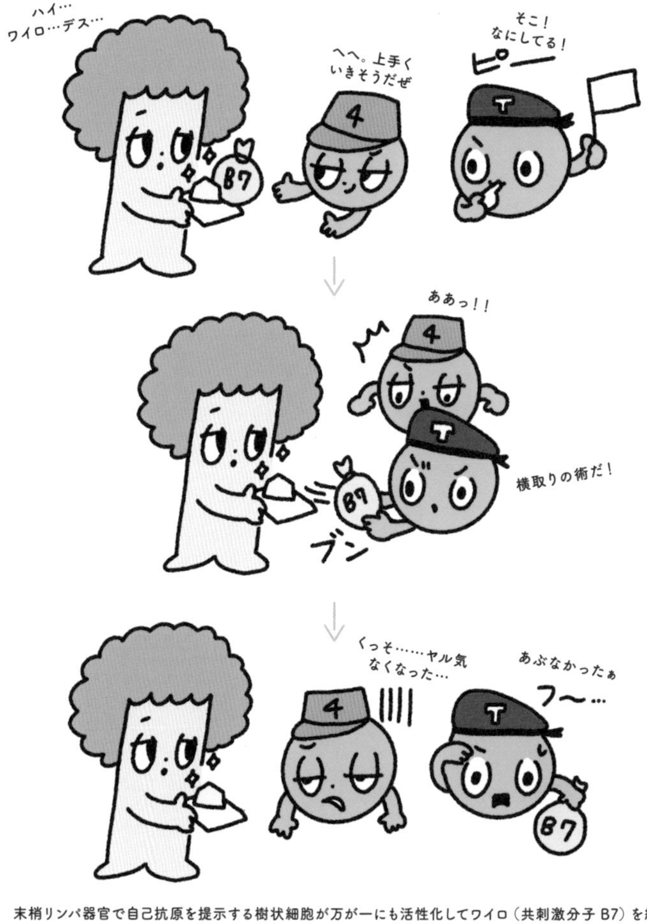
ハイ…
ワイロ…デス…
B7
へへ。上手く
いきそうだぜ
4
そこ！
なにしてる！
ピー
T
ああっ！！
4
T
横取りの術だ！
B7
ブン
くっそ……ヤル気
なくなった…
4
あぶなかったぁ
フ〜…
T
B7

末梢リンパ器官で自己抗原を提示する樹状細胞が万が一にも活性化してワイロ（共刺激分子 B7）を細胞の表面に出してしまったとしても、リンパ節の中をパトロール中の制御性 T 細胞が CTLA-4 を使用して、樹状細胞の共刺激分子を横取りする。ワイロを横取りされた自己反応性ナイーブT細胞は自己抗原に対して無反応となる

T細胞の生存に必要なサイトカインを独占！

高親和性 IL-2 受容体

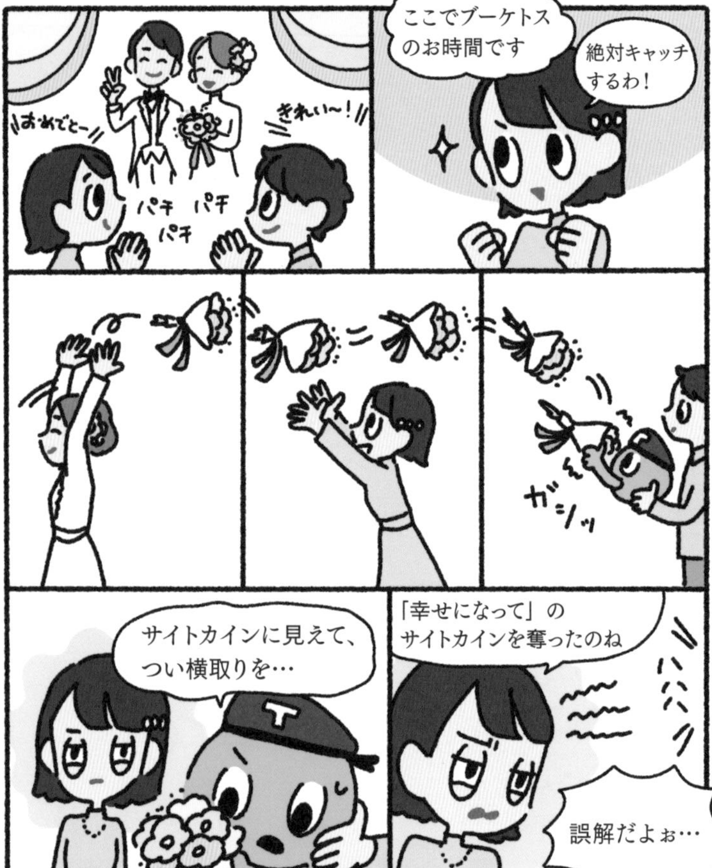
おめでとー
きれい～！
パチ パチ パチ
ここでブーケトスのお時間です
絶対キャッチするわ！
ガシッ
サイトカインに見えて、つい横取りを…
「幸せになって」のサイトカインを奪ったのね
誤解だよぉ…

DIGEST

- ナイーブT細胞の生存には「**インターロイキン-2（IL-2）**」と呼ばれるサイトカインが必要
- 制御性T細胞の表面には「**高親和性 IL-2 受容体**」がたくさんある
- 制御性T細胞は自己抗原を提示する樹状細胞にくっついて **IL-2 を独占することで、自己反応性ナイーブT細胞を生存できなくする**

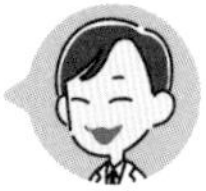

制御性T細胞の働きの2つめは「**自己反応性ナイーブT細胞の生存に必要なサイトカインの横取り**」です。ナイーブT細胞の生存には「インターロイキン-2（IL-2）」と呼ばれるサイトカインが必要なのですが、制御性T細胞はこれを独占できる“手”を持っているんです

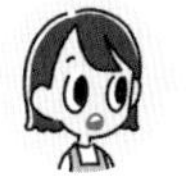

まあ！ ワイロを横取りする“手”に続いてサイトカインも横取りする“手”？ まさに“あの手この手”ね！

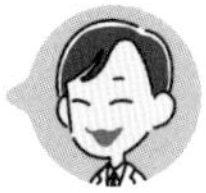

そうなんです。制御性T細胞の表面には IL-2 をつかんだら離さない「**高親和性 IL-2 受容体**」がたくさんあり、それを使って **IL-2 を独占**します

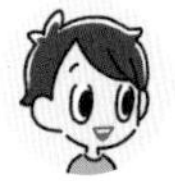

でもナイーブ T 細胞の表面にも IL-2 の受容体があるんじゃないの？

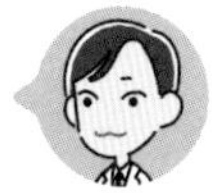

あります。でも**ナイーブT細胞の表面にある IL-2 の受容体は、まだ IL-2 をしっかりとつかまえられない“半人前”の「中親和性受容体**」なんです。樹状細胞から抗原提示と共刺激を受けて活性化した際に IL-2 の受容体は「高親和性受容体」に徐々に“バージョンアップ”するんですよ

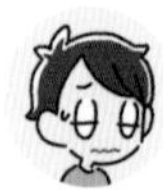

半人前の受容体じゃ、制御性T細胞のガメツイ受容体に負けちゃうね。受容体がバージョンアップする前にIL-2が奪われちゃうのか…

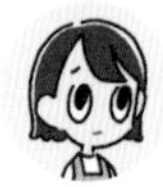

制御性T細胞ってなんだか、やりたいほうだいじゃない…?

いやいや。意地悪じゃなくって、ヨノタメヒトノタメなんだって!

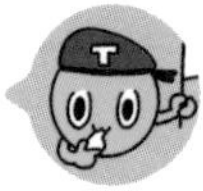

ちなみに制御性T細胞は末梢リンパ器官で自己反応性T細胞の活性化を邪魔するだけでなく、末梢の組織でも免疫応答を抑制するサイトカイン(インターロイキン-10やTGF-β(239ページ)など)を出して自己反応性エフェクターT細胞の働きを抑え込みます

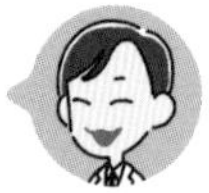

★ CD25分子と制御性T細胞

- 「中親和性IL-2受容体」と「CD25分子」が合体すると「高親和性IL-2受容体」にバージョンアップする
- 制御性T細胞の表面には「高親和性IL-2受容体」がたくさんある
- つまり制御性T細胞の表面には「CD25分子」がたくさんあるためCD25分子は制御性T細胞を特徴づける“背番号”となっている

制御性T細胞の働き②
高親和性受容体でインターロイキン-2を横取り!

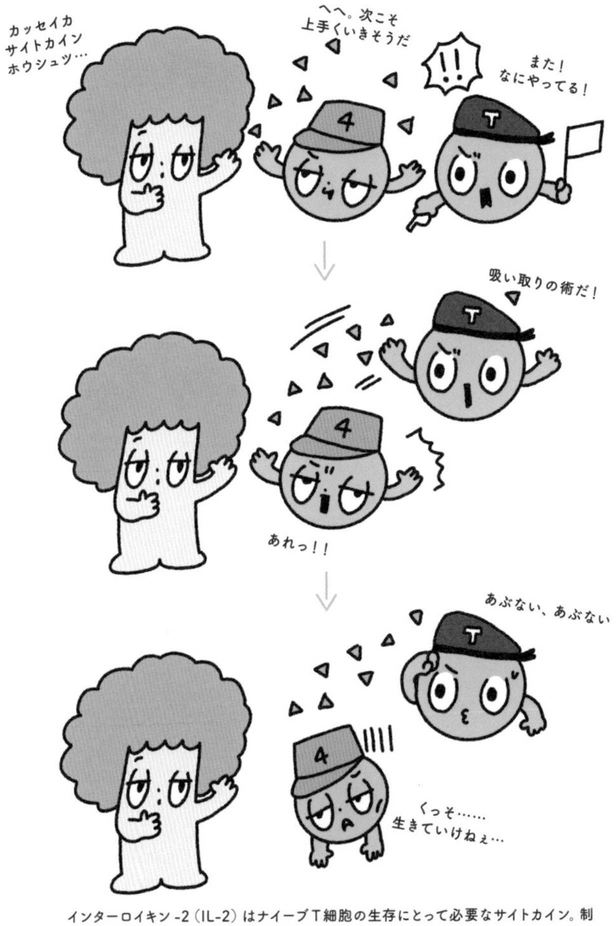
カッセイカ
サイトカイン
ホウシュツ…
へへ。次こそ
上手くいきそうだ
!!
また!
なにやってる!
吸い取りの術だ!
あれっ!!
あぶない、あぶない
くっそ……
生きていけねぇ…

インターロイキン-2(IL-2)はナイーブT細胞の生存にとって必要なサイトカイン。制御性T細胞の表面にはIL-2と強く結合する「高親和性受容体」がたくさんありIL-2を独占できる。IL-2を奪われた自己反応性ナイーブT細胞は生存できなくなる

細胞傷害性T細胞を“疲弊”させる分子

PD-1とPD-L1

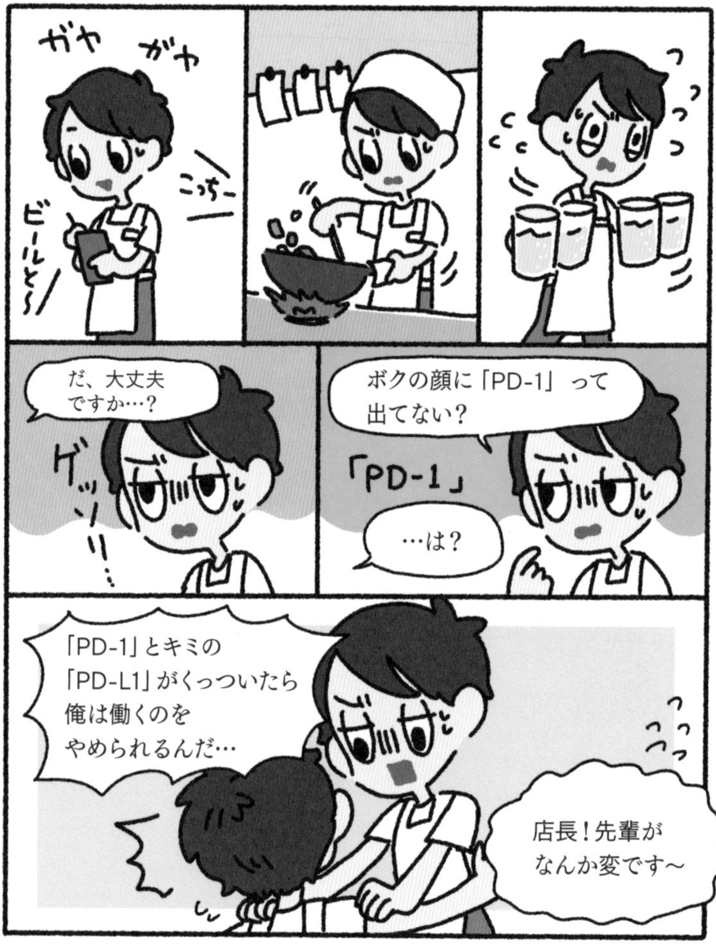
ガヤ
がや
こっちー
ビールと〜
だ、大丈夫ですか…?
ゲッソリ…
ボクの顔に「PD-1」って出てない?
「PD-1」
…は?
「PD-1」とキミの「PD-L1」がくっついたら俺は働くのをやめられるんだ…
店長!先輩がなんか変です〜

DIGEST

- 自己抗原による刺激を繰り返し持続的に受けた自己反応性細胞傷害性T細胞の表面には「**PD-1**」と呼ばれる分子が現れる
- 自分のカラダの正常な細胞の表面には、**もともと「PD-L1」と呼ばれる分子があり、これと「PD-1」分子が結合すると、自己反応性細胞傷害性T細胞は働くのをやめる**（T細胞疲弊）

ここまで制御性T細胞の働きを見てきましたが、彼らがいくら頑張っても、それを逃れて活性化し、自己反応性エフェクターT細胞にまで成熟する不届き者もいます。ここでは、そんな**自己反応性エフェクターT細胞の働きを止めるしくみ**を、自己反応性細胞傷害性T細胞を例にして解説します

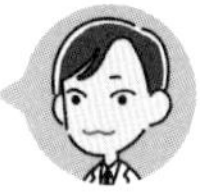

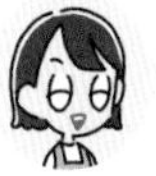

いよいよ正念場ね。いったいどんなスゴイ作戦なのかしら？

それはズバリ“**疲れさせちゃえ作戦**”です！

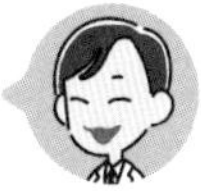

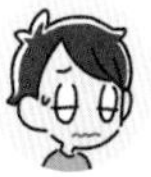

と、とっても信用できない！！！

まあ聞いてください。自己反応性細胞傷害性T細胞がいるとしましょう。彼にとって傷害しようとする相手は「自分のカラダの細胞」ですよね。これはいたるところにあります

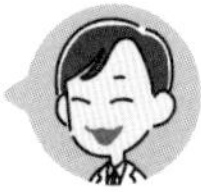

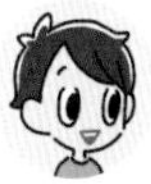

そりゃそうだ！　自分のカラダの元気な細胞が敵になるんだもん

ですよね。いくつか傷害できたとしても、延々と「自分のカラダの細胞」を傷害し続けることは難しいものです。つまり**自己反応性細胞傷害性T細胞は、彼らにとっての敵（自己抗原）から、刺激を繰り返し持続的に受けることになります**

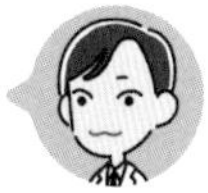

見渡す限り敵がたくさんいて、しかも、傷害しても傷害しても仕事が終わらないってことね

そう。だからそのうちに彼らも“疲れて”仕事を放棄してしまうのです

それ、ほんと…？

本当ですよ（笑）。詳しく解説しましょう。**繰り返し持続的に自己抗原からの刺激を受け続けた細胞傷害性T細胞の表面には、「PD-1」と呼ばれる分子が現れます**。これはいわば“疲労《ひろう》困憊《こんぱい》の印”です。一方、自分のカラダの細胞の表面には、この「PD-1」にくっついて**「疲れてるだろ？ キミはもう働かなくていいんだ」という合図を送る「PD-L1」分子**があります。これら**PD-1とPD-L1が結合することで、細胞傷害性T細胞は働くのをやめる**んです

“もう疲れちゃった分子”と“もう働かなくていいんだよ分子”が合体すると仕事をやめるってこと？

そのとおりです！ この現象は**「あたかもエフェクターT細胞が疲れて仕事をやめるように見える」**ため**「T細胞疲弊」と呼ばれています**。ちなみに「PD-L1」の“L”は「リガンド（170ページ）」の頭文字。リガンドと受容体が合体することで、自己反応性エフェクターT細胞の働きがストップするというわけですね。この「PD-1」と「PD-L1」もT細胞の働きを抑制する「免疫チェックポイント分子」（182ページ）の1つです

自己反応性細胞傷害性T細胞を疲弊させる!

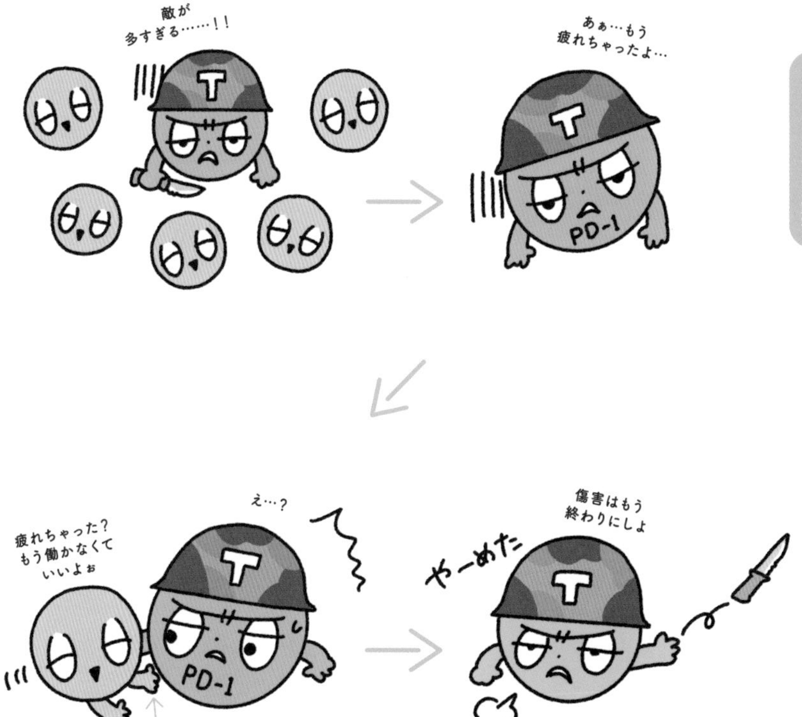
敵が
多すぎる……!!
T
あぁ…もう
疲れちゃったよ…
T
PD-1
疲れちゃった?
もう働かなくて
いいよぉ
え…?
T
PD-1
PD-L1
傷害はもう
終わりにしよ
やーめた
T

自己抗原による刺激を繰り返し持続的に受けた自己反応性細胞傷害性T細胞の表面には「PD-1」が現れる。すると自分のカラダの細胞上の「PD-L1」とPD-1が結合し、自己反応性細胞傷害性T細胞は働けなくなる。これを「T細胞疲弊」と呼ぶ

末梢性自己寛容のしくみを“逆手”に取る

免疫応答から回避する腫瘍細胞

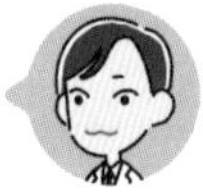

免疫細胞は、病原体だけでなく悪性腫瘍の細胞（以下腫瘍細胞）を見つけ出して闘います。これを「**免疫監視**」と呼びます

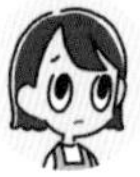

腫瘍細胞って悪そうなイメージだけど、いったいどんな細胞？

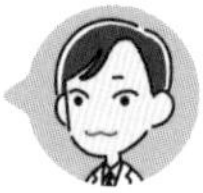

そもそも細胞は「適切なときに適切な場所だけで増える」ようにきちんと調節されています。でも、それを無視して無制限に増えるようになった細胞が腫瘍細胞です。また、**腫瘍細胞は、正常な細胞にはない「異物化したタンパク質」をつくります**

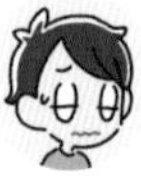

無制限に増えられて、おまけにヘンなタンパク質をつくられたらカラダの調子がおかしくなっちゃうよ…

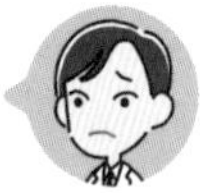

そうですね。**腫瘍細胞がつくる「異物化したタンパク質」を「腫瘍抗原」と呼びます**。これは病原体の抗原と同様に、免疫細胞による攻撃の対象となります。ところで、ウイルス感染細胞がウイルスに由来する抗原ペプチドをクラスⅠ MHC 分子にのせて、細胞表面にかかげていたことを覚えていますか？

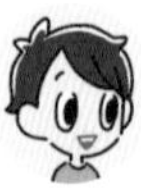

「感染しちゃったよ」ってアピールするんだよね。で、それを見つけた細胞傷害性Ｔ細胞が傷害するんだ(90 ページ)

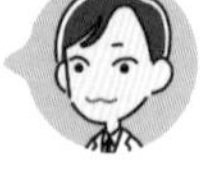

よく覚えていましたね！ それと同じように、**腫瘍細胞も腫瘍抗原を消化した「腫瘍抗原ペプチド」をクラスⅠ MHC 分子にのせて細胞表面にかかげる**んです

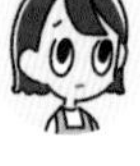

それを見つけた細胞傷害性Ｔ細胞が腫瘍細胞を傷害してくれるってことね

DIGEST

- 「腫瘍細胞」は無制限に増える細胞で「異物化したタンパク質（腫瘍抗原）」をつくる。腫瘍抗原は免疫細胞に認識される
- しかし腫瘍細胞は、**クラスⅠ MHC 分子を隠して細胞傷害性T細胞による傷害を回避したり、腫瘍抗原ペプチドを細胞傷害性T細胞に持続的に提示し、T細胞疲弊を生じさせて免疫応答を回避する**

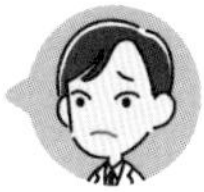

そうです。ところが腫瘍細胞は、様々な方法で免疫細胞による攻撃をかわします。1つめの方法は、**クラスⅠ MHC 分子そのものを隠して、細胞傷害性T細胞による攻撃をかわす方法**です

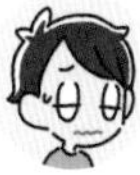

細胞傷害性Ｔ細胞に見つからないようにするのか。ヒキョウモノめ～

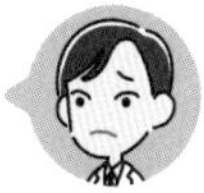

もう1つの方法は、「隠す」のとは正反対の方法です。それは、**腫瘍抗原ペプチドをのせたクラスⅠ MHC 分子を、細胞傷害性T細胞に繰り返し持続的に見せつけるという方法**です

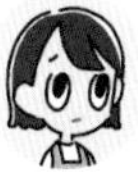

どういうこと？ そんなことをしたら細胞傷害性Ｔ細胞に傷害されちゃうでしょ？

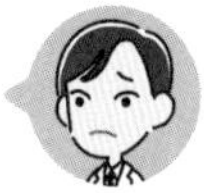

そう思いますよね。もちろんそのような腫瘍細胞のいくつかは細胞傷害性T細胞に傷害されます。しかし、そんな腫瘍細胞がたくさんいると、細胞傷害性T細胞はどうなるでしょうか？

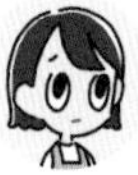

さすがの細胞傷害性Ｔ 細胞も疲れちゃうわねぇ……。あ！ まさか！

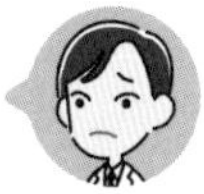

そう、その「まさか」です。繰り返し持続的に刺激を受けた細胞傷害性T細胞の表面には「PD-1（もう疲れちゃった分子）」が出現します（190 ページ）。腫瘍細胞はそれを見逃しません。すかさず自分の表面上の「PD-L1（もう働かなくていいんだよ分子）」を結合させてT細胞の働きを抑え込むんです

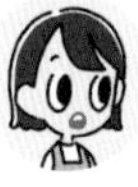

“Ｔ細胞を疲れさせちゃえ作戦”を逆手に取るなんて腫瘍細胞、憎いわね

免疫応答の“ブレーキ”を外して腫瘍細胞と闘う

免疫チェックポイント阻害療法

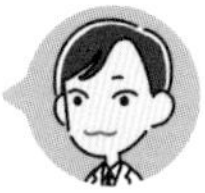

これまでに登場した「免疫チェックポイント分子」を覚えていますか? CTLA-4（180ページ）、PD-1（188ページ）、PD-L1（188ページ）のことです。これらは本来、自己反応性T細胞の働きを抑えるブレーキとして働いていました。ここから解説するのは、**これらの分子の働きを抗体医薬で阻害し、腫瘍抗原に反応するエフェクターT細胞の働きを復活させようとする「免疫チェックポイント阻害療法」**についてです

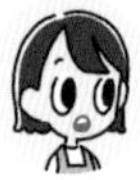

193ページで、腫瘍細胞のワナにハマって働くのをやめちゃった細胞傷害性T細胞の働きを復活させるってことね。でも「抗体医薬で働きを阻害」ってどういうこと?

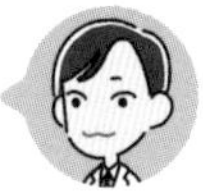

抗体の作用で「中和」を覚えていますか?

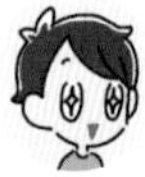

ウイルスが細胞に感染する前に、抗体がウイルス抗原にくっついて感染するのをジャマするやつだ（108ページ）

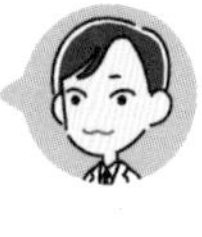

そうです。この「中和（ジャマ）」のしくみを頭に入れつつ、CTLA-4の働きを思い出してみましょう。CTLA-4は制御性T細胞が持つ“手”で、自己反応性ナイーブT細胞へのワイロ（B7）を横取りするのでしたよね。ワイロを横取りされた自己反応性ナイーブT細胞は「無反応」になります。ここで抗体医薬が、このCTLA-4にくっついて働きをジャマするとどうなりますか?

DIGEST

- 免疫チェックポイント分子（CTLA-4、PD-1、PD-L1）の働きを抗体医薬で阻害し、腫瘍抗原と闘うT細胞の働きを復活させようとするのが「**免疫チェックポイント阻害療法**」である
- 免疫チェックポイント分子は、本来は自己反応性T細胞を抑制するため、免疫チェックポイント阻害療法によって自己免疫応答が生じうる

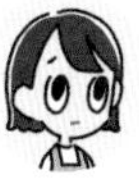

自己反応性ナイーブT細胞がワイロをもらえちゃう…？

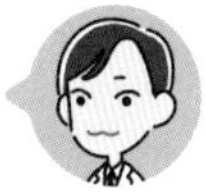

そう、そのとおりです。では今度はPD-1やPD-L1の働きを抗体医薬でジャマするとどうなるかを考えてみましょう

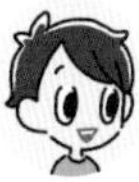

えっと…エフェクターT細胞が働くのをやめ…ない！

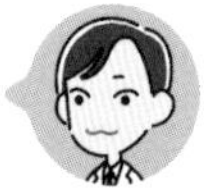

そう！ 193ページで解説したように、**腫瘍抗原による持続的な刺激を受けて疲れて仕事をやめた細胞傷害性T細胞の働きを復活させることができる**んです。細胞傷害性T細胞はPD-1とPD-L1が結合しても消滅するわけではありません。だから再び働きだすことができます。これは理に適った腫瘍の治療法です

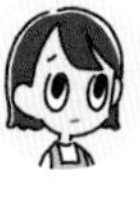

でも「免疫チェックポイント分子」って自己反応性T細胞の働きを抑え込むためのものでしょ？ CTLA-4が使いものにならなくなったら自己反応性ナイーブT細胞もワイロをもらえちゃうわけだし…。危ない子たちが野放しにならない？

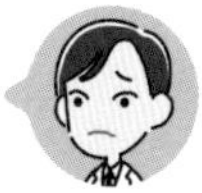

そこなんです。**PD-1やPD-L1の働きを抑え込む抗体医薬をカラダに入れる**と、自分のカラダの細胞が持っているPD-L1や、自己反応性細胞傷害性T細胞に出てきたPD-1にも抗体医薬が作用します。そうなれば、190ページで解説したような「疲れさせちゃえ作戦（T細胞疲弊）」も発動できませんから、**自分のカラダに対する免疫応答（自己免疫応答）が起こる可能性も高まります**。それがこの治療法の課題の1つなのです

末梢性自己寛容のしくみを逆手に利用する腫瘍細胞

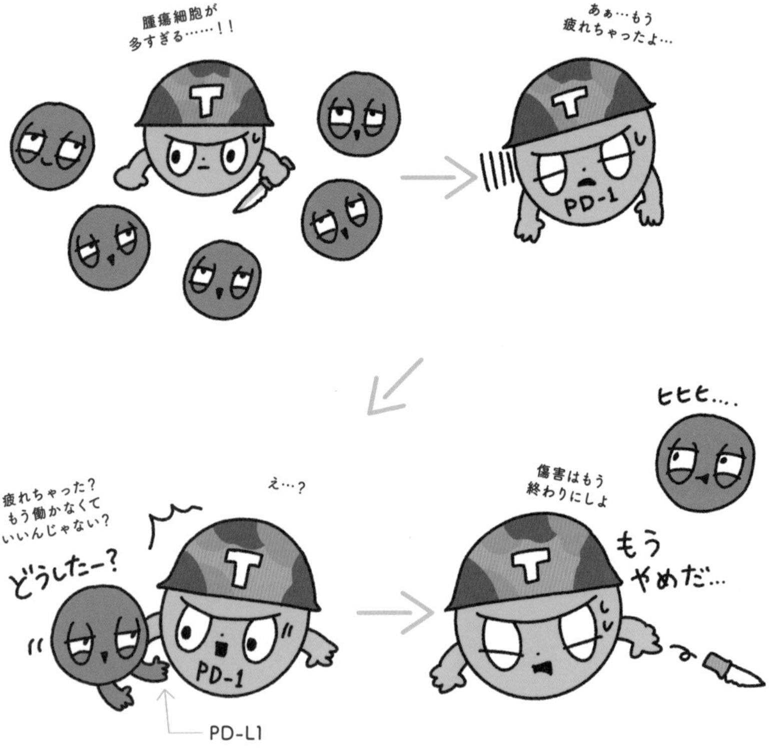
腫瘍細胞が
多すぎる……!!
あぁ…もう
疲れちゃったよ…
PD-1
ヒヒヒ….
疲れちゃった?
もう働かなくて
いいんじゃない?
どうしたー?
え…?
PD-1
PD-L1
傷害はもう
終わりにしよ
もう
やめだ…

腫瘍抗原による刺激を、繰り返し持続的に受けた細胞傷害性T細胞の表面にはPD-1が現れる。すると腫瘍細胞上はすかさず自らのPD-L1をPD-1に結合させて、細胞傷害性T細胞の働きを抑え込む。腫瘍細胞の中にはPD-L1を大量に細胞表面にかかげるものも存在する

免疫チェックポイント阻害療法の効果と副作用

効果

腫瘍細胞に対する細胞傷害性T細胞の復活

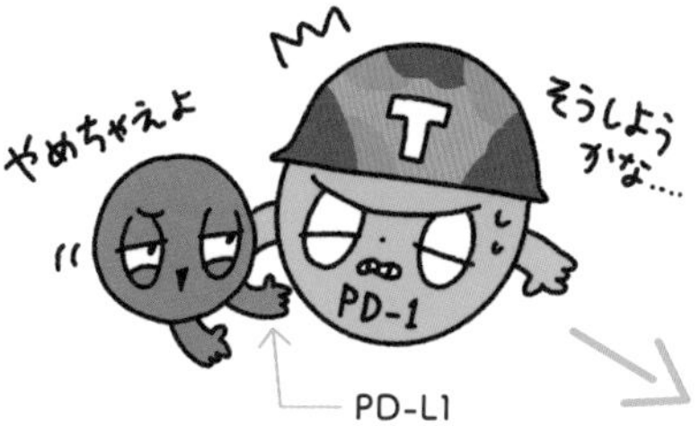
やめちゃえよ
そうしようかな….
T
PD-1
PD-L1

免疫チェックポイント分子であるPD-1やPD-L1の働きを抗体医薬で阻害することで、腫瘍細胞に対する細胞傷害性T細胞の働きが復活する

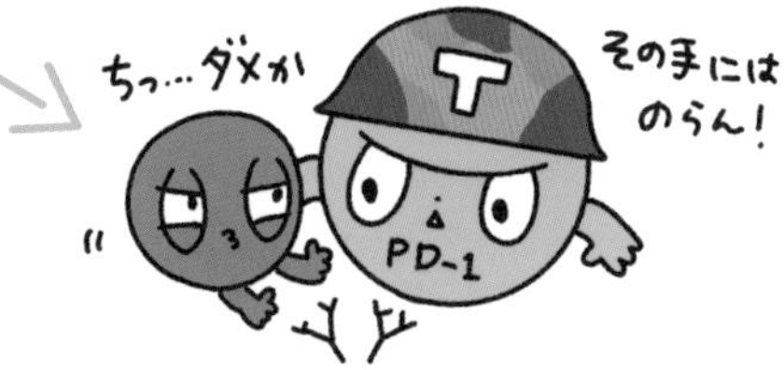
ちっ…ダメか
その手にはのらん!
T
PD-1

副作用

正常な細胞に対する免疫応答の発生

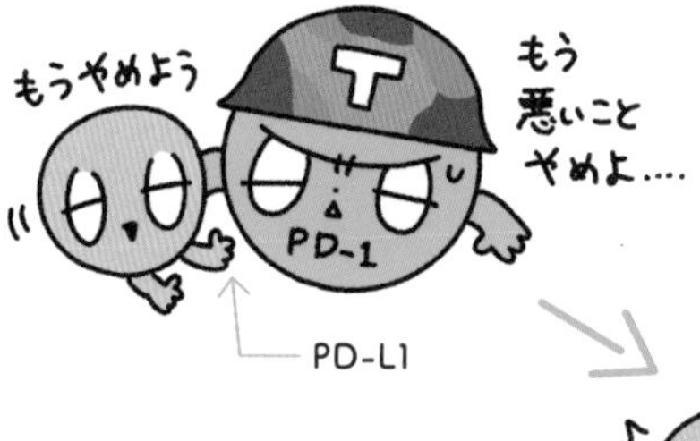
もうやめよう
もう悪いことやめよ….
T
PD-1
PD-L1

免疫チェックポイント分子であるPD-1やPD-L1の働きを抗体医薬で阻害することで、自分のカラダの正常な細胞に対する免疫応答(自己免疫応答)が生じることがある

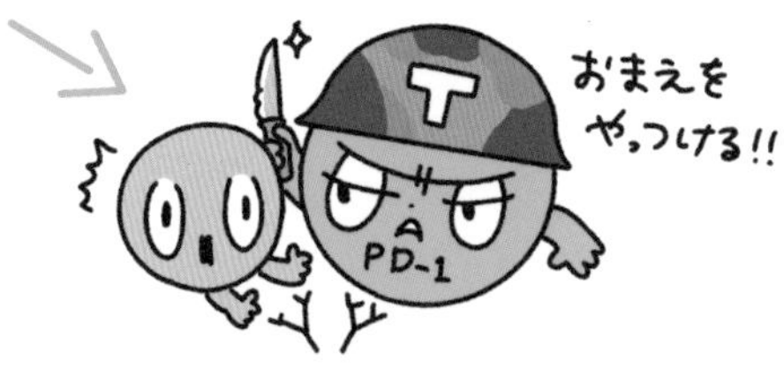
おまえをやっつける!!
T
PD-1

もうちょっと詳しく！ 細胞死の分類

アポトーシス

これまでの話で、「アポトーシス」と呼ばれる細胞死が何回か出てきました。その場面を振り返ってみましょう

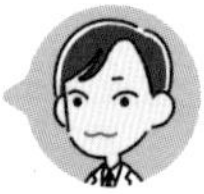

アポトーシスが起こる場面

- 自己反応性の未熟B細胞・T細胞の除去（156 ページ、162 ページ）
- 闘いを終えたエフェクターB細胞・T細胞の除去（129 ページ）
- 細胞傷害性T細胞によるウイルス感染細胞や腫瘍細胞の除去も実はアポトーシスによる（86 ページ、192 ページ）

細胞死は顕微鏡で見た形から「壊死」と「アポトーシス」に大別されます。細胞死はさらに「起こるしくみ」によって「偶発的細胞死」と「制御された細胞死」に大別されます

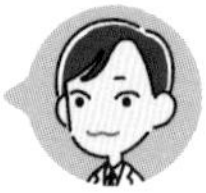

「顕微鏡で見た形態」による細胞死の分類

壊死	アポトーシス
・細胞が膨張する ・細胞膜が破れる ・周囲に炎症反応を起こす	・細胞が萎縮する ・細胞膜は破れない ・周囲に炎症を起こさない

- アポトーシスは、細胞内のタンパク質たちが順次働くことで進行する「制御された細胞死」の1つ。アポトーシスを起こした細胞は小さく萎縮し、細胞膜は破れずにマクロファージに貪食される
- 自己反応性リンパ球の除去、ウイルス感染細胞の除去、闘いを終えたエフェクター細胞の除去などでアポトーシスが起こる

「起こるしくみ」による細胞死の分類

偶発的細胞死	制御された細胞死
・高温や強酸などの強いストレスで瞬時に生じる ・人為的に制御できない ・顕微鏡的には「壊死」の形	・細胞内のタンパク質が順次働くことで進行する ・人為的に制御可能 ・「アポトーシス」だけでなく様々な細胞死がある

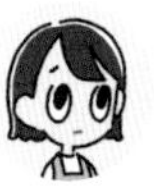

細胞の中に細胞死を進行させるタンパク質があらかじめあるなんて意外ね

さらにもう1つのキーワードを紹介しましょう。それは「プログラムされた細胞死」です。これは広い意味では「制御された細胞死」と同じです。より狭い意味では「制御された細胞死」のうちの「アポトーシス」を指します

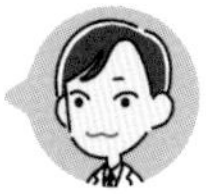

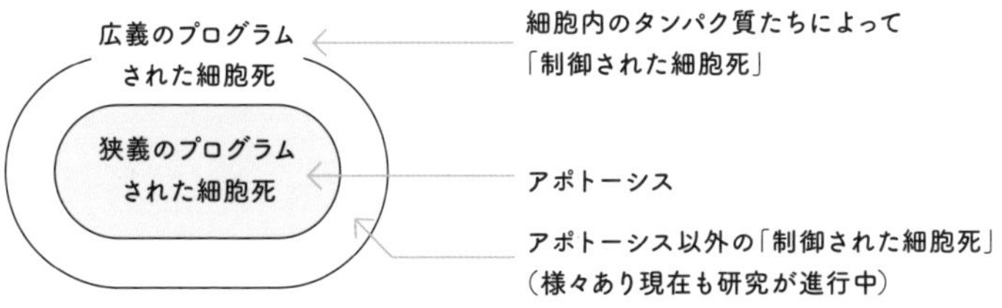

今後、みなさんが「プログラムされた細胞死」という用語に出会ったときは、どの意味で使われているのかに注意するとよいでしょう

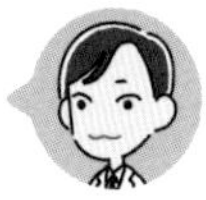

理解を深めるサイエンス小話

萩原先生の「興味ぶか～いお言葉」

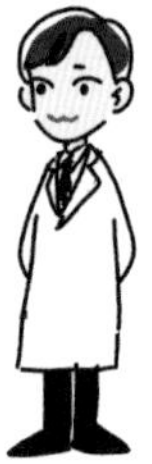

無数の抗原に立ち向かう“ビュッフェスタイル作戦”

今日はゼミの打ち上げ前夜祭として皆でビュッフェにいきました。たくさん陳列された前菜、メインディッシュ、そしてデザートの数々の中から、1品ずつ選ぶのがビュッフェですね。選び方は人それぞれの好みによって様々です。

実はB細胞も未熟B細胞時代に、このようなことをしているのです。B細胞受容体が抗原をつかまえる部分（V領域）は少なくとも数千万種類（103ページ）。このV領域の設計図は切れ切れに「断片」として存在しています。そしてこれらの断片は、まるでビュッフェの前菜、メイン、デザートのように綺麗に並んでいるのです。B細胞は、“前菜断片”、“メイン断片”、“デザート断片”を1つずつ選んでつなげることでV領域の設計図を完成させます。これらの断片の選び方が多様なので、数千万種類ものV領域を生み出せるのです。タンパク質の設計図を「遺伝子」と呼び、この驚きの現象を「遺伝子再編成」と呼びます。

ゼミの生徒たちによる「ひとこと感想文」

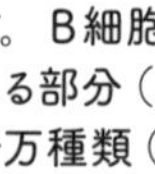

「遺伝子再編成」って、利根川進博士が発見したんだって。（発見した利根川先生もすごいけど、無数の抗原と闘うために、こんなからくりを発明した生物そのものがすごくない?）

LESSON 6

免疫と病気

〔Immunity and Disease〕

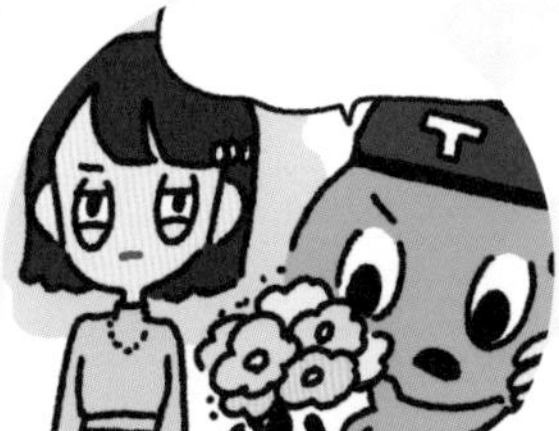

病気から守るはずの免疫が病気の原因に？

免疫と病気

この章では、「病気からカラダを守るはずの免疫が、実はたくさんの病気の原因になる」というお話をしていきます

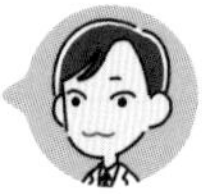

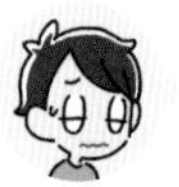

ん？ それってなんだか矛盾してなぁい？「免疫が病気の原因になる」なんて、「まれなこと」なんでしょ？

いえいえ。たとえば**春先に私たちを悩ませる「花粉症」は花粉に対する「過剰な免疫応答」が引き起こしている**んですよ

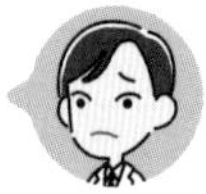

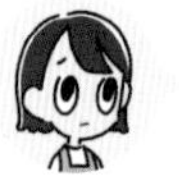

そうなの？「3人に1人は花粉症」っていうし、「まれなこと」じゃなさそうね

免疫応答は働きすぎても病気の原因となりますが、反対に免疫応答が働かなくなれば、様々な病原体に感染しやすくなります。次のページで「免疫と様々な病気との関係」を1つの表にまとめました。これは免疫応答が「働きすぎるか、働かなくなるか」という分け方と、免疫応答が「相手を選ぶ（特異性が高い）か、相手を選ばない（特異性が低い）か」という分け方によって、免疫応答の起こり方を4つに分類したものです

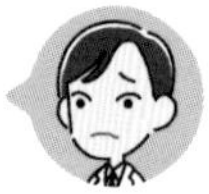

下の表を参考にしながら「免疫応答と病気との関係」について学んでいきましょう

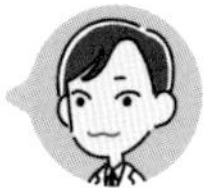

免疫応答の起こり方と病気の例

	相手を選ばない 【特異性が低い】	相手を選ぶ 【特異性が高い】
働きすぎる	相手を選ばず強く反応する 【過剰な自然免疫応答】 ◎全身性炎症反応症候群 ◎自己炎症疾患	相手を選び強く反応する 【過剰な適応免疫応答】 ◎花粉症などのアレルギー ◎自己免疫疾患 ◎移植片拒絶反応
働かなくなる	相手を選ばずに多くのものに対して働かなくなる【免疫不全】 ◎先天性(原発性)免疫不全 ◎ステロイドや免疫抑制薬による免疫不全 ◎後天性免疫不全症候群(エイズ)	相手を選び、その相手に対して働かなくなる【免疫学的寛容】 ◎自己抗原や食物抗原に対する免疫学的寛容(生命現象) ◎腫瘍細胞による免疫応答からの回避(病気)

表の見方

【表右上】相手を選び、強く反応する「過剰な適応免疫応答」を表す

【表左上】相手を選ばず、強く反応する「過剰な自然免疫応答」を表す

【表左下】相手を選ばず、多くのものに反応できない状態を表し「免疫不全」と呼ばれる

【表右下】相手を選び、その相手に対して反応しない状態を表す。レッスン5で学んだ「免疫学的寛容」を指す

反応してほしくない相手に強く反応！

過剰な適応免疫応答による病気

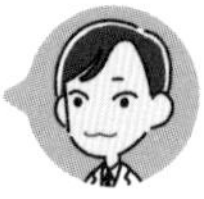

過剰な適応免疫応答が原因で生じる病気や状態を３つ紹介します。まずは花粉などの**「無害な抗原」に対する過剰な適応免疫応答で生じる「アレルギー」**。次に**「自己抗原」に対する過剰な適応免疫応答で生じる「自己免疫疾患」**。最後に**移植した臓器に対する過剰な適応免疫応答である「移植片拒絶反応」**です

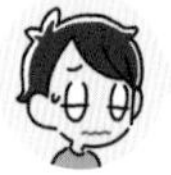

花粉症の原因は「花粉」だと思っていたけど、「免疫応答」のせいなのか…

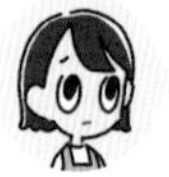

花粉に対する過剰な適応免疫応答が起こるということは、免疫細胞が花粉を“敵”だと思って攻撃しているってこと？

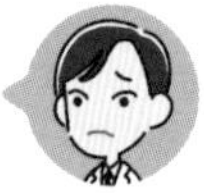

そうなんです。“敵” といってもウイルスや細菌ではなく「寄生虫」だと勘違いして花粉を攻撃するという仮説もあるんです

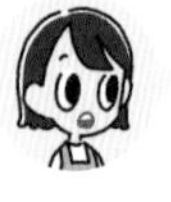

花粉を寄生虫と勘違いするなんて、免疫細胞もおっちょこちょいねぇ

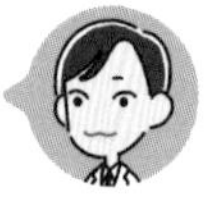

免疫細胞に反応してほしくないほかの抗原として「自己抗原」がありますね。レッスン5で学んだ**「自己寛容」（152 ページ）のしくみが、なんらかの理由で破綻すると、自己抗原に対する過剰な適応免疫応答が起こり「自己免疫疾患」を生じます**

DIGEST

- **「アレルギー」は花粉などの無害な抗原に対する過剰な適応免疫応答で生じる**
- 「自己免疫疾患」は自己抗原に対する過剰な適応免疫応答による
- 「移植片拒絶反応」は移植された他人の臓器（移植片）に対する過剰な適応免疫応答

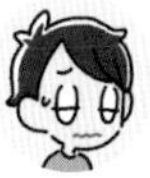

花粉を寄生虫だと勘違いしたり自分を敵だと見誤ったり…。免疫細胞も危ういんだなぁ

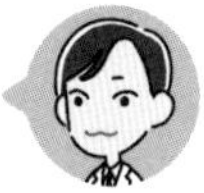

移植された他人の臓器（移植片）に対する「**拒絶反応**」という言葉を聞いたことがありますか？　これは**移植された他人の細胞が持つ抗原に対する、過剰な適応免疫応答**です

過剰な適応免疫応答による病気

アレルギー

無害な抗原に対する
過剰な適応免疫応答
で生じる病気

自己免疫疾患

自己抗原に対する
過剰な適応免疫応答
で生じる病気

移植片拒絶反応

移植された臓器
（移植片）に対する
過剰な適応免疫応答

★ **アレルギー（allergy）**
オーストリアの小児科医ピルケー博士が「異なる（allos）反応（ergon）」の意味をこめて1907年につくった言葉

有益な自然免疫応答も度を越せば有害に！

過剰な自然免疫応答による病気

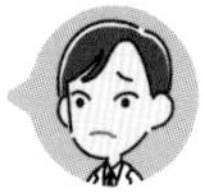

私たちが生まれながらに持つ「自然免疫応答（49 ページ）」も、度がすぎると有害です。**過剰な自然免疫応答で生じる病気として「全身性炎症反応症候群」や「自己炎症疾患」があります**。ここでクイズ。「炎症性サイトカイン」を覚えていますか？

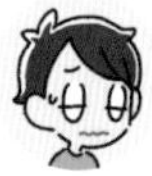

な、なんだったたっけ…？

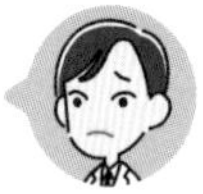

炎症性サイトカインは、病原体の感染を感知したマクロファージが“援軍”を呼ぶために出すサイトカイン（63 ページ）です。このサイトカインによって血管が広がり、好中球や単球などの“援軍”が感染現場に駆けつけます（64 ページ）。全身性炎症反応症候群は、**重症感染症などの理由で大量に放出された炎症性サイトカインが、全身の血管に作用することで生じます**。これにより大量の体液が血管の外に漏れ出てしまうんです…

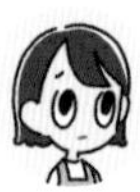

病原体が感染した現場に“援軍”を呼ぶためのサイトカインが全身の血管に作用しちゃうのね。もう 1 つの「自己炎症疾患」はどういう病気？

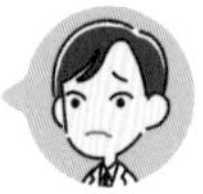

自己炎症疾患は「炎症を起こす原因」がないのにもかかわらず「ひとりでに」炎症反応が起こる病気です

DIGEST

- 過剰な自然免疫応答で生じる病気として「**全身性炎症反応症候群**」や「**自己炎症疾患**」がある
- 全身性炎症反応症候群は、「炎症性サイトカイン」が全身の細い血管に作用することで起こる
- 自己炎症疾患は、炎症が「ひとりでに」生じる病気である

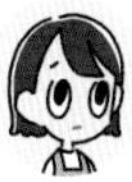

勝手に炎症が起こるの？

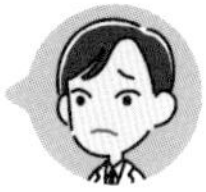

そうなんですよ。ちなみに、この言葉は 204 ページに登場した「自己免疫疾患」とそっくりですが「自己」とは関係ありません。「自己炎症疾患」は英語で“autoinflammatory disease”。「炎症（inflammation）」が「ひとりでに（automatically）」起こるという意味の言葉で、「自己（self）」とはまったく関係ないんです。紛らわしいですが確認しておきましょうね

過剰な自然免疫応答による病気

全身性炎症反応症候群

大量に放出された
炎症性サイトカインが
全身の血管に作用する

自己炎症疾患

明らかな原因なしに
「ひとりでに」
炎症反応が起こる

免疫応答が働けない危機的状況

免疫不全

様々な病原体に対して免疫応答が働けなくなる病気を「免疫不全」と呼びます。「先天性（原発性）免疫不全」は、免疫応答に必要な分子や細胞の先天的な異常による免疫不全です。免疫不全は薬の副作用としても起こります。その薬とは、自己免疫疾患（204ページ）や移植片拒絶反応（205ページ）の治療薬として使われるステロイドや免疫抑制薬です。また、**「後天性免疫不全症候群」の英文表記を略したものが「エイズ」**です

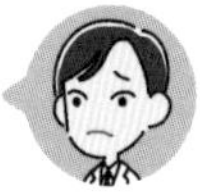

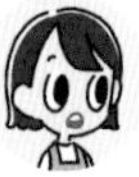

エイズも免疫応答と関係がある病気なのね

エイズの原因は「**ヒト免疫不全ウイルス**」です。このウイルスは、**免疫応答の司令官「ヘルパーT細胞」に感染して破壊するため、免疫応答が総崩れになってしまうんです…**

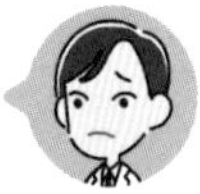

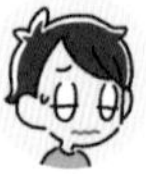

“司令官”に狙いを定めるなんて手強いウイルスなんだね…

★エイズ（AIDS） と“HIV”

- 「エイズ（AIDS）」は「後天性免疫不全症候群 (acquired immunodeficiency syndrome)」の英文表記を略した用語
- エイズの原因である「ヒト免疫不全ウイルス (human immunodeficiency virus)」は“HIV”と略される

★免疫不全(immunodeficiency)

「免疫不全」は「免疫応答が働かない病気」だが、400種類以上ある「先天性（原発性）免疫不全」のごく一部は過剰な免疫応答を起こす。この場合の免疫不全は「免疫の“調節”不全」つまり「免疫応答を適切に調節できない病気」だと理解すると良い

- 「免疫不全」は様々な病原体に対して免疫応答が働けない病気
- 「先天性（原発性）免疫不全」は、免疫応答に必要な分子や細胞の先天的な異常による免疫不全
- 「後天性免疫不全症候群（エイズ）」は、「ヒト免疫不全ウイルス」がヘルパーT細胞に感染して破壊することで起こる

様々な病原体に反応できない「免疫不全」

先天性（原発性）免疫不全

免疫応答に必要な
分子や細胞の
先天的な異常による

薬の副作用としての免疫不全

自己免疫疾患や
移植片拒絶反応を
抑えるステロイドや
免疫抑制薬による

後天性免疫不全症候群（エイズ）

ヒト免疫不全ウイルスが
ヘルパーT細胞に感染し
破壊することによる

よく似た言葉の違いを解説！

過敏反応とアレルギー

ここからは「適応免疫応答の働きすぎ」によって起こる病気を勉強します。まずは**「過敏反応」と「アレルギー」の「違い」**について解説します

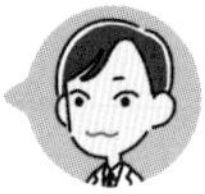

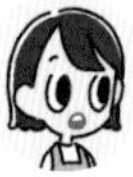

どちらも同じじゃないの？

「過敏反応」も「アレルギー」も意味に幅がある言葉です。まず**「過敏反応」とは広い意味では、「特定の刺激に対する有害な過剰反応」のこと**です。これには「免疫応答が関わらない過敏反応」と「過剰な適応免疫応答」とがあります。「過剰な適応免疫応答」が「狭い意味での過敏反応」です

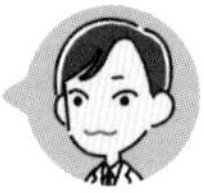

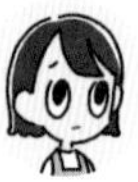

「過剰な適応免疫応答」が過敏反応なのは分かったけれど「免疫応答が関わらない過敏反応」って具体的には？

たとえば「乳糖不耐症」があります。これは乳糖を分解する酵素が働かないために、牛乳を飲むたびに下痢をする病気です

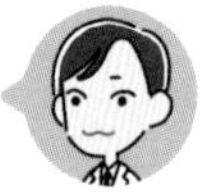

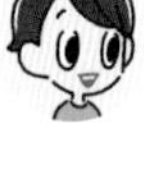

なるほど。「過敏反応」の意味は分かった！

DIGEST

- 「過敏反応」は広い意味では「特定の刺激に対する有害な過剰反応」で「**免疫応答が関わらない過敏反応**」と「**過剰な適応免疫応答（狭い意味での過敏反応）**」がある
- 「アレルギー」は広い意味では「過剰な適応免疫応答」のことだが、狭い意味ではこのうち「**IgEとマスト細胞」が発動させるもの**を指す

過敏反応とアレルギー

特定の刺激に対する有害な過剰反応（**広い意味での過敏反応**）

- 免疫応答が関わらないもの
  （**例：乳糖不耐症**）
- 過剰な適応免疫応答
  （**狭い意味での過敏反応 / 広い意味でのアレルギー**）
  - 「IgEとマスト細胞」が発動させるもの
    （**狭い意味でのアレルギー**）
  - 「IgEとマスト細胞」以外が発動させるもの

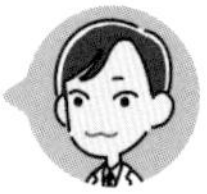

それでは次に「アレルギー」の意味を解説しましょう。**「アレルギー」は広い意味では「過剰な適応免疫応答」**のことです

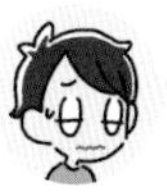

待って…「過剰な適応免疫応答」は「狭い意味での過敏反応」で「広い意味でのアレルギー」でもあるってこと?

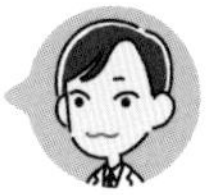

はい！ その中で**「IgEとマスト細胞」が発動させる過剰な適応免疫応答が「狭い意味でのアレルギー」です**。次のページから詳しく解説します

花粉なんか相手にしなくていいのに…

花粉症

ここでは「花粉症」を例にとって、狭い意味での「アレルギー」について解説します。**花粉症は、無害な花粉の一部分を「抗原」と認識する「IgEクラスの抗体(以下IgE)」がつくられることからはじまります**。花粉症における「花粉抗原」のように、アレルギーの原因となる抗原を「アレルゲン」と呼びます

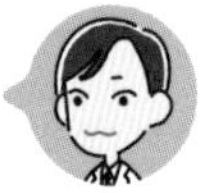

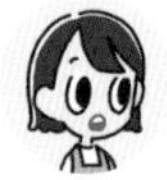

アレルゲン…! まさに「アレルギー」の「原因」って感じの名前ね

そうですね。さて、アレルゲンが1回めにカラダに入ったときにつくられたIgEは、カラダの門番「マスト細胞」に拾われます

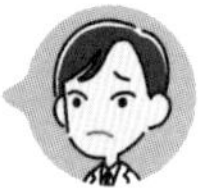

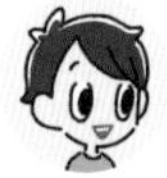

マスト細胞がIgEを拾う? それをどうするんだろう?

なんと、マスト細胞はあらかじめ拾っておいたIgEを“フォーク”のように使って、2回めにカラダに入ってきたアレルゲンをつかまえるんです。するとマスト細胞は活性化し、「ヒスタミン」などの様々な化学物質を放出します。これらの化学物質が「くしゃみ、鼻水、鼻づまり」の症状を引き起こすのです

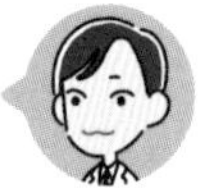

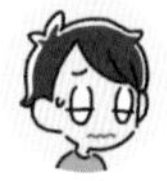

無害な花粉をつかまえるせいで毎年ツライ目にあうなんて…納得いかない…!(くしゃみ)

★アレルゲン(allergen)
狭い意味での「アレルギー」の原因となる抗原
「アレルゲン」の「ゲン(gen)」は「生み出すもの(generator)」に由来する

DIGEST

- IgE とマスト細胞が発動させるアレルギーの代表例が「花粉症」
- 花粉症は、無害な花粉を「闘うべき抗原」として認識する IgE クラスの抗体がつくられることからはじまる
- マスト細胞が IgE を使って花粉抗原をつかまえて、様々な化学物質を放出することでくしゃみや鼻水が出る

IgE とマスト細胞が働きすぎる過敏反応（狭い意味での「アレルギー」）のしくみ

①花粉などの無害な抗原に対して IgE クラスの抗体がつくられる

IgE が結合する無害な抗原は「アレルゲン」と呼ばれる

②マスト細胞が IgE を拾う

マスト細胞の中には顆粒があり、顆粒の中には「ヒスタミン」などの様々な化学物質が含まれている

③マスト細胞が IgE を使って、再びやってきたアレルゲンをつかまえて活性化する

アレルゲンが再び体内に入ってきたとき、マスト細胞はあらかじめ拾っておいた IgE を“フォーク代わり”に使用してアレルゲンをつかまえて活性化し、顆粒の中の化学物質を放出する

「アレルギー」の症状はみんな化学物質のせい！

マスト細胞が放出する化学物質

212 ページで解説したように、花粉症の症状を引き起こすのは、活性化したマスト細胞が放出する様々な化学物質です。これらが、ほかにどのような症状が起こすかを見ていきましょう

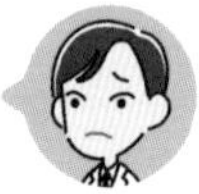

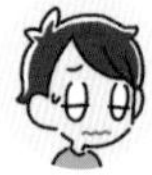

花粉症のくしゃみや鼻水以外の症状もマスト細胞が起こすのか…やってくれるなぁ

てへへ…そんな褒められても～

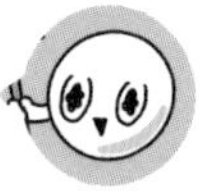

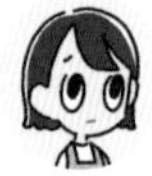

もう…褒めてないわよぉ

たとえば**マスト細胞が放出する化学物質が気管支に作用すると**、どうなると思いますか？ この場合には気管支が細くなって痰が多くなり、呼吸が苦しくなります。これが「**気管支喘息《ぜんそく》**」です

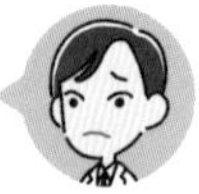

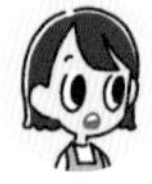

ねぇ…もしかして「アナフィラキシー」って言葉を、ときどきニュースで聞くけれど、これもマスト細胞の化学物質が原因？

そのとおりです。**マスト細胞が出す化学物質が複数の臓器に作用すると「重篤な全身性の過敏反応」を引き起こします。**これを**アナフィラキシー**と呼ぶのです

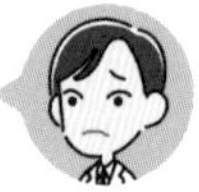

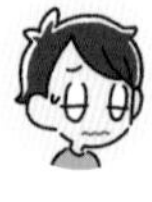

化学物質が放出されるだけで生命に危機を与えるなんて、どうしてそんなことになっちゃうの？

- 活性化したマスト細胞が放出する化学物質が鼻の粘膜に作用すると、くしゃみ、鼻水、鼻づまりが起こる。**皮膚に作用すると「蕁麻疹」が、気管支に作用すると「気管支喘息」**が起こる
- **化学物質が全身の血管に作用すると、**血管がゆるんで血圧が低下し、**「アナフィラキシーショック」が起こる**

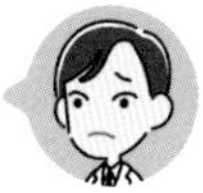

マスト細胞が放出する化学物質の1つ「ヒスタミン」は、細い血管を広げる作用がありましたよね（62ページ）。この作用が全身の血管で起こるとどうなると思いますか？

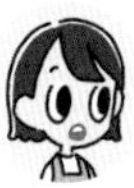

あれは…援軍を呼ぶために血管を広げるんだったよね？ それが全身の血管で起こるんだから、血管が広がりっぱなしになっちゃうのよね。つまり……血圧が低下する？

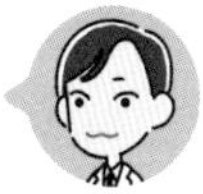

そのとおりです。だから、もしアナフィラキシーを起こしたときはタイミングを逃さずに、血管のゆるみを改善させる薬（アドレナリン）を注射することが大切なのです

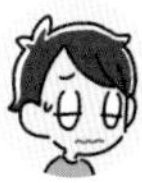

アレルギーの症状って、みんなマスト細胞の化学物質のせいなんだなぁ

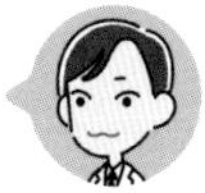

これらの症状を抑えるために、マスト細胞の化学物質の作用をブロックする薬がいろいろとあるんですよ

★アナフィラキシー（anaphylaxis）
「病気から保護（phylaxis）するはずの免疫が、逆に（ana-）有害になる」という意味。フランスのリシェ博士が名付け1902年に発表

★アドレナリン（adrenaline）
「副腎（adrenal gland）が作る化学物質（-ine）」の1つ。1900年に高峰博士が突き止め、1902年に発表

IgEとマスト細胞による反応のピークは2つ

即時反応と遅発相反応

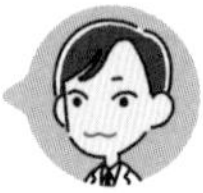

IgEとマスト細胞の働きすぎで起こる過敏反応、つまり**狭い意味での「アレルギー」には2つの「ピーク」があります。1つめは、マスト細胞がアレルゲンをIgEでつかまえてから「数分以内」に起こる「即時反応」**です。花粉症でいえば、花粉を吸ってすぐに出る「くしゃみ、鼻水、鼻づまり」のことですね

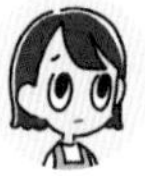

マスト細胞が放出する化学物質が鼻の粘膜に作用するから、くしゃみや鼻水が出るんだったよね？

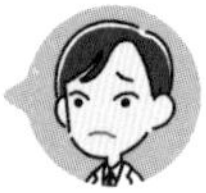

そのとおりです！ それだけでも十分厄介ですが……**即時反応が落ち着いた数時間あとに、第2のピーク「遅発相反応」が起こります**

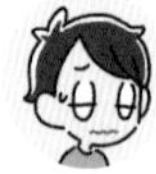

もういいってぇ…

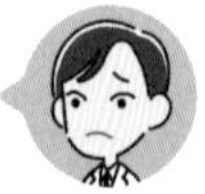

遅発相反応は、**マスト細胞が放出する「炎症性サイトカイン」による「炎症反応」**です。64ページでは、マクロファージが放出する炎症性サイトカインによって、好中球や単球など様々な白血球たちが呼び出されましたね。「遅発相反応」の場合は、マクロファージではなく**マスト細胞が炎症性サイトカインを放出し、好中球や好酸球などの白血球を呼び出して、無害な抗原を相手に、さらに闘おうとするのです**

- **IgEとマスト細胞による過敏反応**（狭い意味での「アレルギー」）には**2つの「反応のピーク」がある**
- 1つめは、アレルゲンとの遭遇から数分以内に起こる「**即時反応**」
- 2つめは、アレルゲンとの遭遇から数時間後に起こる「**遅発相反応**」で、**マスト細胞が放出するサイトカインによる「炎症反応」**を指す

IgEとマスト細胞による過敏反応の2つのピーク

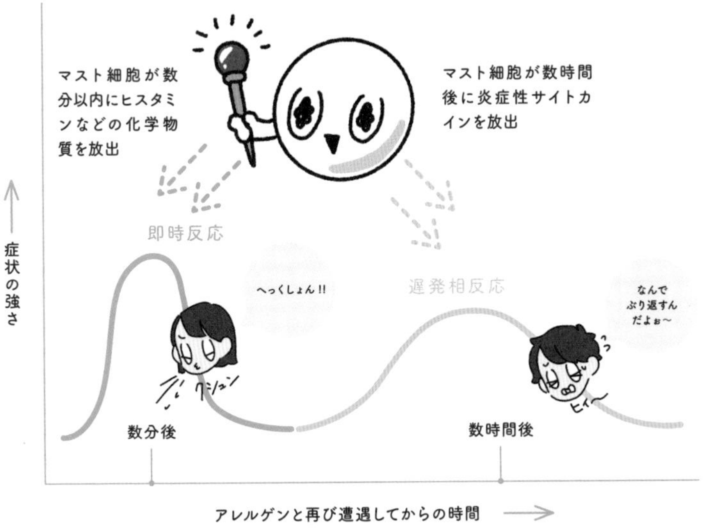

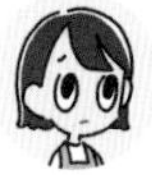

マスト細胞がいろんな免疫細胞に出動命令を出しちゃうの？

そうなんです。たとえばマスト細胞が呼び出す「好酸球」の本来の得意技は寄生虫の退治です（23 ページ）。でも寄生虫がいないにもかかわらず、寄生虫退治の得意な好酸球が呼び出されて働きはじめたらどうなるでしょう？

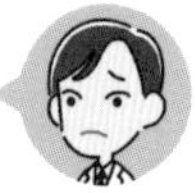

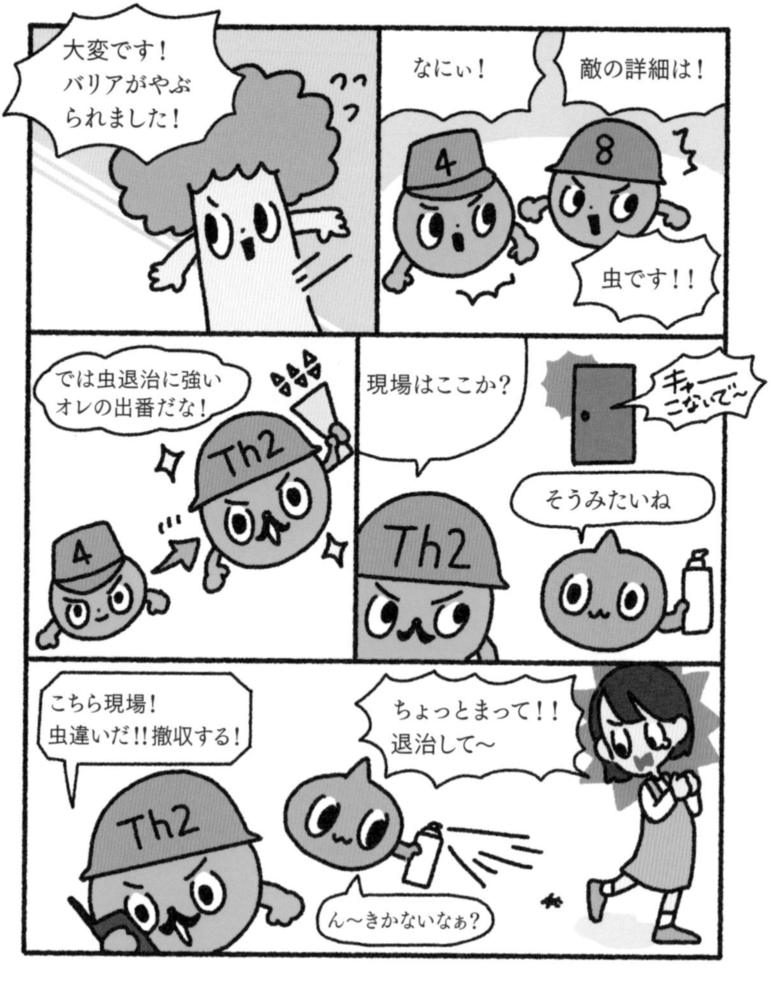
大変です！バリアがやぶられました！
なにぃ！
敵の詳細は！
虫です！！
では虫退治に強いオレの出番だな！
Th2
4
8
現場はここか？
キャーこないで～
そうみたいね
こちら現場！虫違いだ!!撤収する！
ちょっとまって！！退治して～
ん～きかないなぁ？

何もすることがないんだね

何もしないだけなら問題ないのですが…。好酸球は、寄生虫を攻撃する強力な道具を持っています。そして彼らは寄生虫がいない状況でも、マスト細胞に呼び出されればそのような道具を使って無害な抗原と闘おうとするんです

無害な抗原に対して強い武器を振り回したらダメじゃない?

そうですよね。まとめると**「遅発相反応」とは、マスト細胞が様々な免疫細胞たちを呼び出して、活性化することで周囲を傷害する「炎症反応」**なのです

マスト細胞め……余計な細胞まで呼び出して周囲を傷害するなんてひどい…

ボクばかりワルモノにしないでよぉ。そもそも無害な抗原を相手にIgEをつくっちゃう抗体産生細胞がダメだと思わない?

おい! オレは濾胞性ヘルパーT細胞の指令通りに抗体を発射してるだけだぞ!

わ、私のせい…!? 樹状細胞が抗原をわざわざ持ってくるから抗体を発射させたまでであってだな…

ボクは抗原を食べて走ってるだけだも～ん

もう! 結局、誰のせいなの!

そもそも、無害な抗原に対してIgEがつくられる原因については、まだ分かっていません。だから誰も悪くないんです

働きすぎる主役によって4つに分類

ゲル・クームスによる過敏反応の分類

ここからは、適応免疫が働きすぎることで生じる他の病気についても解説します。**過剰な適応免疫応答は「働きすぎる主役」によってⅠ型からⅣ型の4つに分類されます**。たとえば「Ⅰ型過敏反応」で働きすぎる主役は、212ページで解説したIgEとマスト細胞。つまり「Ⅰ型過敏反応」とは、狭い意味での「アレルギー」のことですね

なるほど！ それ以外の3つの過敏反応の主役は誰？

「Ⅱ型過敏反応」で働きすぎる主役は、細胞表面の抗原に結合するIgGクラスの抗体やIgMクラスの抗体です

IgGクラスの抗体は血液中で最も多い抗体よね（113ページ）。それが働きすぎてしまうことがあるのね

そうなんです。さらに**「Ⅲ型過敏反応」で働きすぎる主役もIgGクラスの抗体やIgMクラスの抗体**です

じゃあⅡ型とⅢ型ではどういう違いがあるの？

「Ⅲ型過敏反応」は、体液中に溶けた抗原に抗体が結合した「免疫複合体」がたくさんできることで起こります。224ページで詳しく解説しましょう。そして4番めの**「Ⅳ型過敏反応」は、「エフェクターT細胞」の働きすぎで起こります**（226ページ）

DIGEST

- 過剰な適応免疫応答は、働きすぎる主役で4つに分類される
- 「**Ⅰ型過敏反応**」の主役はIgEとマスト細胞
- 「**Ⅱ型過敏反応**」の主役は細胞表面の抗原に結合するIgGやIgM
- 「**Ⅲ型過敏反応**」の主役は体液中に溶けた抗原に結合するIgGやIgM
- 「**Ⅳ型過敏反応**」の主役はエフェクターT細胞

ゲル-クームスによる過敏反応の分類

Ⅰ型過敏反応

マスト細胞がIgEで
アレルゲンをつかまえる

↓

マスト細胞が
化学物質を放出して
有害な反応を起こす

Ⅱ型過敏反応

細胞表面の抗原に
IgGやIgMが結合する

↓

抗体が結合した
細胞が傷害される

Ⅲ型過敏反応

体液中に溶けている抗原に
抗体が結合して
免疫複合体ができる

↓

免疫複合体が沈着した
場所で炎症が起こる

Ⅳ型過敏反応

細胞傷害性T細胞や
ヘルパーT細胞が働きすぎる

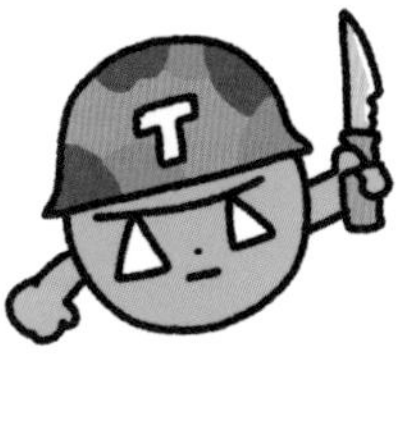

※Ⅰ型過敏反応は「即時反応」と「遅発相反応」からなるが、即時反応のみをⅠ型過敏反応と定義する場合もある

抗体が働きすぎて細胞が傷害される

II型過敏反応

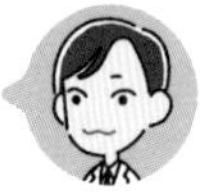

「II型過敏反応」で働きすぎる主役は「IgGやIgMクラスの抗体」です。抗体はウイルスの感染力をそいだり（中和）、抗原に“味付け”をして好中球やマクロファージの貪食をそそったり（オプソニン化）、補体を活性化する働きがありましたよね（107ページ）。では、この「補体」の作用を覚えていますか？

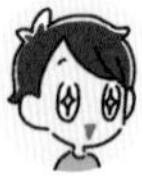

補体……あれだ！ みんなで合体するカッコイイヤツ！

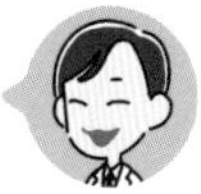

それです！ 補体は細胞に穴を開ける「膜侵襲複合体《まくしんしゅうふくごうたい》」になるだけでなく、抗原に“味付け”をしたり、援軍である好中球を呼んだりと、その働きは様々でした（110ページ）。**これらの作用が過剰になってカラダの細胞を傷害するのがII型過敏反応**です

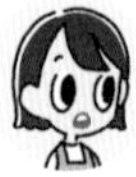

なるほど。具体的にはどんな病気があるの？

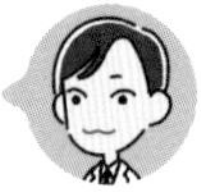

たとえば、赤血球の表面上のタンパク質に対する抗体がつくられて生じる「**自己免疫性溶血性貧血**」や、**血液型の異なる赤血球が輸血された際に起こる副作用**が挙げられます

DIGEST

- 「Ⅱ型過敏反応」は細胞表面の抗原に結合するIgGやIgMが頑働きすぎることで生じる
- 細胞表面の抗原にIgGやIgMが結合すると補体が活性化されるが、それらが過剰に働くとカラダが傷害されて有害になる

抗体（IgGやIgM）の作用と過剰作用

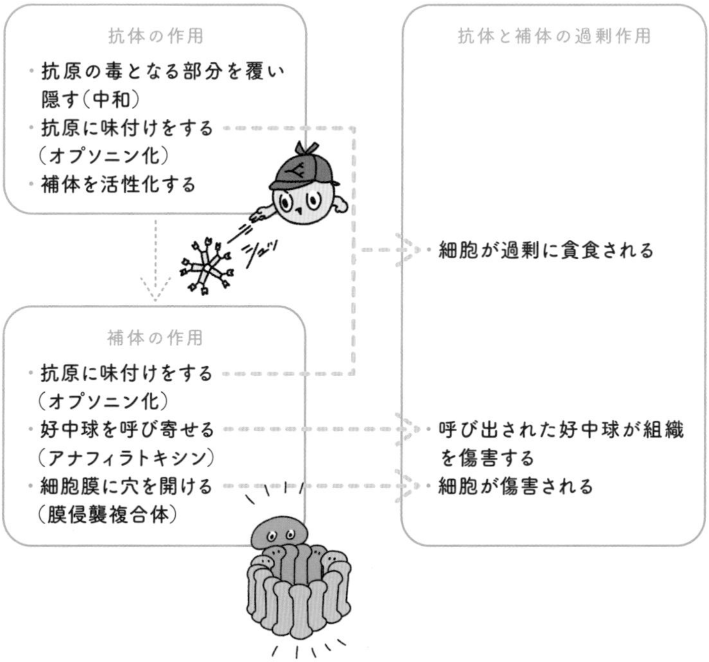
抗体の作用
・抗原の毒となる部分を覆い隠す（中和）
・抗原に味付けをする（オプソニン化）
・補体を活性化する
シュッ
補体の作用
・抗原に味付けをする（オプソニン化）
・好中球を呼び寄せる（アナフィラトキシン）
・細胞膜に穴を開ける（膜侵襲複合体）
抗体と補体の過剰作用
・細胞が過剰に貪食される
・呼び出された好中球が組織を傷害する
・細胞が傷害される

体液中に溶けている抗原に対する抗体の過剰反応

Ⅲ型過敏反応

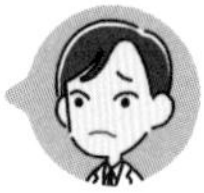

222ページで解説した「**Ⅱ型過敏反応**」と、これから解説する**「Ⅲ型過敏反応」は、IgGやIgMの働きすぎで起こります**

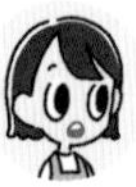

Ⅱ型とⅢ型では、なにが違うの？

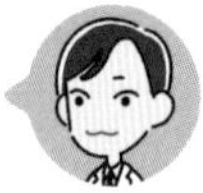

抗体が結合する「抗原」が違います。Ⅱ型過敏反応が相手にする抗原は「細胞表面の分子」ですが、**Ⅲ型過敏反応が相手にする抗原は「体液中に溶けた抗原」で「可溶性抗原」と呼びます**

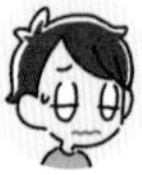

「可溶性抗原」ってはじめて出てきたけれど、具体的にはどんなものなの？

具体例として、「血清療法（143ページ）」で使われる「動物由来の抗体」があります。たとえばヘビ毒を少しずつ繰り返しウマに注射すると、ウマの血液中には「ヘビ毒に対する抗体」がたくさん出現します。このようにしてヘビ毒に対する抗体を豊富に含むようになったウマの血液成分（血清）を、毒ヘビにかまれた人に注射するのが血清療法です

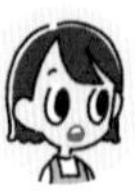

そんな治療方法があるのね！

- 「Ⅲ型過敏反応」で働きすぎる主役は、体液中に溶けた抗原（可溶性抗原）に結合したIgGやIgMで、「免疫複合体」と呼ばれる
- 免疫複合体は、通常マクロファージにより貪食される
- マクロファージが貪食しきれないほど免疫複合体ができると、それが沈着した場所で補体が活性化されて炎症が起こる

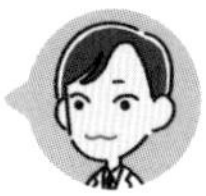

そうなんですよ。ウマ由来の「ヘビ毒に対する抗体」は、ヘビ毒にくっついて「中和（108ページ）」することで、毒ヘビにかまれた人を助けます。でもこの抗体はウマに由来するため、その人にとっては「異物」でもあります。そして、この異物を“闘うべき外敵”だと勘違いした免疫細胞が、「IgGやIgMクラスの抗体」をつくることがあるのです

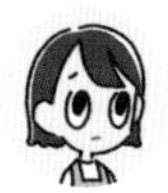

花粉症で、無害な花粉を闘うべき寄生虫だと勘違いする話（204ページ）に似てるわね？

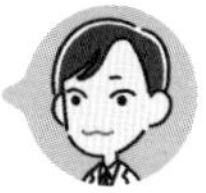

そうです。さて、この「可溶性抗原」と「IgGやIgMクラスの抗体」が結合したものを「免疫複合体」と呼びます。免疫複合体は通常の免疫応答でもできますが、それはマクロファージに貪食されます。ですがマクロファージが貪食しきれないほどたくさん免疫複合体ができると、それが血管の壁（血管壁）などに沈着して、補体を活性化して過剰な炎症を起こすのです

★**血漿（plasma）と血清（serum）**

・「血液」＝「細胞成分（血球）」＋「液体成分（血漿）」
・「試験管内に放置した血液」＝「細胞成分が集まり固まったもの（血餅）」＋「残りの液体成分（血清）」

働きすぎる細胞性免疫

Ⅳ型過敏反応

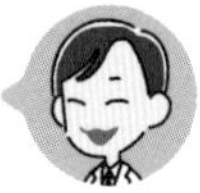

「Ⅳ型過敏反応」は「エフェクターT細胞」が過剰に働く反応です。エフェクターT細胞が感染の現場で働く免疫応答をなんと呼んだか覚えていますか？

○○○免疫

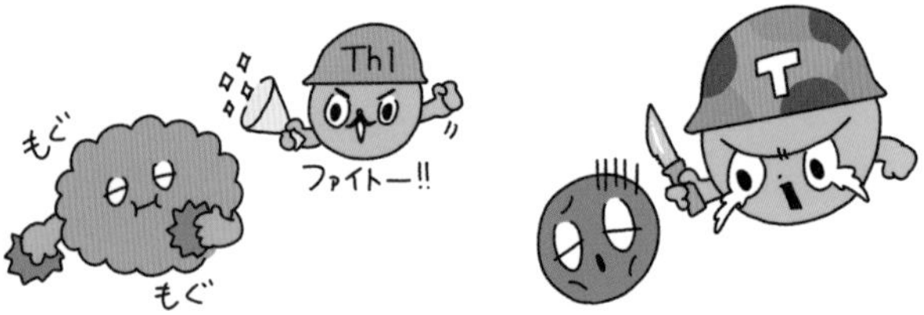

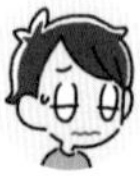

え、えっと…エフェクターT細胞免疫…だったっけ…

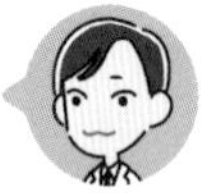

そう呼べば正確ではあるのですが…「細胞性免疫（74 ページ）」ですね！ では細胞性免疫をつかさどるエフェクターT細胞には、どんな細胞がいたか覚えていますか？

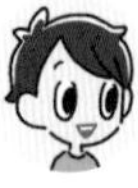

それはもちろん！ ヘルパーT細胞や細胞傷害性T細胞だよね！

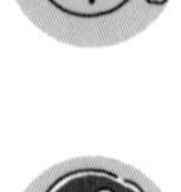

さすがだな、正解だ！我々が活躍するぞ

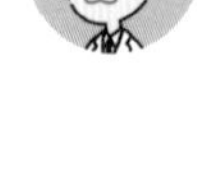

Ⅳ型過敏反応は、ヘルパーT細胞や細胞傷害性T細胞たちが過剰に働くことで起こります。**代表例は「結核菌」を貪食したマクロファージをTh1 細胞が活性化する応答**です。活性化したマクロファージは結核菌を排除しようと試みますが、同時に強い炎症反応を起こして肺の構造を破壊するのです

DIGEST

- **「Ⅳ型過敏反応」は「エフェクターT細胞」の過剰反応**
- 代表例は「結核菌」を貪食したマクロファージをTh1細胞が活性化する応答
- 「結核」で肺を壊すのは結核菌そのものではなく、結核菌に対する「過剰な免疫応答」である

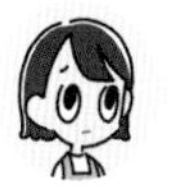

ん？ 肺が壊れる原因は「結核菌に対する免疫応答」なの？ 病原体を排除しようとする応答はマクロファージやT細胞たちがいつもやってることよね？

そのように疑問に思うのは当然です。でも結核で肺を壊すのは結核菌ではなく、結核菌に対する過剰な免疫応答なのです

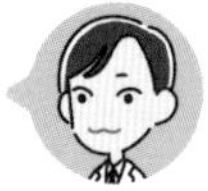

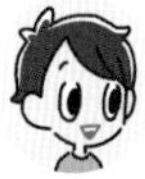

どういうことなのか、もっと詳しく教えて！

結核菌はマクロファージに貪食されてもマクロファージの中でしぶとく生き残ります。そこでマクロファージはTh1細胞に助けられながら「活性酸素」などを産生し、なんとか結核菌を排除しようとします。しかし、それでも結核菌は抵抗します。**この闘いが長引くほど、炎症反応が起こり続けて肺が壊れるのです**

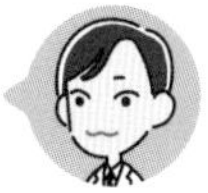

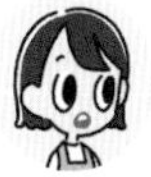

なるほど！ だから「結核」も「過敏反応」の1つなのね。やっと納得できたわ

結核が過敏反応であることを納得するには時間がかかると思います。ですが「病気から守るはずの免疫応答が、病気の原因にもなる」ということを深く理解できれば「免疫皆伝」…じゃなく…「免許皆伝」です！

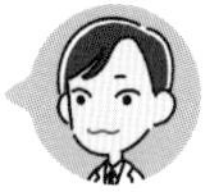

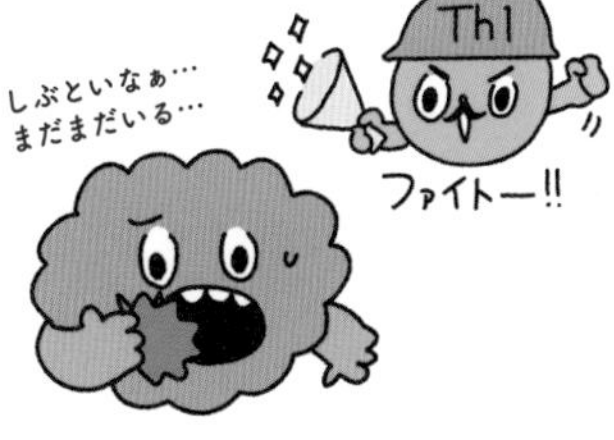
しぶといなぁ…
まだまだいる…
Th1
ファイトー!!

「ツベルクリン反応」は「Ⅳ型過敏反応」

遅延型過敏反応

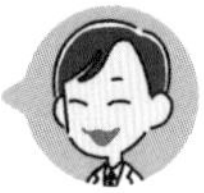

「過敏反応」の勉強のしめくくりとして、「**遅延型過敏反応**」について解説します。これは、広い意味では226ページで解説した**「Ⅳ型過敏反応（過剰な細胞性免疫）」のこと**です

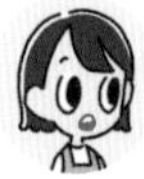

どういうこと？

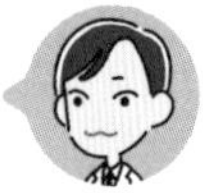

Ⅰ型過敏反応では、抗原と遭遇してから数分以内に「即時反応」が発動しましたね（216ページ）。これに対して、**過剰な細胞性免疫である「Ⅳ型過敏反応」が発動するのは、どんなに早くても24時間後であるため「遅延型過敏反応」と呼ばれるのです**

即時反応

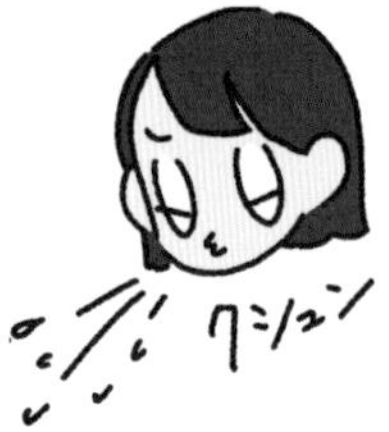

遅延型過敏反応

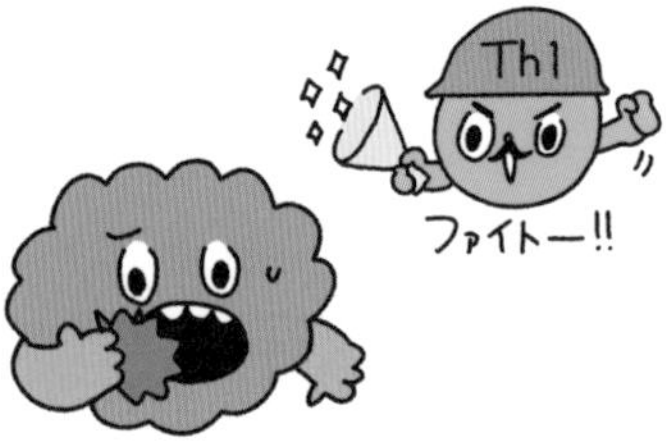

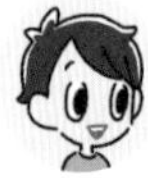

なるほど！

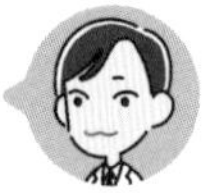

「遅延型過敏反応」という言葉は、より「狭い意味」で使われる場合もあります。「**狭い意味での遅延型過敏反応**」は「皮膚に抗原を注射して24～48時間後に現れる反応」のことです。その典型は「**ツベルクリン反応**」なのですが、聞いたことはありますか？

DIGEST

- 広い意味での「**遅延型過敏反応**」とは「**Ⅳ型過敏反応（過剰な細胞性免疫）**」そのものを指す
- 狭い意味での「遅延型過敏反応」は「Ⅳ型過敏反応」のうち「抗原を皮膚に注射して 24 ～ 48 時間以降に起こる反応」のことで、「**ツベルクリン反応**」がその典型である

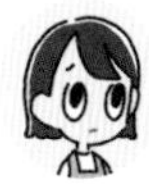

小さい頃に…なんとなく聞いたことがあるような…！

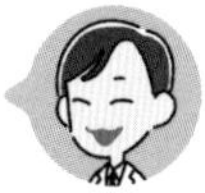

そうでしょう。ツベルクリン反応とは、結核菌に由来する抗原を皮膚に注射して 24 ～ 48 時間後の反応を見るものです。過去に結核にかかったり、結核菌のワクチン（BCG）を接種したことがあれば、ツベルクリン注射の 24 ～ 48 時間後に反応が出ます。つまり「狭い意味での遅延型過敏反応」を見るものなんです。ただ、ツベルクリン反応は 2012 年に廃止されましたけどね

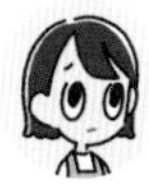

ねぇねぇ「遅延型過敏反応」と似たような名前をどこかで見たような気がするんだけど…それとは違うのよね…？

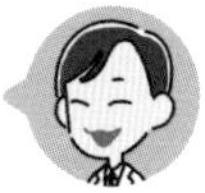

ズバリ「遅発相反応」のことですね？ これら2つはよく似た用語ですが、異なるものです。遅発相反応は、IgE とマスト細胞による過剰反応の2つめの山場のことです（217 ページ）

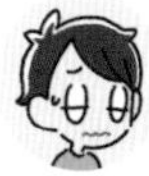

それだ！ もーう…ややこしいんだよなぁ

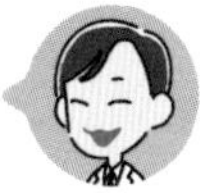

免疫学の用語はとても難解ですよね。かつ、教科書ごとに定義が異なることもあります。悩んだときは 231 ページ以降の「明快！ 免疫学用語集」を読みながらおさらいして下さいね

理解を深めるサイエンス小話

萩原先生の「興味ぶか〜いお言葉」

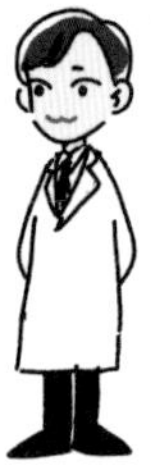

病原体をつかまえてトル
スゴイ受容体
それがトル様受容体

　自然免疫応答を担う細胞たちは敵か味方かをおおざっぱに見分けるという特徴があります。そのため彼らは、多くの病原体に共通する部分をつかまえて「お前はなんだ?」と反応する道具を持っています。その1つが「トル様受容体」と呼ばれるものです。

　トル様受容体は、簡単に説明すると「?」の形をしています。「?」の“足”の部分は細胞の中に埋まっており、「?」の“頭”の部分は細胞の外にぴょこんと出ています。

　細胞外に出ている“頭”の部分で病原体の成分をつかまえると、細胞内にある“足”の部分が指令を出して、自然免疫応答が発動するのです。

　「トル様受容体」は発生学という分野で発見された「トル（Toll）」という分子に似ていることから名付けられていますが、「Toll」はドイツ語で「すごい!」という意味も持ちます。姿かたちも働きぶりも「すごい分子」それがトル様受容体なのです。

ゼミの生徒たちによる「ひとこと感想文」

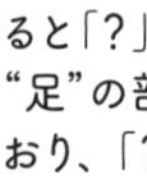

「なんだお前は?」と尋ねる分子の実際の形も
「?」の形をしているなんて興味深いなあ

特別付録

明快！免疫学用語集

〔The clear glossary of immunology〕

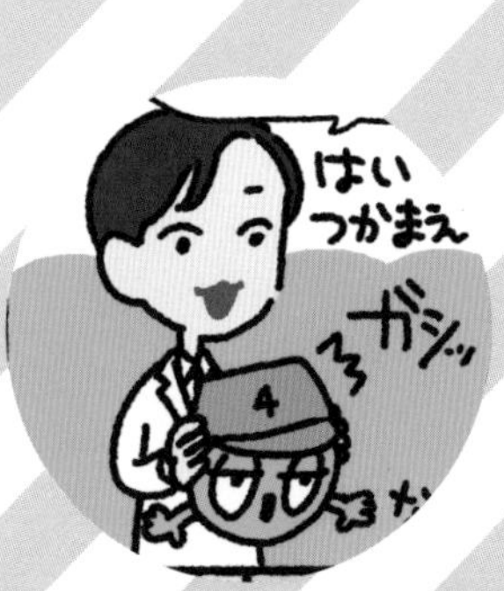

「○○免疫」10選

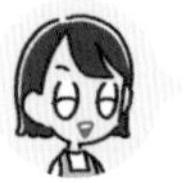

本書には「なになに免疫」っていう言葉がとにかくたくさん出てくるわよね。とくに重要な「○○免疫」を10個選んで、それぞれの意味を整理してみたわ

自然免疫応答（p.52）
innate immune response

生まれつき自然に備わっている免疫応答であり、病原体を大まかに認識し（特異性は低く）素早く応答する。2度めに同じ病原体と出会っても基本的に同じように反応する（免疫学的記憶なし）

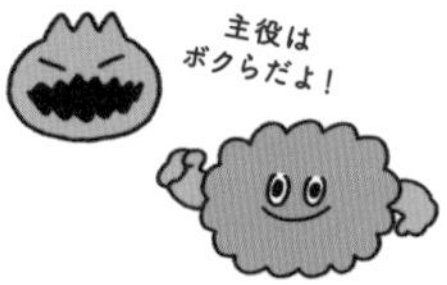
主役は
ボクらだよ！

適応免疫応答（p.72）
adaptive immune response

生まれたあとに遭遇した病原体ごとに特化（適応）した免疫応答。抗原を細かく認識し（特異性が高く）、1度めは発動に時間がかかるが2度目の応答は素早く強い（免疫学的記憶あり）

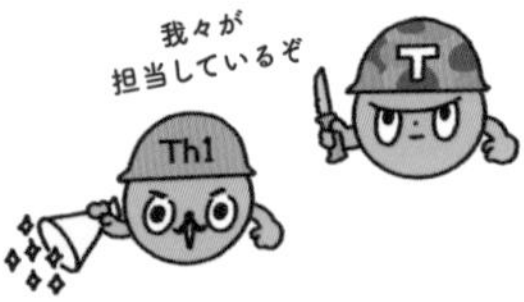
我々が
担当しているぞ
Th1
T

細胞性免疫（p.79）
cellular immunity

エフェクターT細胞が感染の現場で活躍する適応免疫応答

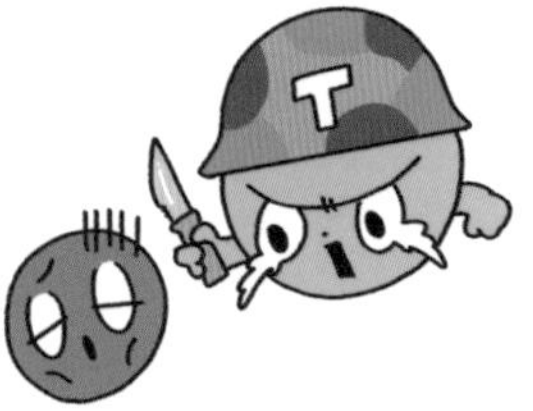
T

体液性免疫（p.79）
humoral immunity

体液中の抗体が主体となって働く適応免疫応答

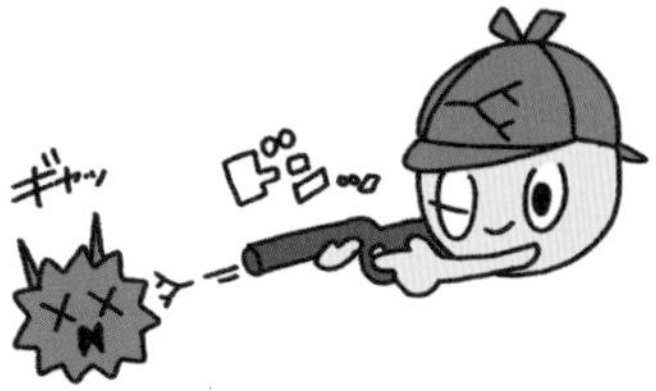
ギャッ

一次免疫応答（p.136）
primary immune response

抗原にはじめて出会ったときに発動する適応免疫応答。この際、記憶B細胞と記憶T細胞が生まれる

二次免疫応答（p.137）
secondary immune response

同じ抗原に2度めに出会ったときに発動する適応免疫応答。一次免疫応答で生まれた記憶B細胞と記憶T細胞による素早く強い応答

生命現象としての能動免疫（p.143）
active immunity

病原体に対する適応免疫応答のこと

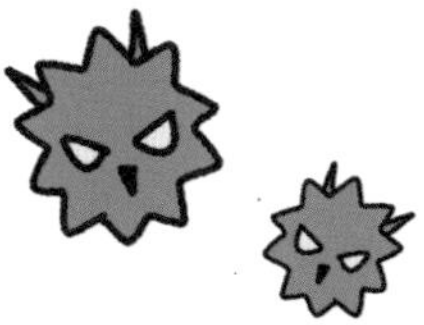

医療行為としての能動免疫（p.143）
active immunization

ワクチン接種のこと

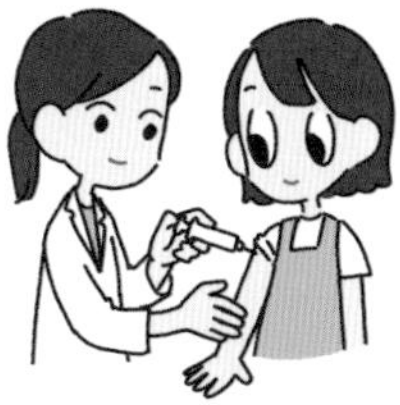

生命現象としての受動免疫（p.143）
passive immunity

母から子への胎盤を介したIgGの輸送および母乳を介したIgAの輸送

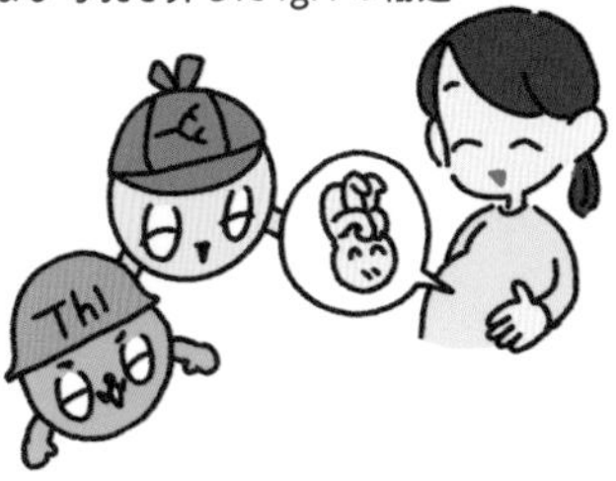

医療行為としての受動免疫（p.143）
passive immunization

免疫グロブリン製剤や抗毒素血清などの注射

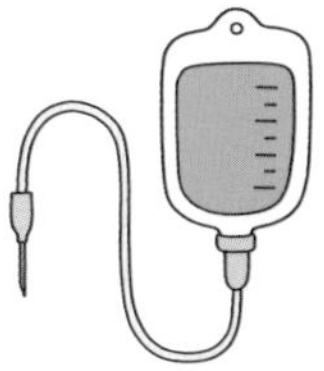

名前は似ているけれど異なるもの

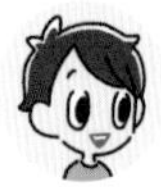

似たような名前をしているくせに、意味はまったく異なる疾患や反応もいっぱい出てきたよね。間違って覚えないようにまとめてみたよ

「自己免疫疾患」と「自己炎症疾患」

自己免疫疾患（p.204）

autoimmune disease

自分自身のカラダの成分（自己抗原）に対する過剰な適応免疫応答で生じる病気

自己炎症疾患（p.206）

autoinflammatory disease

原因なく「ひとりでに（automatically）」炎症反応が起こる病気。「自己（self）」とは関係ないので要注意

「遅発相反応」と「遅延型過敏反応」

遅発相反応（p.216）

late-phase reaction

IgEやマスト細胞の働きすぎで起こる過敏反応のうち、抗原と遭遇してから数時間後に生じる反応

遅延型過敏反応（p.228）

delayed-type hypersensitivity reaction

細胞性免疫の過剰であり、抗原に遭遇してから早くても24～48時間後に発動する

出世魚のように名前が変わるもの

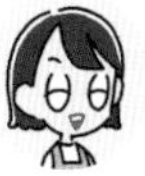

「ハマチ」→「ブリ」みたいに、成熟とともに名前が変わっていくものをまとめてみたわ！

B細胞受容体（p.93）	抗体

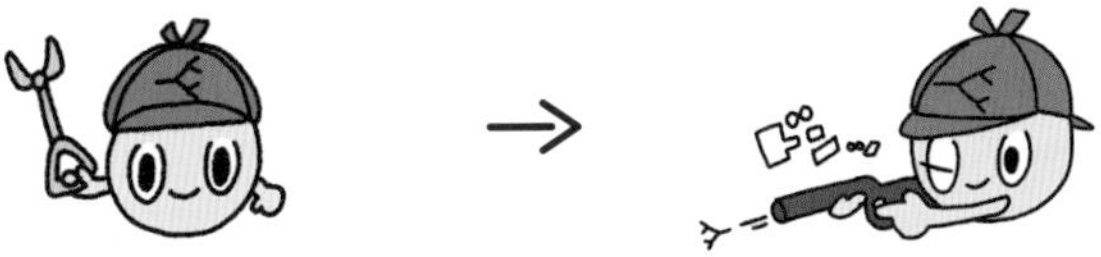

B細胞受容体はナイーブB細胞の表面にあり抗原をつかまえる道具だが、
ナイーブB細胞が抗体産生細胞になると、抗体として発射される

プロB細胞／プロT細胞（p.39）	ナイーブB細胞／ナイーブT細胞	エフェクターB細胞・記憶B細胞／エフェクターT細胞・記憶T細胞

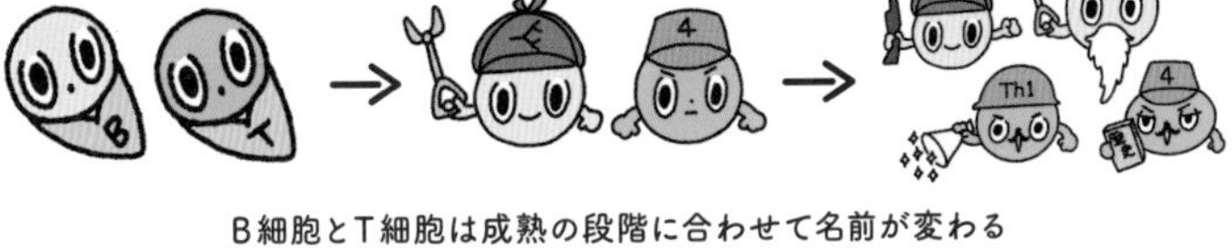

B細胞とT細胞は成熟の段階に合わせて名前が変わる

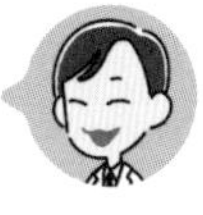

「プロB細胞」と「未熟B細胞」の中間の段階を「プレB細胞」と呼びます。「プロB細胞」と「プレB細胞」が混同しそうになったら「造血（ZOUKETSU）」と唱えましょう。「O」が先で「E」があと、つまり「プロ（pro）B細胞」が先で「プレ（pre）B細胞」があとですよ

名前は異なるけれど同じもの

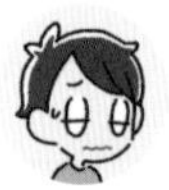

同じものや同じ現象に異なる名前がついているケースが多いのも免疫学の厄介なところだよね…。一挙にまとめたよ

適応免疫応答（p.13）
adaptive immune response

＝

獲得免疫応答（p.13）
acquired immune response

どっちもボクらの
仕事のことさ！

抗体（p.102）
antibody, Ab

＝

免疫グロブリン（p.112）
immunoglobulin, Ig

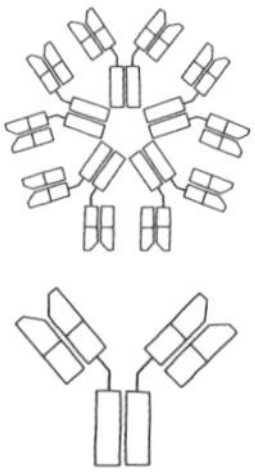

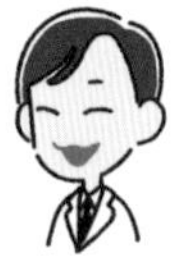
「免疫グロブリン」と
「抗体」は同じものの
異なる名前です

抗体産生細胞
antibody-secreting cell

エフェクターB細胞
（p.29）
effector B cell

形質細胞
plasma cell

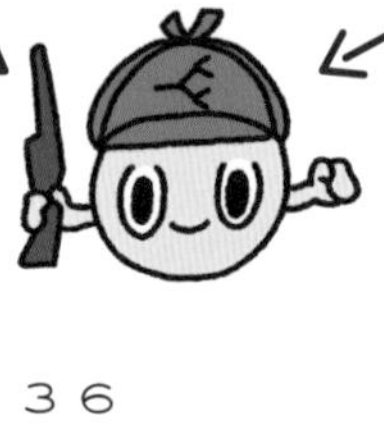
どの名前で
呼ばれても
振り向いちゃうぞ

エフェクター CD8陽性T細胞（p.39）
effector CD8 positive T cell

細胞傷害性T細胞
cytotoxic T cell

細胞傷害性Tリンパ球
cytotoxic T lymphocyte, CTL

キラーT細胞
killer T cell

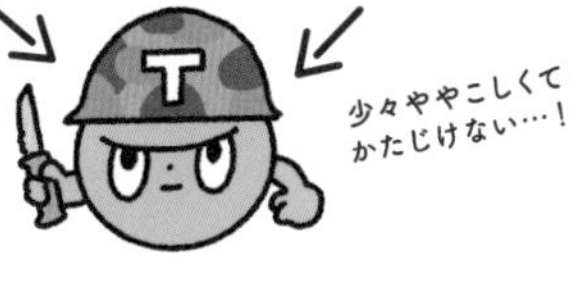
少々ややこしくて
かたじけない…！

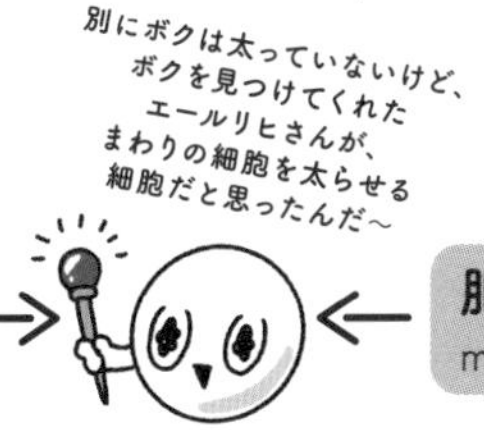
別にボクは太っていないけど、
ボクを見つけてくれた
エールリヒさんが、
まわりの細胞を太らせる
細胞だと思ったんだ〜

マスト細胞（p.17）
mast cell

肥満細胞
mast cell

中枢リンパ器官（p.122）
central lymphoid organ

＝

一次リンパ器官
primary lymphoid organ

末梢リンパ器官（p.126）
peripheral lymphoid organ

＝

二次リンパ器官
secondary lymphoid organ

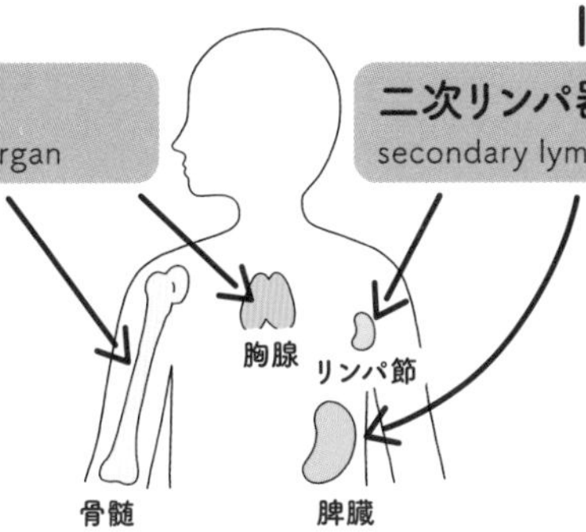
胸腺
リンパ節
骨髄
脾臓

助詞を補うと分かりやすい用語

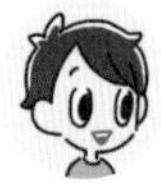

言葉だけを見ると「誰」が「何を」するものなのか分からなくなっちゃうときがあるよね。ちょっぴりややこしい用語をまとめたよ

免疫チェックポイント分子（p.182）
immune checkpoint molecule

免疫細胞 **を**
チェック（検問）
する分子
（CTLA-4、PD-1、PD-L1 など）

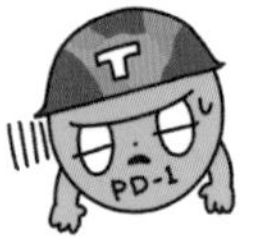

免疫監視（p.192）
immune surveillance

免疫細胞 **が**
腫瘍細胞 **を**
監視すること

抗原受容体（p.92）
antigen Receptor

抗原 **を**
受容する受容体

B細胞受容体（p.93）
B cell receptor

B細胞 **が**
抗原 **を**
受容する受容体

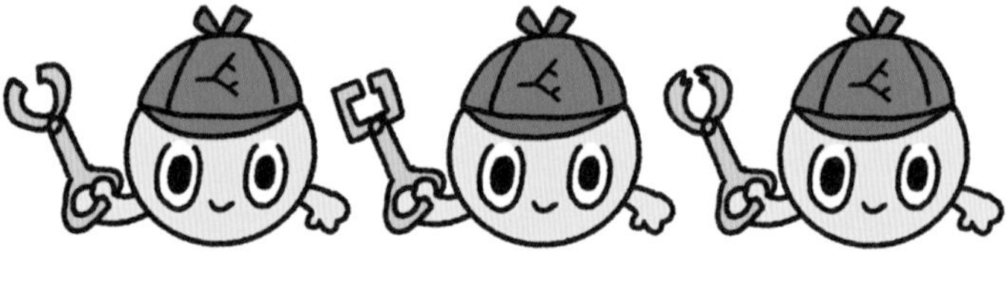

名前にだまされやすい用語

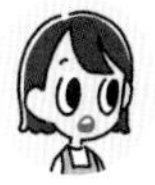

「名は体を現す」なんて言うけど、ここでは名称とは異なる実体を持つ用語を紹介するわ。ちょっぴりハイレベルだけどチェックしてね

TNF-α（p.65）
腫瘍壊死因子 - α、
Tumor Necrosis Factor-α

腫瘍細胞を壊死（p.198）させる物質として発見されたが、実際には「炎症性サイトカイン（p.63）」としての役割のほうが大きい

TGF-β（p.186）
形質転換増殖因子 - β、
Transforming Growth Factor-β

細胞の性質を変えて腫瘍細胞のように増殖させる因子として発見されたが、実際には免疫応答を抑制するサイトカインとしての役割のほうが大きい

CTLA-4（p.180）
Cytotoxic T Lymphocyte Antigen-4

T細胞の働きを抑制する免疫チェックポイント分子の1つ。細胞傷害性T細胞（細胞傷害性Tリンパ球、Cytotoxic T Lymphocyte）の表面にある抗原として発見されたが、むしろ制御性T細胞の表面にたくさんある。抗原提示細胞からのワイロ（共刺激分子 B7）を横取りしてナイーブT細胞を無気力状態（アナジー ）にする

PD-1（p.188）
Programmed Cell Death-1

免疫チェックポイント分子の1つ。カラダのほとんどの細胞の表面にあるPD-L1と結合して細胞傷害性T細胞を「疲弊」させる。発見当初は「アポトーシス」すなわち狭い意味での「プログラムされた細胞死（p.198）」と関係があると考えられていたが、現在は否定されている

教科書ごとに定義が異なるもの

免疫学の用語には、文献ごとに定義が異なるものがあります。そのような用語の中でもとくに重要なものをまとめましたので、混乱しそうになったらこのページを参照してみてください

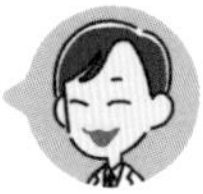

過敏反応 (p.210)
hypersensitivity reaction

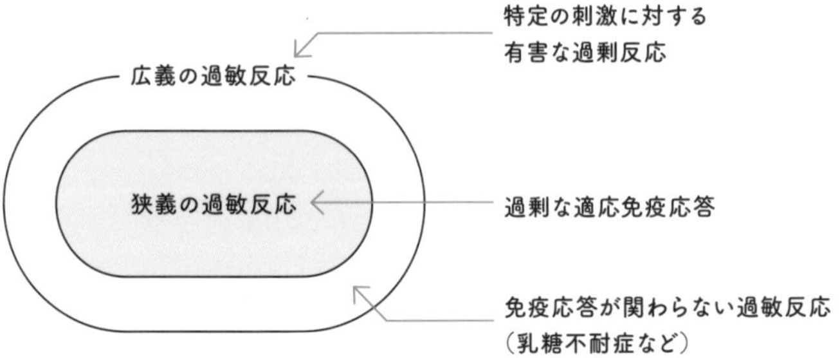

アレルギー (p.210)
allergy

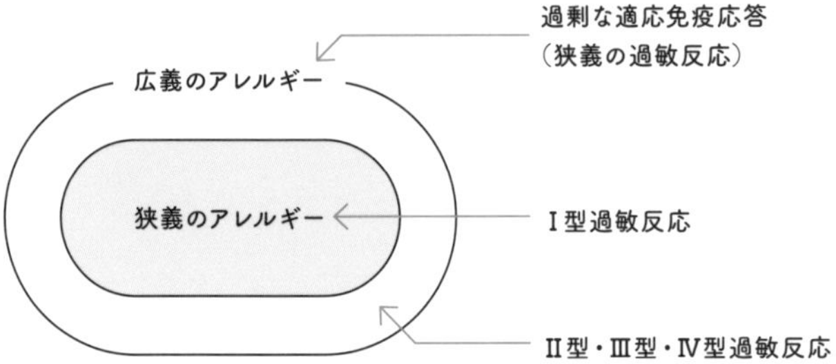

Ⅰ型過敏反応（p.221）
Type I hypersensitivity reaction

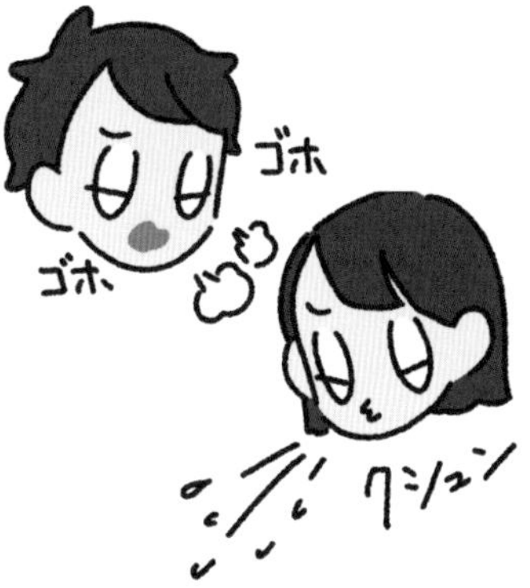

【広義】
「IgE とマスト細胞の働きすぎで起こる過敏反応」＝「即時反応」＋「遅発相反応」
【狭義】
「即時反応」のみ

遅延型過敏反応（p.228）
delayed type hypersensitivity reaction

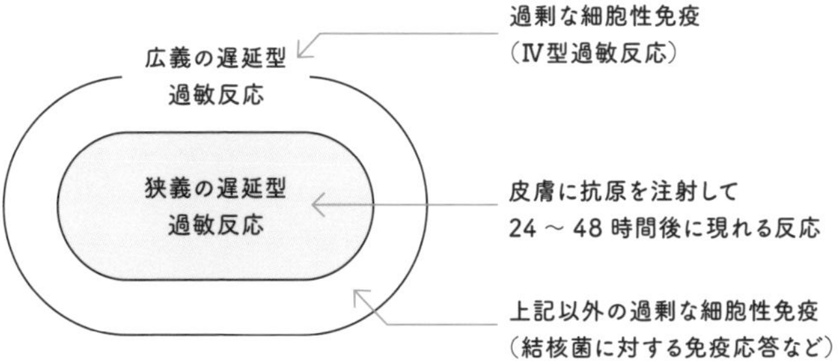

プログラムされた細胞死（p.199）
programmed cell death

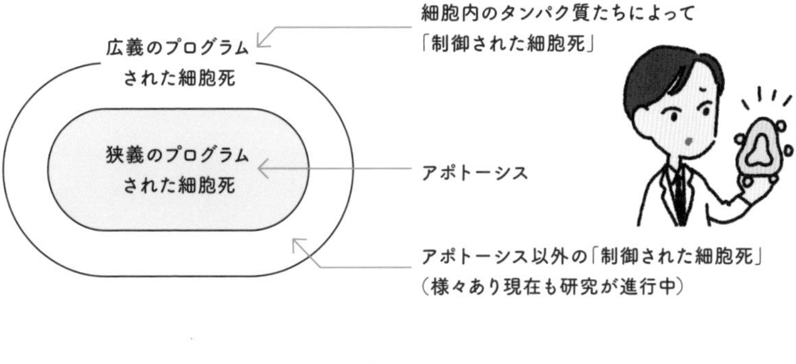

ステップアップコラム

免疫学をより深くまで理解するための
特別授業

以上で免疫学の基礎についてひととおりお話をしましたが、いかがでしたか?

とっても楽しかった〜

ボクの中で免疫細胞たちが頑張っていると思うと「ボクも頑張ろう!」って思えるようになったよ

さて、授業の締めくくりとして、これまで何度も登場したものの、その内容までは解説してこなかった3つのキーワードを取り上げましょう。それは「細胞」「分子」「タンパク質」です

たしかに何度も出てきたけど「それがどんなものか」は、「なんとなく」でしか分かっていなかったわね

この3つについて深く知ることで、今まで勉強してきた免疫学の理解がさらに深まると思いますよ

よしっ! もうひと踏ん張りだね!

それでは、さっそくカラダの中を探検といきましょう

“社会”の中の“社会”

カラダの「入れ子構造」

私たちのカラダの中では、心臓や肝臓や腎臓など、それぞれ役割を担った「臓器」たちがお互いに協力し合っています。カラダは臓器たちがつくりあげる“社会”のようなものなのです。これらの臓器は、「上皮組織」や「筋組織」などの「組織」たちが協力し合うことでできています。「臓器は組織の社会」というわけです。そして組織をつくるのは、それぞれ役割を担った「細胞」で、細胞をつくるのは、それぞれ役割を担った「分子」といった具合に、カラダは「入れ子構造」になっています

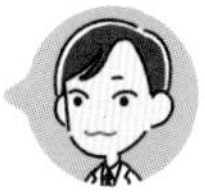

カラダ は様々な 臓器 どうしがつくりあげる“社会”

臓器 は様々な 組織 どうしがつくりあげる“社会”

組織 は様々な 細胞 どうしがつくりあげる“社会”

細胞 は様々な 分子 どうしがつくりあげる“社会”

分子 は様々な 原子 でできた構造物

次のページでは「カラダ」と「分子」の中間に位置する「細胞」について解説します

すべての生物は「細胞」でできている

細胞

すべての生物は「細胞」でできています。中でも「動物」の細胞はこんな姿をしています

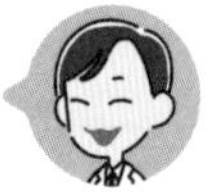

細胞の姿

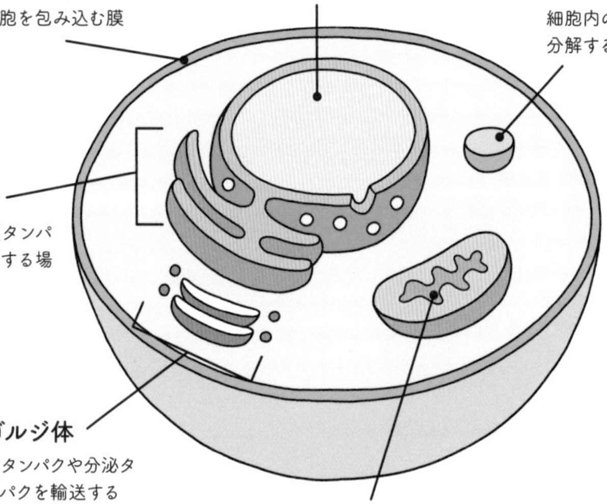

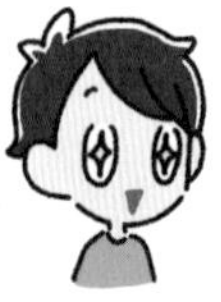

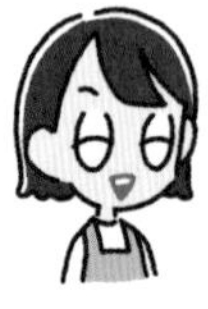

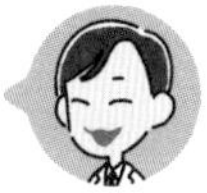

細胞は膜で囲まれた“ふうせん”のような構造物で、生物のカラダをつくる基本単位です。

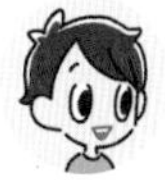

細胞という基本単位が集まって、カラダができるんだね

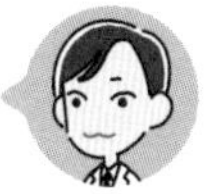

そのとおりです！ また、細胞は何もないところからは生まれません。もともとある細胞が分裂することで、新たな細胞が生まれるのです。このように細胞の集合体である私たち「ヒト」ですが、いったい何個くらいの細胞でできていると思いますか？

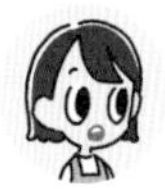

うーん……1万個くらいかしら？

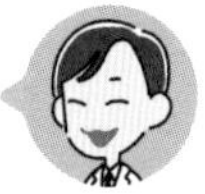

いいえ、もっとたくさんで「何十兆個」と見積もられています。しかも、それぞれの細胞はみんな個性を持っています。その中に、これまで学んできた「免疫細胞」もいるというわけです

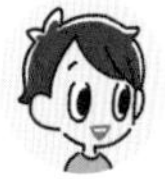

そういえばキョーレツな個性のおじいちゃんがいた…！

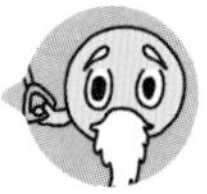

なんかいうたかのぉ？

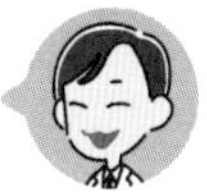

それぞれ個性を持った細胞どうしが、お互いに“会話”をするように相互関係を結びながら生命活動を営んでいるんですよ

ココだけはチェック！

- 「細胞」は膜で囲まれた構造物で、カラダの基本単位
- すべての細胞は細胞から生まれる
- 人間や動物など「多細胞生物」のカラダは、細胞の単なる寄せ集めではなく、様々な個性を持った細胞たちがつくりあげる“社会”

細胞は様々な「分子」でできている

分子

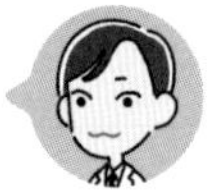

私たち動物は「細胞の集合体」である、という話をしました。次は、細胞は「分子の集合体」であるという話をしましょう

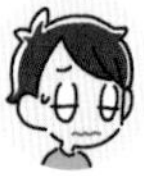

「分子」って言われても抽象的でイメージわかないなぁ…

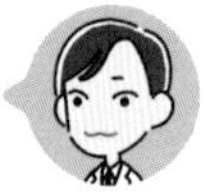

ありとあらゆる物質は、細かく分けていくと、これ以上は分けることができない究極のツブ(粒子)に辿り着きます。それが「原子」です。原子と原子とをつなげて組み立ててできた新たな粒子が「分子」です。細胞は糖質や脂質やタンパク質などの、様々な分子が集まってできているのです

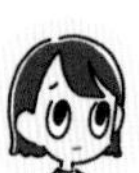

でも「細胞が分子でできている」っていっても、ガラスみたいな無生物だって分子でできてるんでしょ？　細胞の分子と無生物の分子って何が違うの？

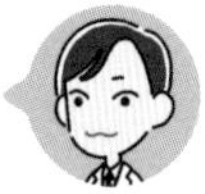

細胞の分子も、無生物の分子も、「分子自体に生命はない」という意味では同じです。ですが細胞の分子が無生物の分子と大きく違うのは、「それぞれの分子が役割を担い、相互に作用する」という点です

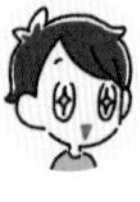

具体的に知りたい！

細胞をつくりあげ、細胞で働く分子は主に「糖質」「脂質」「タンパク質」「核酸」です。糖質は生命活動に必要なエネルギー源。リン脂質は細胞膜をつくりあげます。タンパク質（プロテイン）は様々な生命活動の担い手として“最も重要（プロテイオス）”。そしてデオキシリボ核酸（DNA）はタンパク質を設計する情報を担います。次のページではタンパク質について解説します

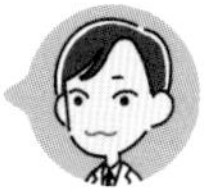

細胞をつくりあげ細胞で働く分子たち

脂質
リン脂質は細胞膜をつくり上げる

糖質
生命活動に必要な“エネルギー源”

デオキシリボ核酸（DNA）
タンパク質の設計情報を担う

タンパク質
様々な生命活動を担う。その種類は数万

ココだけはチェック！

- ●ありとあらゆる物質を細かく分けていくと、これ以上分けられない究極の粒子（原子）になる
- ●原子と原子が結びついて構成された粒子が「分子」
- ●細胞をつくる分子は主に「糖質」「脂質」「タンパク質」「核酸」があり、中でもタンパク質は生命活動を担う最も重要な分子である

“アミノ酸ビーズ”でできた“ネックレス”

タンパク質

細胞をつくる分子の中でも、最も重要な「タンパク質」について解説しましょう。「タンパク質」と聞いて、みなさんはどのようなイメージを持ちますか

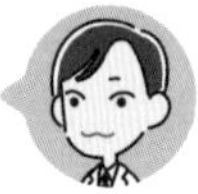

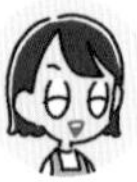

「肉や大豆に豊富な栄養素！」っていうのがイメージね

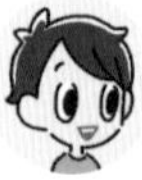

さっき聞いた「糖質」と「脂質」だって栄養素そのものだよね？

そうですね。私たちは食べ物からこれらの栄養素を腸の中で細かく分解（消化）してから吸収します。タンパク質もそのままでは吸収されず、腸の中で「アミノ酸」という小さな分子にまで分解してはじめて吸収できるんです

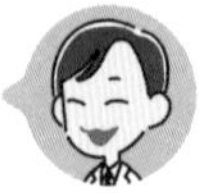

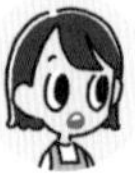

タンパク質のままじゃ吸収できないのね

タンパク質はアミノ酸の“ビーズ”を50個以上一列につなげてできた“ネックレス”のような分子です。といっても「1本線」の状態のまま存在するのではなく、“ネックレス”が複雑に折り畳まって立体的な形をとったのがタンパク質なんですよ

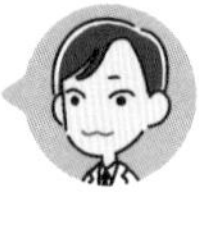

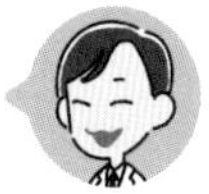

タンパク質（ネックレス）とアミノ酸（ビーズ）に関連して、もう1つ大事なキーワード「ペプチド」を解説しましょう

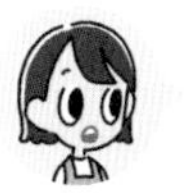

「ペプチド」って、抗原提示細胞が抗原を消化してT細胞に見せる「抗原ペプチド」で聞いた言葉よね（76ページ）

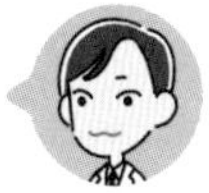

よく覚えていましたね。抗原提示細胞は、抗原（タンパク質）をアミノ酸にまでは消化せず、アミノ酸が10～20個つながった「抗原ペプチド」にまで消化して、T細胞に提示するのでした。実は「ペプチド」とは、アミノ酸を数個から50個までつなげた“中途半端ネックレス”のことなんです

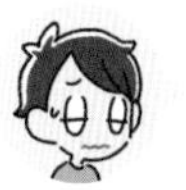

待って…「アミノ酸」が“ビーズ”で、タンパク質が“ネックレス”で、その間の“中途半端ネックレス”が「ペプチド」？

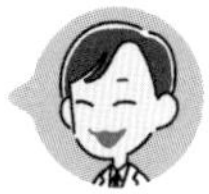

そのとおりです！　アミノ酸からタンパク質ができるまでの様子を、次のページで図を使いながら解説しましょう

ココだけはチェック！

- 食事由来のタンパク質はアミノ酸にまで消化してから吸収される
- アミノ酸の“ビーズ”を一列に50個以上つなげてできた“ネックレス”が「タンパク質」で、複雑なカタチに折り畳まる
- アミノ酸の“ビーズ”を一列に数個から50個までつなげた“中途半端ネックレス”を「ペプチド」と呼ぶ

“アミノ酸ビーズ”をつなげて“ネックレス”をつくろう！

タンパク質ができるまで

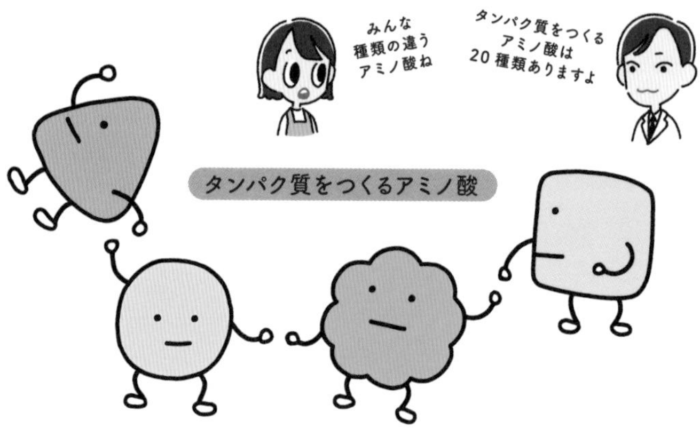
みんな
種類の違う
アミノ酸ね
タンパク質をつくる
アミノ酸は
20種類ありますよ
タンパク質をつくるアミノ酸

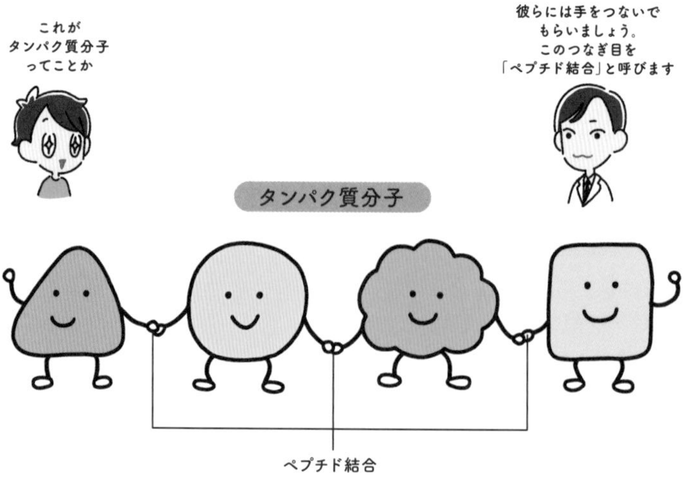
これが
タンパク質分子
ってことか
彼らには手をつないで
もらいましょう。
このつなぎ目を
「ペプチド結合」と呼びます
タンパク質分子
ペプチド結合

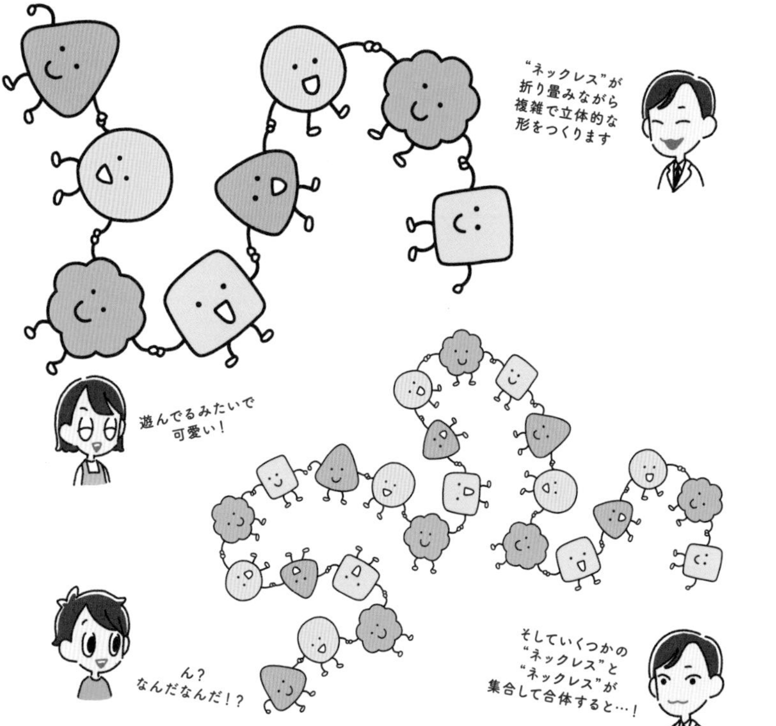
“ネックレス”が
折り畳みながら
複雑で立体的な
形をつくります
遊んでるみたいで
可愛い！
ん？
なんだなんだ！？
そしていくつかの
“ネックレス”と
“ネックレス”が
集合して合体すると…！

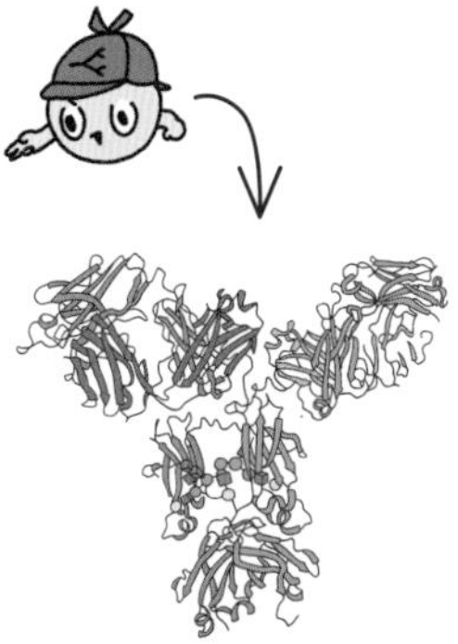

免疫応答の主役：
抗体（p102）

出典：PDBID 1HZH

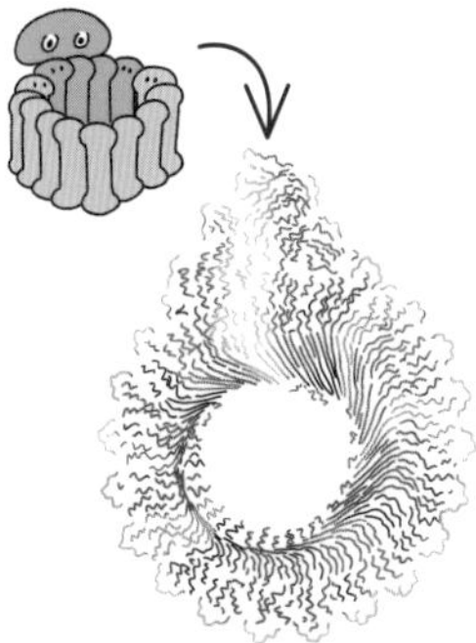

細菌に穴をあける：
膜侵襲複合体（p110）

出典：PDBID 6H04

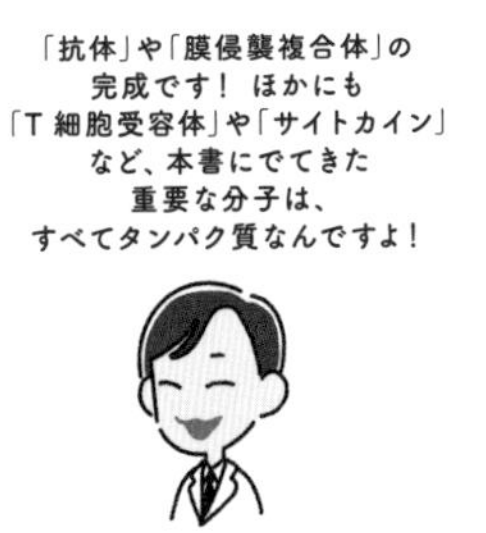
「抗体」や「膜侵襲複合体」の
完成です！ ほかにも
「T 細胞受容体」や「サイトカイン」
など、本書にでてきた
重要な分子は、
すべてタンパク質なんですよ！

索引

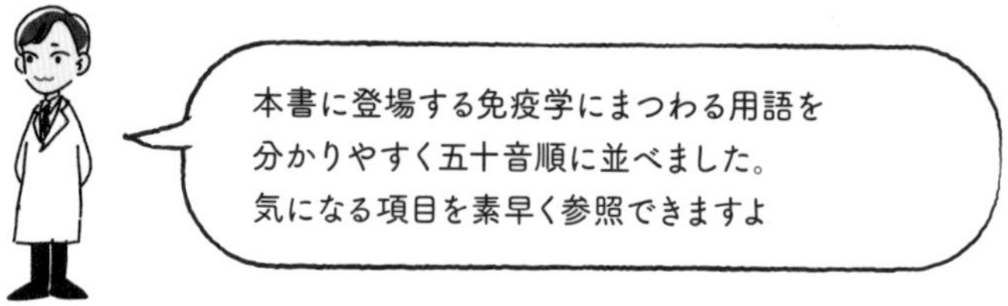
本書に登場する免疫学にまつわる用語を
分かりやすく五十音順に並べました。
気になる項目を素早く参照できますよ

あ行

か行

さ行

た行

な行

索引

は行

ま行

ら行・わ行

欧文

（引用参考文献）

『好きになる分子生物学』（多田富雄監修 萩原清文著 講談社　2002 年）

『好きになる免疫学第 2 版』（山本一彦監修 萩原清文著　講談社　2019 年）

『好きになる免疫学　ワークブック』（萩原清文著　講談社　2020 年）

『カラー図解 人体の正常構造と機能Ⅶ血液・免疫・内分泌 血液機能編改訂第 4 版』（山本一彦　松村讓兒　多久和陽　萩原清文著　日本医事新報社　2021 年）

Abbas AK et al. Cellular and molecular immunology, 10th Edition. Elsevier ; 2021.

Flajnik MF et al. Paul's Fundamental immunology, 8th ed. Wolters Kluwer Health ; 2022

Murphy KM et al. Janeway's Immunobiology, 10th ed. W. W. Norton and Company ; 2022.

［著者］
萩原清文（はぎわら・きよふみ）
JR 東京総合病院リウマチ・膠原病科 主任医長

東京都出身。1989 年青山学院高等部卒業、1995 年東京大学医学部卒業、2001 年東京大学医学系研究科博士過程修了。医学博士。東京大学医学部附属病院アレルギー・リウマチ内科医局員、日本赤十字社医療センターアレルギー・リウマチ科医局員を経て、現在 JR 東京総合病院リウマチ・膠原病科主任医長。日本内科学会総合内科専門医、日本リウマチ学会専門医。わかりやすい解説と自作のイラストを駆使した著書多数。主要著書に『好きになる分子生物学』（多田富雄監修 萩原清文著　講談社　2002 年）、『好きになる免疫学第 2 版』（山本一彦監修 萩原清文著　講談社　2019 年）、『好きになる免疫学　ワークブック』（萩原清文著　講談社　2020 年）、『カラー図解 人体の正常構造と機能Ⅶ血液・免疫・内分泌 血液機能編改訂第 4 版』（山本一彦　松村讓兒　多久和陽　萩原清文著　日本医事新報社　2021 年）がある。

［マンガ・イラスト］
徳永明子（とくなが・あきこ）
イラストレーター

長野県出身、多摩美術大学卒業。イラストレーターとして様々な媒体で挿絵、漫画、キャラクターイラストなどを手がける。
http://toacco.com/

［イラスト］
瀬川尚志（せがわ・しょうし）
イラストレーター

東京都出身。武蔵野美術大学卒業後、装幀デザイン事務所勤務。パリ留学後、フリーのイラストレーターとして独立。書籍、雑誌、教科書、広告、web のイラストなど幅広く手がける。
http://s-segawa.com/

本文デザイン　大場君人　　校正　聚珍社
編集協力　多聞堂（岩元綾乃）　　DTP　編集室クルー（角一作）

免疫のしくみ・はたらきゆるっと事典
2024 年 4 月 10 日　第 1 刷発行

著　者　萩原清文
発行者　永岡純一
発行所　株式会社永岡書店
〒 176-8518　東京都練馬区豊玉上 1-7-14
電話　03（3992）5155（代表）　03（3992）7191（編集）
印刷・製本　クループリンティング

ISBN978-4-522-43974-6　C2047
落丁本・乱丁本はお取替えいたします。